FEMMES, ENFANTS ET SANTÉ À MADAGASCAR
Approches anthropologiques comparées

Collection « Anthropologies & Médecines »

Dirigée par Alice Desclaux et Laurent Vidal

À l'ère de la mondialisation, les diverses formes de thérapie (ethnomédecines, biomédecine, médecines profanes et savantes, thérapies inspirées par le religieux, pharmacothérapies) sont traversées par des influences multiples, tout en parvenant à se constituer en systèmes de sens et en offres de soins. S'ajustant à l'avancée des techniques, elles attestent de nouvelles constructions sociales du corps et de la vie biologique, et s'affrontent aux évolutions épidémiologiques des sociétés.

La collection « Anthropologies & Médecines » propose des études monographiques et des analyses ethnologiques comparatives des dispositifs de traitement, de leurs conditions d'émergence, des pathologies et enjeux sanitaires auxquels ils répondent, et de leurs effets sociaux. Ancrée dans une approche anthropologique, elle s'intéresse aux processus locaux ou produits par la confrontation avec les institutions nationales ou transnationales de « santé globale », issus d'assemblages culturels, ou inspirés par des réactions contrastées à la marchandisation du corps et de la santé. Elle aborde également les systèmes de soins comme des complexes sociaux et accueille de nouvelles approches théoriques de la santé et de la maladie qui conjuguent ce que pensent et ce que font les individus comme les collectifs.

Ouvrages parus :

DESCLAUX A., EGROT M. (dir.), 2015. *Anthropologie du médicament au Sud. La pharmaceuticalisation à ses marges*, Paris, L'Harmattan, 275 p.

COHEN P., SARRADON-ECK A., ROSSI I., SCHMITZ O., LEGRAND E., 2016. *Cancer et pluralisme thérapeutique. Enquête auprès des malades et des institutions médicales en France, Belgique et Suisse*, Paris, L'Harmattan, 284 p.

BONNET D., DUCHESNE V. (dir.), 2016. *Procréation médicale et mondialisation. Expériences africaines*, Paris, L'Harmattan, 250 p.

OUATTARA F., GRUÉNAIS M.-É., RICHARD F., OUÉDRAOGO C. (dir.), 2016. *Accompagner les femmes à la maternité au Burkina Faso. Anthropologie et santé publique dans un projet d'amélioration des soins obstétricaux*, Paris, L'Harmattan, 235 p.

Actualités de la collection :

http://www.editions-harmattan.fr/index.asp?navig=catalogue&obj=collection&no=1074

Sous la direction de
Dolorès POURETTE, *Chiarella* MATTERN,
Christine BELLAS CABANE & *Bodo* RAVOLOLOMANGA

FEMMES, ENFANTS ET SANTÉ À MADAGASCAR
Approches anthropologiques comparées

L'Harmattan

SÉLECTION D'OUVRAGES DES AUTEURS

BELLAS CABANE C., 2008. *L'excision ou les identités douloureuses*, Paris, La Dispute.

BELLAS CABANE C. (dir.), 2008. *Soins de santé et pratiques culturelles. À propos du sida et de quelques maladies infectieuses*, Paris, Karthala.

POURETTE D., 2006. *Des Guadeloupéens en Île-de-France. Identité, sexualité, santé*, Paris, Karthala.

RAVOLOLOMANGA B., 1992. *Être femme et mère à Madagascar*, Paris, L'Harmattan.

WIDMER I., POURETTE D., 2009. *Violences envers les femmes à La Réunion. Poids des chiffres et paroles de victimes*, Aix-en-Provence, Presses de l'Université de Provence.

5-7, rue de l'Ecole-Polytechnique, 75005 Paris

http://www.editions-harmattan.fr

ISBN : 978-2-343-14681-2
EAN : 9782343146812

SOMMAIRE

À Joss

Remerciements

Nous remercions chaleureusement tous les partenaires qui ont financé cet ouvrage et le colloque international « La santé des femmes et des enfants : des soins domestiques aux politiques publiques. Premier colloque d'anthropologie de la santé à Madagascar » qui s'est tenu à Antananarivo en mars 2016 : l'Institut Pasteur de Madagascar (IPM), l'Ambassade de France à Madagascar, l'Agence des États-Unis pour le développement international (USAID), le Fonds des Nations unies pour la population (UNFPA), l'Organisation mondiale de la santé (OMS), le Fonds des Nations unies pour l'enfance (UNICEF), l'Agence universitaire de la francophonie (AUF), l'ONG PIVOT, l'Agence française de développement (AFD), l'Union européenne (UE).

Nous remercions également la Représentation de l'Institut de recherche pour le développement (IRD) à Madagascar et l'Institut français de Madagascar (IFM) pour leur soutien à l'organisation de cet événement. Nous tenons à remercier particulièrement l'ensemble des participants à ce colloque et des auteurs de cet ouvrage pour la qualité de leurs contributions.

La préparation éditoriale de cet ouvrage a été assurée par Marie-Christine Polge, à laquelle nous adressons nos sincères remerciements.

PROLOGUE
UNE HISTOIRE BANALE…

Christine Bellas Cabane [*]

Quand Nadine, enceinte [1], se présente à l'hôpital le 1er octobre 2015, elle souffre d'importants maux de ventre depuis plus de trois jours. Redoutant l'hôpital, elle a d'abord attendu chez elle, pensant que cela allait passer avec quelques tisanes et un peu de repos. Mais lorsqu'elle a vu le sang couler le long de ses jambes et senti que les douleurs de son ventre gonflé s'aggravaient, elle a cédé aux injonctions de sa tante qui avait décidé de l'y conduire, malgré ses réticences devant le long trajet à parcourir en *taxi bé* [2], sa peur, et sa honte de ne pouvoir payer. Nadine, âgée de 40 ans, en est à sa sixième grossesse mais n'a plus que trois enfants, en ayant perdu deux au moment de leur naissance, suite à des violences infligées par ses précédents compagnons peu décidés à assumer leur fonction de père. Ensuite, avec son mari actuel, les choses se sont mieux passées. Lors de la naissance de ses deux derniers enfants, il n'y a pas eu de problème. Au moment où Nadine part à l'hôpital, il n'intervient pas dans sa décision mais, occupé par son travail, ne peut l'accompagner.

Dès son arrivée à l'hôpital, Nadine est orientée vers les urgences. Elle est conduite dans une pièce où elle est plutôt bien accueillie par trois personnes qu'elle pense être des sages-femmes. On lui demande de monter sur la table pour un examen gynécologique. Une fois la consultation terminée, la sage-femme en titre, visiblement inquiète, va chercher le médecin chef. Celui-ci informe Nadine qu'il est indispensable de l'hospitaliser immédiatement. Il

---

* Pédiatre et anthropologue. Conseillère régionale santé, Ambassade de France à Madagascar (2013-2017).

1. Ce récit relate une histoire vraie dont j'ai pu observer toutes les phases décrites notamment au travers d'une relation privilégiée avec une proche. En tant que conseillère régionale santé à Madagascar, j'ai pu y adjoindre des éléments contextuels émanant d'entretiens avec le directeur de l'hôpital et différents soignants.

2. *Taxi bé* : moyen de transport collectif souvent vétuste et bondé.

précise à la tante : « Si elle ne reste pas, elle va mourir. Il faut qu'elle soit lavée matin, midi et soir, avec de la Bétadine ». Il lui demande d'aller immédiatement en acheter à la pharmacie de l'hôpital. Elle y va, mais n'en trouve pas… « Rupture de stock », lui dit-on, « Ce n'est pas rare ici ». Nadine attend deux jours dans son lit avant que les soins prescrits puissent lui être administrés. Pendant ce temps, elle continue à souffrir et à saigner sans recevoir de traitement.

Enfin la Bétadine arrive. Très rapidement son état s'améliore, les douleurs et les saignements disparaissent. Le médecin l'examine à nouveau et lui annonce qu'elle doit rester jusqu'à son accouchement car il faudra l'opérer à ce moment-là. Nadine comprend qu'on va lui faire une césarienne et voir *la maladie de son ventre*. Le médecin lui dit également qu'elle est *trop fatiguée* pour avoir d'autres enfants maintenant et qu'il serait bien qu'on profite de l'opération pour qu'elle n'ait plus de grossesse. Nadine entend surtout qu'elle va devoir rester un mois à l'hôpital *en surveillance*, loin de ses enfants. Elle aimerait rentrer chez elle mais le médecin menace : « Si tu t'en vas, ce n'est plus la peine de revenir et tu risques de mourir ». Elle se résigne. Elle peut bénéficier d'une hospitalisation gratuite dans une chambre de huit lits, mais pour l'opération ce n'est pas pareil. Le médecin explique à Nadine et à sa tante : « Pour l'opération, quand le moment de l'accouchement sera venu, il faudra payer, d'abord les médicaments et aussi le docteur ». Nadine doit lui dire qu'elle n'a pas d'argent. Il reprend : « Qui est responsable de la malade, qui peut payer, est-ce que ton mari travaille ? et sa famille ? » Nadine répond que son mari travaille mais qu'ils n'ont pas d'argent car son propre père vient d'être longtemps hospitalisé suite à un accident du travail. « Donc il n'y a personne pour m'aider du côté de mon mari, je n'ai que ma tante, mais elle n'a pas d'argent non plus. » Le médecin est formel : « Si vous n'avez pas d'argent, ce n'est pas la peine de rester à l'hôpital car on ne pourra pas vous opérer. Il faut trouver une solution ».

La tante qui travaille chez un *vazaha* [3] intervient et dit qu'elle va *s'arranger* avec son *patron*. Nadine reste hospitalisée un mois. Quelques jours avant la date de l'intervention, la pression s'intensifie. Le médecin demande tous les jours si l'employeur va bien donner l'argent. La tante est affirmative. Oui, elle pourra payer. La peur s'installe depuis qu'une de ses compagnes de chambre, mère de deux jumeaux, est morte en couches ainsi que ses deux bébés faute d'avoir pu trouver à temps *l'argent pour la césarienne*. Du moins, c'est ce qui se dit.

Le jour attendu arrive. Le *patron* de la tante veut savoir combien il doit donner, mais elle ne peut répondre. Au bloc, on ne veut pas commencer l'intervention avant que l'argent soit là. Finalement, l'employeur donne déjà

3. *Vazaha* : mot désignant les étrangers blancs à Madagascar.

600 000 ariary [4] pour acheter les médicaments, et appelle le médecin qui accepte de préparer la malade à condition que le reste de la somme soit immédiatement apporté. La tante et son *patron* montent à l'entrée du bloc opératoire. La tante a déjà acheté des médicaments, mais de nouvelles ordonnances arrivent et chaque fois, pour aller chercher et rapporter les produits, il faut descendre à la pharmacie de l'hôpital, faire la queue, payer, remonter deux étages et attendre à nouveau. Le médecin sort et explique au *patron* : « Le bébé est tiré d'affaire, mais l'intervention de la mère n'est pas finie, elle doit avoir encore des traitements ». Ils courent à nouveau pour acheter encore d'autres produits. Un quart d'heure de répit !

Une infirmière sort du bloc, tout habillée de vert, le masque à peine descendu pour libérer sa bouche et annonce : « C'est presque fini, il faut vite aller chercher du fil en bas pour pouvoir la refermer ! ». Le ballet reprend, descendre, attendre avec l'image d'un ventre ouvert qui attend le fil, et la question lancinante : « Et s'il n'y avait personne pour aller chercher le fil, elle resterait comme ça ? ». Ouf ! la facture, la caisse, un, deux tampons, avant de revenir vainqueurs : « On a le fil ! ».

À l'observateur qui interrogera le chirurgien au sortir du bloc pour connaître la raison de ces « commandes de dernière minute », ce dernier répondra un peu cynique : « On n'a plus de kits d'intervention depuis longtemps, alors, on voit au fur et à mesure ». « Nous, ici, on travaille à la carte » déclare-t-il. Humour en demi-teinte pour lutter contre le découragement ou marque d'indifférence ?

Nadine sort du bloc 20 minutes après. Elle part en salle de réanimation. Il y a encore des analyses à faire car on lui a trouvé des kystes, et il faut être sûr que c'est bénin. Nouvelle négociation : l'analyse coûte cher. Le médecin explique à la tante : « Vous pouvez ne pas la faire, mais on ne saura pas ce qu'elle a eu, si c'est grave, si ça peut recommencer ». La tante accepte, espérant qu'elle va pouvoir continuer à trouver de l'argent... En fait, Nadine a eu une césarienne suivie d'une ablation de kystes utérins. Les explications à la famille et au malade sont laconiques. Avec son autorisation et celle de son mari, le médecin a également pu « faire le nécessaire [5] » (ligaturer les trompes) pour qu'elle n'ait plus d'enfant.

Après quelques derniers jours d'hospitalisation, Nadine rentre chez elle avec son bébé. Elle revient quinze jours plus tard pour une consultation ; tout va bien. Elle et sa tante ont eu très peur : la tante pensait que mère et bébé ne survivraient

4. Soit 200 euros (1 euro = 3 000 ar).

5. Les termes médicaux sont peu employés par les soignants avec les patients et leur famille.

pas. Faisant office de grand-mère, elle a appelé le petit garçon « Mira » comme miracle !

Nadine, dont l'hospitalisation a été somme toute banale, comme pour la majorité des patients anonymes, s'est trouvée confrontée à la dure réalité d'une institution rongée par des difficultés multiples dont la corruption n'est pas la moindre. Trop souvent, les personnels sont absents de leur poste et reviennent *à la demande* pour un *client particulier* qui est prêt à payer ou surpayer des prestations théoriquement gratuites ou des médicaments peu onéreux dans le circuit normal. Ce fonctionnement, lié à la fois aux salaires insuffisants et au manque de conscience professionnelle des soignants, a un retentissement évident sur la prise en charge des malades. Faute de personnel disponible, les malades anonymes doivent attendre souvent très longtemps que l'on s'occupe d'eux. Quand une femme est sur le point d'accoucher, ce *temps non agi* peut devenir dramatique. À l'hôpital, il existe deux circuits, un payant et un gratuit. Dans le premier, on paye pour une chambre plus agréable, pour les prestations des médecins et paramédicaux et bien sûr pour les médicaments. Dans le deuxième, les lits sont gratuits ainsi que les prestations médicales ; seuls les médicaments doivent être achetés. Mais la réalité n'est pas aussi claire ; en douce, nombre de médecins et de soignants font payer leurs actes. Nadine, comme d'autres, a dû en passer par là.

En ce qui concerne les paiements des médicaments et des *jetables* pour les interventions comme les césariennes, il faut effectivement s'acquitter d'une somme dont peu de familles disposent. Alors les soignants mettent la pression avant l'intervention ; on fait peur, puis on cède en demandant à la parentèle de trouver la totalité de la dette dans les cinq jours. Il semble que, parfois, on cède un peu tard…

Il est difficile par ailleurs d'avoir une idée précise du prix des accouchements (théoriquement gratuits) ou des interventions, les demandes en médicaments, intrants ou prestations variant sans cesse. Pour justifier cet état de fait, les soignants évoquent souvent l'absence des kits qui devraient être fournis par les bailleurs [6]. Mais ces kits ont depuis longtemps disparu à Antananarivo. Même quand il y en avait, le problème n'était pas réglé car ils étaient souvent volés ou incomplets, et leur quantité limitée ne permettait pas de couvrir les besoins à long terme.

6. Certains bailleurs internationaux, le plus souvent l'UNFPA, s'engagent à fournir les kits d'accouchement pour que les femmes y aient accès gratuitement. Mais ils manquent souvent soit parce que le stock alloué est insuffisant, soit parce qu'ils sont détournés et revendus par les soignants.

Il pourrait y avoir un système de forfait comme dans certains pays [7] et il serait alors possible de prévoir la dépense à l'avance, d'organiser les soins au mieux. La direction de l'hôpital y pense mais le degré de confiance est si bas qu'elle redoute que les patients se fassent voler par des soignants ou par d'autres familles, s'ils achètent d'un seul coup la totalité de ce qui est nécessaire à l'intervention.

Par ailleurs, il est difficile à Madagascar de demander aux populations d'être dans des logiques de prévision et d'anticipation alors qu'elles luttent chaque jour pour gagner le minimum pour survivre. Bien qu'il soit courant d'entendre que le manque d'anticipation à Madagascar relève de croyances selon lesquelles prévoir le malheur c'est le faire arriver, il semble avant tout que, même si elles le voulaient, les familles n'auraient pas les moyens de mettre de l'argent de côté pour d'hypothétiques dépenses. Alors, elles continuent sur ce même modèle, et régulièrement femmes et enfants meurent dans les suites de couches.

Qui est coupable de ces morts ? Il est difficile de le déterminer dans ce contexte où tout s'enchaîne. Bien sûr, celui ou celle qui abandonne mère et enfant sans soins peut être considéré comme coupable si son attitude a entraîné la mort. Mais peut-on, pour autant, faire fi de la cascade de dysfonctionnements du système de santé qui a permis que cette situation advienne ? N'y a-t-il pas là une responsabilité collective de chacun des acteurs qui, soit par indifférence, soit par obligation, ont laissé faire ?

En écrivant ce récit, une certaine analogie entre la banalité de ces histoires récurrentes de malheurs évitables et le concept de « banalité du mal » développé par la philosophe H. Arendt (1963) m'est apparue. À des échelles différentes bien sûr [8], les mécanismes de dilution des responsabilités dans un enchaînement de faits néfastes à la vie humaine se répètent à l'identique, dans tous les lieux où la souffrance et l'humanité des personnes disparaissent derrière la vitre opaque de l'indifférence et des logiques administratives ou gestionnaires.

Dans la situation actuelle, si les malades/patients ne paient pas, l'hôpital ne peut survivre. Alors le harcèlement des patients et des familles est la règle. Si, à la pharmacie, on délivre au compte-gouttes les médicaments nécessaires, sou par sou, commande par commande, tampon par tampon, c'est qu'aucun système d'anticipation n'a pu encore être mis en place. Chacun fait son travail, avec

7. En Mauritanie par exemple, un forfait hospitalier pour l'accouchement et ses suites a pu être mis en place par l'État avec l'appui de l'AFD. Ce forfait permet de prendre en charge, outre les accouchements eutociques, les complications comme les césariennes ou autres.

8. Il ne s'agit pas bien sûr de mettre au même niveau les milliers de morts provoqués par le nazisme et ceux induits à Madagascar par les dysfonctionnements hospitaliers, mais de décrire le glissement vers un mécanisme déshumanisant.

juste, parfois, un peu trop de zèle, en multipliant les tracasseries, les humiliations, sans se soucier des conséquences sur les malades, comme l'exercice d'un pouvoir qu'on ne peut se permettre qu'ici, comme une revanche sur ses propres difficultés et frustrations. Si le petit cadeau, la somme supplémentaire que les femmes vont devoir donner « en plus » tout au long de leur parcours est la norme, c'est que les systèmes non seulement s'en accommodent mais y trouvent leur intérêt ; les soignants dont on tolère délibérément l'inconduite sont moins enclins à réclamer le salaire correct que les structures de santé ne peuvent leur assurer. Si les malades sont traités de façon inéquitable, c'est que l'hôpital reflète « l'inéquité » de la société. Il n'y a pas de hasard. Mais, il n'y a pas non plus de fatalité. Il y a, pour les « hommes ordinaires », les « tout un chacun » (Certeau, 1990), de multiples façons de vivre les difficultés, de reconfigurer les limites et de réinventer le quotidien. Il y a toujours une voie de liberté qui permet, quel que soit le système, à chaque homme de composer avec les contraintes, de les détourner ou à l'inverse de s'y conformer aveuglément avec un zèle servile qui, dans certaines circonstances, peut être criminel. Ces recompositions, ces voies de traverse n'obéissent pas toujours à des choix rationnels. Ils sont difficilement prévisibles. Comme nous l'expérimentons tous, ce n'est pas parce que les humains sont dotés de raison que leur comportement va être déterminé par la rationalité ou du moins par une rationalité qui serait universelle, fondée sur des facteurs unanimement reconnus, une rationalité ayant *pignon sur rue* en quelque sorte. Intérêt, peur, sentiments, besoins, construits culturels remaniés, convictions, raisonnements composés de tous ces éléments, se combinent à l'infini dans l'équation des comportements individuels qui s'articulent avec le contexte et les diktats du système.

Face à la frustration des soignants confrontés à l'impossibilité de prendre en charge l'ensemble des patients hospitalisés, certains se réfugient dans une indifférence généralisée, d'autres dans ce que nous pourrions appeler une discrimination positive pour ceux qu'ils connaissent, avec lesquels ils ont un lien privilégié, d'autres enfin (mais ces catégories ne sont pas exhaustives) dans un marchandage de leurs services par nécessité ou lassitude. Dans tous les cas, il existe une *construction de l'indifférence* comme un phénomène mental de survie ou de confort dans les situations difficiles, qui nous concerne tous, que nous en soyons conscients ou non. Néanmoins, ici ou là, dans l'obscur exercice de leur travail quotidien, des héros ordinaires construisent une autre réalité, maillage fin de petits riens qui adoucissent les maux de leurs patients (prenons pour exemple les cotisations des soignants qui aident au paiement de médicaments ou d'une intervention urgente, les dépassements horaires en cas de nécessité, l'accompagnement des familles).

Il serait en effet trop facile d'incriminer uniquement ces dysfonctionnements dans les parcours chaotiques des femmes qui vont donner la vie.

En ce qui concerne le désir de grossesse, dans un pays où il est coutume de dire que toute naissance est une bénédiction divine, il est difficile pour les femmes de choisir leur moment, d'espacer leurs grossesses, de reconnaître qu'elles ne sont pas prêtes. L'accès à la contraception des jeunes filles sans l'autorisation des parents n'est pas légal. Alors, parfois, les grossesses arrivent si précocement que des enfants deviennent des mères sans transition, avec leur lot de décès, de délabrements périnéaux, de fistules. Il y a également le problème des avortements dont on n'ose pas parler ou si peu, qu'ils apparaissent difficilement dans les statistiques officielles, comme si ce que l'on ne nommait pas n'existait pas ou ne méritait pas d'être traité.

Un effort national est développé pour un meilleur suivi des grossesses en incitant les femmes à suivre le programme des quatre consultations prénatales, mais l'éloignement géographique, le travail, le nombre d'enfants, le manque de confiance dans les structures de santé découragent les femmes qui préfèrent souvent, surtout en milieu rural, s'en tenir aux pratiques et recours traditionnels.

La décision d'aller accoucher à l'hôpital ou au centre de santé relève souvent des mêmes réserves avec, en plus, la crainte d'être mal accueillie et négligée. Il y a aussi le transport sur des routes délabrées alors qu'on est déjà « dans les douleurs ».

Et puis il y a le paiement. Les familles souvent n'arrivent pas à l'assurer. Le niveau de pauvreté est ici si élevé qu'il suffit de l'hospitalisation d'un proche pour ruiner la famille. Mais ce ne sont pas là les seuls facteurs responsables de la chute des familles dans la grande pauvreté. Il y a aussi les frais liés aux obligations sociales, comme les rites funéraires et surtout les *retournements des morts* ou *famadihana* [9], où chacun doit montrer qu'il donne plus qu'il ne le peut, surtout les plus pauvres, pour être reconnu comme membre de la famille à part entière et pour être protégé par les défunts devenus ancêtres. Il n'y a pas là d'irrationalité mais une hiérarchisation des choix et des états – mort et vivant, partant et arrivant – dans laquelle mère et bébé ne sont pas toujours favoris.

Cette réalité est celle de nombreux pays africains. À Madagascar, comme ailleurs, on vit avec. C'est en quelque sorte la norme. Au bout de quelques mois de séjour, nous nous habituons tous à cette situation dont on s'indigne finalement si peu, hors les campagnes de « lutte contre… ». Nous nous habituons à voir partir de jeunes collègues de travail, heureuses d'être bientôt mères, pour apprendre ensuite, à voix chuchotées, que leur ventre redevenu vide n'a pas, pour autant, rempli leurs bras… Ces bébés morts, personne n'en parle ou si peu.

9. *Famadihana* : cérémonie visant à donner le statut d'ancêtres aux défunts. Chaque membre de la famille doit participer aux frais ce qui entraîne souvent de très lourdes dépenses.

À Madagascar, la mortalité néonatale reste encore élevée et il n'est pas sûr, toutes les naissances n'étant pas déclarées, que les chiffres recouvrent la réalité.

Alors, qui est responsable ? On pourrait citer la tradition, la culture, les habitudes, les nécessités, les comportements, la grande pauvreté, les crises successives, le retard de développement, d'éducation, tous problèmes sociologiques souvent invoqués plutôt que véritablement convoqués au banc des responsabilités. Il serait utile d'en comprendre la genèse et d'en mesurer la réalité et l'influence. Il convient d'y adjoindre l'indifférence collective qui permet que, dans certaines situations, l'insupportable devienne supportable et le pathologique devienne la norme.

L'une des fonctions de ce prologue est de mettre en exergue la nécessité de démêler l'écheveau des causes et des conséquences des faits décrits. C'est un des objectifs majeurs de cet ouvrage. Au fil des chapitres, des pages, les auteurs, dans une approche anthropologique, non seulement décrivent les faits qu'ils ont pu observer au cours de leurs recherches, mais s'attachent également à en décrypter les genèses et les facteurs qui les influencent. Au-delà des comportements individuels, sont analysés les liens avec les systèmes qui les génèrent, qu'ils soient nationaux ou internationaux. Comme cela doit être fait pour les construits culturels, sociaux, économiques et politiques du pays, il est devenu indispensable d'analyser l'attitude, les discours et les actions des institutions des Nations unies, Partenaires techniques et financiers en santé (PTF) qui ont une forte influence sur les décisions du gouvernement. Il ne peut y avoir actuellement de réflexion sur les facteurs impactant la santé sans prise en compte de la globalisation d'un certain nombre de programmes et de pratiques trop souvent importés dans les pays sans analyse préalable. C'est un grand défi pour l'amélioration d'une situation plus que critique si, au-delà des intérêts personnels, diplomatiques et économiques, le désir de changement des autorités et des partenaires est à la hauteur de leurs affirmations discursives. C'est un grand chantier pour la recherche en anthropologie de la santé à laquelle ce livre apporte sa contribution.

BIBLIOGRAPHIE DES SOURCES CITÉES

ARENDT H., 1963. *Eichmann à Jérusalem, rapport sur la banalité du mal*, Gallimard, Paris.

CERTEAU M. de, 1990. *L'invention du quotidien. Tome 1. L'art de faire*, Gallimard, Paris.

INTRODUCTION

Dolorès Pourette [*], Christine Bellas Cabane [**], Chiarella Mattern [***], Bodo Ravololomanga [****]

L'histoire de Nadine exposée en prologue de ce livre met en relief nombre de contraintes, d'obstacles, mais également de bricolages et de débrouillardises qui jalonnent les expériences des femmes et de leur famille lorsqu'elles doivent faire face à un problème de santé, mettant parfois en jeu leur vie ou celle de leur enfant. Ces contraintes sont liées à de nombreuses situations, qu'il s'agisse du contexte sanitaire et d'une offre de soins limitée, d'inaccessibilité géographique et financière, de l'attitude des soignants, des impératifs familiaux et sociaux qui pèsent sur les décisions en matière de santé. Si ces aspects ont été largement étudiés par la littérature anthropologique (Bonnet & Duchesne, 2016 ; Farmer *et al.,* 1996 ; Fassin, 2000 ; Fassin & Defossez, 1992 ; Jaffré & Olivier de Sardan, 2003 ; Jewkes *et al.,* 1998 ; Ouattara *et al.,* 2016 ; Ouattara *et al.,* 2012 ; Prual & Jaffré, 1993 ; Olivier de Sardan, 2012 ; Vidal, 1996 ; Vidal *et al.,* 2005), leur permanence souligne l'actualité des inégalités de santé entre les sociétés du Nord et celles du Sud et, au sein de ces sociétés, entre les plus riches et les plus démunis. À Madagascar, ces questions ont été peu étudiées et ont fait l'objet de rares publications scientifiques, dans un contexte académique où l'anthropologie de la santé est peu développée.

L'objectif général de cet ouvrage, issu des réflexions menées lors du premier colloque d'anthropologie de la santé à Madagascar, consacré à « La santé

---

* Anthropologue, chargée de recherche, CEPED, IRD, Université Paris Descartes, INSERM, Paris, France.

** Pédiatre et anthropologue. Conseillère régionale santé, Ambassade de France à Madagascar (2013-2017).

*** Anthropologue, Institut Pasteur de Madagascar, Antananarivo, Madagascar, et CEPED, IRD, Université Paris Descartes, INSERM, Paris, France.

**** Anthropologue, chercheure associée à l'Institut de civilisations - Musée d'art et d'archéologie, Université d'Antananarivo, Madagascar.

des femmes et des enfants : des soins domestiques aux politiques publiques » [1], est double. Premièrement, il s'agit de proposer des réflexions sur les enjeux anthropologiques contemporains de la santé des femmes et des enfants au Sud, à partir de recherches menées à Madagascar et ailleurs. Dans de nombreux pays du Sud, la situation de la santé des femmes et des enfants est alarmante et bien souvent délaissée par les pouvoirs publics locaux. Cette thématique focalise un certain nombre d'enjeux de santé importants : l'efficacité des politiques de santé maternelle et infantile, la qualité des offres thérapeutiques, les difficultés dans l'accès aux soins, l'accueil des soignants, les inégalités sociales de santé. Deuxièmement, ces contributions principalement ancrées dans le terrain malgache nous amènent à des réflexions sur les enjeux théoriques et méthodologiques des recherches anthropologiques sur la santé au Sud et sur l'utilité des approches anthropologiques pour orienter les programmes de santé et l'appropriation locale de ces programmes.

SPÉCIFICITÉS MALGACHES

Si Madagascar illustre des questions qui se posent plus largement en Afrique et au Sud (inégalités sociales d'accès aux soins, pluralisme médical, rapports de pouvoir entre soignants et soignés, etc.), la situation du pays présente plusieurs singularités. Madagascar fait partie des plus grands États insulaires du monde, avec une superficie de 590 000 km^2, et une population estimée à plus de 23 millions d'habitants, répartie en une vingtaine d'ethnies. Le pays est traversé par des crises politiques et socio-économiques récurrentes depuis des décennies, qui affectent largement le système de santé et l'état de santé des populations (Fremigacci, 2014). Alors que la population s'est appauvrie, le système de santé s'est considérablement affaibli et la qualité de l'offre de soins s'est particulièrement dégradée.

Une situation sanitaire dégradée

Après avoir connu une légère amélioration de sa situation entre 2001 et 2005 [2], de crises climatiques en crises politiques Madagascar traverse depuis lors une période de pauvreté dont l'île a du mal à se sortir. Au-delà des indices alarmants montrant que plus de 90 % de la population vit avec moins de deux

1. Organisé par l'Institut Pasteur de Madagascar, l'Institut de recherche pour le développement (IRD), l'Ambassade de France (Antananarivo, 14-16 mars 2016).

2. Osborne T.K., Belghith N.B.H., Bi C., Thiebaud A., Mcbride L., Jodlowski M.C., 2016. *Variations de fortune et persistance de la pauvreté à Madagascar*, Banque mondiale, http://documents.banquemondiale.org/curated/fr/117991490012667566/pdf/113582-FRENCH-v2-WP-OUO9-Rapport-French.pdf

dollars par jour [3], les inégalités ne cessent de progresser. Le pouvoir d'achat des Malgaches a diminué de 40 % entre 1960 et 2014 (Razafindrakoto *et al.,* 2014). Dans ce contexte, la perception de la pauvreté nourrit d'autres effets néfastes comme l'insécurité, la perte de confiance, la désagrégation sociale, la perte des valeurs et de l'espoir d'un changement. Si la résilience des populations malgaches est souvent évoquée dans des discours officiels ou dans les récits de visiteurs étrangers émerveillés devant les capacités d'inventivité et de débrouillardise qu'elles développent pour survivre, il est difficile de nier l'érosion de « la dynamique de vie » que le marasme dans lequel se débattent de façon chronique nombre de familles finit par produire. Dans ce contexte, la hiérarchisation des urgences se brouille et, pour beaucoup préoccupées par la survie « au jour le jour », les familles n'arrivent que peu à prévoir les accidents de la vie qui sont finalement devenus leur quotidien.

Il en résulte une situation sanitaire alarmante. Près de la moitié des enfants de moins de cinq ans souffrent de malnutrition chronique [4]. En 2012, Madagascar était classé au quatrième rang mondial pour le retard de croissance des enfants de moins de cinq ans [5]. Les infections respiratoires sont très fréquentes [6]. Le paludisme est endémique et les épidémies de peste récurrentes sont de plus en plus importantes. La dernière épidémie en date (de peste pulmonaire) a violemment frappé l'île entre septembre et novembre 2017. La majorité des accouchements ont lieu à domicile, sans l'assistance de personnel médical, avec de fortes disparités entre les régions (jusqu'à 90 % dans les régions les plus enclavées) et selon le niveau économique [4]. Le taux de mortalité maternelle reste élevé (478 décès pour 100 000 naissances vivantes en 2012) [4]. Le taux de mortalité infantile est de 42 pour 1 000 naissances vivantes. Le nombre de personnes vivant avec le VIH susceptibles d'avoir recours aux médicaments antirétroviraux était estimé à 48 000 en 2015 ; seulement 1,6 % et 2,71 % d'entre elles y ont accédé en 2013 et en 2014 [7]. La prévalence des Infections sexuellement transmissibles (IST) serait de 5 % chez les hommes et 4 % chez les femmes, toutes catégories confondues. Elle est estimée à 3,41 % chez les femmes enceintes et à 15,6 % chez les professionnelles du sexe. Cependant, compte tenu de la méconnaissance encore fréquente de ces maladies, il est fort probable que ces estimations soient en dessous de la vérité [7].

---

3. Boillot F., Pace V., Sossou A. J., Okitombahe E.-L., 2016. Rapport de la mission d'appui technique sur les modalités de mise en œuvre du dispositif d'assurance santé à Madagascar.

4. INSTAT, 2013. *Enquête nationale sur le suivi des OMD 2012-2013*, Antananarivo, Madagascar.

5. UNICEF, 2013. *Améliorer la nutrition de l'enfant*, Madagascar.

6. UNICEF, données 2012.

7. ONUSIDA, 2017. *Plan d'action régional*, ONUSIDA Antananarivo, Madagascar.

Si les groupes sociaux les plus aisés peuvent faire appel au secteur médical privé, la majeure partie de la population recourt à de nombreuses autres pratiques pour se soigner (automédication sur base de remèdes traditionnels ou de médicaments pharmaceutiques industriels, recours aux « matrones » et autres guérisseurs traditionnels, « traitements par la prière » proposés par les nouvelles églises…).

Au-delà des familles, même si, théoriquement, tout est conçu pour bien fonctionner, les institutions sont également touchées par cette « glue » de la pauvreté qui les condamne à une immobilité désespérante sans autre ambition que les petits profits quotidiens que peuvent, à chaque niveau de l'échelon hiérarchique, glaner leurs membres. Les structures de santé n'y échappent pas.

Un système de santé défaillant

Le système de santé est fragile. Bien que très bien organisé *sur le papier* avec plusieurs niveaux de décentralisation, comprenant des Centres hospitaliers universitaires (CHU) dans six villes importantes, des Centres hospitaliers de référence régionale (CHRR), des médecins inspecteurs de district qui supervisent des Centres de santé de base (CSB) [8] et des agents communautaires, « la mécanique est souvent grippée ». Faute de personnels suffisants en nombre et en qualification, l'offre des soins reste très aléatoire. Le circuit des médicaments est également un problème. Madagascar bénéficie pourtant d'une centrale d'achat performante, la SALAMA [9], et d'un système d'acheminement et de stockage de médicaments jusqu'au district relativement bien organisé. Cependant, même à ce niveau, on rencontre des problèmes de retard dans les commandes par manque d'anticipation, des ruptures de stock et des surstocks. Ensuite les difficultés en termes de distribution pharmaceutique se corsent. L'acheminement vers les CSB et/ou les agents communautaires, théoriquement organisé par le district, reste très incertain. Tantôt ce sont les médecins du CSB, tantôt les agents communautaires qui s'en chargent mais la distribution reste très aléatoire et les médicaments ont beaucoup de mal à parvenir aux patients qui en ont besoin. Au niveau du CSB, ils sont sous la responsabilité d'un dispensateur qui est théoriquement payé par la commune mais qui, en réalité, n'est pas toujours rémunéré, ce qui le conduit à prélever son dû dans la caisse de la pharmacie. Or,

8. Les centres de santé de base se composent de deux niveaux : les CSB1 et les CSB2. Seuls les CSB2 sont dotés d'un médecin.

9. Reconnue comme la meilleure centrale d'achat de l'Association des centrales d'achat africaines de médicaments (ACAME).

cet argent issu de la vente des médicaments, selon le système du FANOME [10] (Financement pour l'approvisionnement non-stop en médicaments essentiels), est censé servir d'une part au renouvellement des médicaments (selon le système de recouvrement des coûts) et d'autre part à l'accès aux soins des personnes démunies. Ces stratégies mises en place suite à l'Initiative de Bamako, visant à augmenter l'utilisation des services de santé par les pauvres, sont dans les faits un échec à Madagascar. Cette situation perdure depuis des années en l'absence de réforme. La situation des agents communautaires est également préoccupante. Peu formés, le plus souvent très superficiellement, non rémunérés car ils sont censés se « dévouer pour le bien de la communauté », ils sont pourtant au front de la lutte contre la maladie, auprès des populations les plus enclavées auxquelles ils dispensent des messages de sensibilisation, des traitements après des diagnostics sommaires (antibiotiques pour pneumonies) ou des tests s'ils en ont (traitement par ACT pour paludisme avec ou sans test). Les populations se rendent bien compte de l'insuffisance de leur formation (ce qui ne va pas dans le sens d'une meilleure adhésion à la biomédecine), mais faute d'autres recours elles les consultent. L'exemple des dysfonctionnements de la distribution pharmaceutique illustre plus globalement les problèmes auxquels doit faire face le système de santé malgache : manque de ressources humaines et financières, manque de contrôle et de suivi aux différents échelons de la hiérarchie sanitaire frappés par de la petite et grande corruption, etc.

Le système de santé est donc loin d'être efficient et le dispositif, qui s'avère rigide sans être rigoureux, compliqué sans être pertinent, se grippe à tous les niveaux pour des petits détournements, des économies *de bouts de chandelle* sur les salaires des plus pauvres, des défauts d'anticipation, des manques de personnels, de conscience professionnelle, de recueil de données fiables... Bien qu'aidé par de nombreux programmes internationaux ou bilatéraux (Fonds mondial, GAVI, Banque mondiale, UNICEF), il ne parvient pas à assurer une offre de santé *suffisamment bonne* aux populations qui, de toute façon, ne pourraient pas en assurer le paiement.

LA FAIBLE PLACE DE LA SANTÉ ET DU GENRE DANS L'ANTHROPOLOGIE À MADAGASCAR

E. Fauroux décrit l'histoire de la recherche anthropologique à Madagascar comme une histoire :

---

10. Poncin X., Le Mentec R., 2009. *Politiques d'exemption pour les soins de santé à Madagascar : le cas des Fonds d'Équité*, Agence européenne pour le développement et la santé (AEDES).

> *[...] chaotique, discontinue, marquée par des lenteurs, des retards, puis par des avancées spectaculaires, mais aussi par la longue persistance de zones d'ombre.*
>
> (Fauroux, 2010)

Ce constat peut sembler paradoxal, au vu de la richesse et de la diversité culturelle et sociale de ce grand pays constitué d'une vingtaine d'ethnies dont les dialectes et les organisations sociales sont variés. Les difficultés pour la recherche anthropologique de s'institutionnaliser et de se développer sur des bases solides à Madagascar tiennent notamment à l'histoire politique et coloniale du pays, les premiers ethnologues ayant travaillé sur la Grande Île relevant principalement de l'administration coloniale française, et n'étant pas toujours bien perçus par les autorités malgaches. Un département d'ethnologie à l'Université publique d'Antananarivo a cependant été créé à la fin des années 1960, sous l'impulsion de deux ethnologues français : Jean Poirier et Jacques Dez. Ce département s'est développé lentement, comptant peu d'étudiants malgaches au cours des premières années (Fauroux, 2010). Aujourd'hui, le département et les étudiants inscrits en anthropologie souffrent de la faiblesse des subventions publiques versées à l'université et de la maigre reconnaissance accordée aux enseignants.

Outre les ethnologues français qui ont impulsé la recherche anthropologique à Madagascar à partir des années 1950, des anthropologues américains et britanniques ont également réalisé des travaux de recherche importants, le plus souvent dans le cadre de leur doctorat (M. Bloch, R. Linton, R. Astuti, J. Cole, L. Sharp, K. Stoebenau).

À partir des années 1950 [11], plusieurs champs thématiques relevant d'objets classiques en anthropologie ont été explorés : l'organisation politique et l'étude des structures de pouvoir, leur répartition et leur articulation aux institutions de parenté (Althabe, 1969 ; Lombard, 1988 ; Ottino, 1973, 1998) ; la question de l'identité, de l'ancestralité et du religieux (Baré, 1977 ; Blanchy *et al.,* 2006 ; Rakotomalala *et al.,* 2001 ; Bloch, 1971 ; Goedefroit, 1998 ; Jacquier-Dubourdieu, 2002 ; Ottino, 1998 ; Raison-Jourde, 1991) ; les institutions traditionnelles, les organisations économiques et la question du développement (Condominas, 1960 ; Fauroux, 1995, 2006 ; Goedefroit & Révéret, 2006 ; Ottino, 1963). Plus récemment, des anthropologues se sont intéressés à des questions plus originales, comme l'ethnomusicologie (Mallet, 2009) ou l'« invention d'une tribu » et sa valorisation patrimoniale à des fins touristiques

11. Des récits d'explorateurs et de missionnaires rédigés dans la deuxième moitié du XIXe siècle et la première moitié du XXe siècle offrent des descriptions d'une grande richesse des réalités locales malgaches (voir notamment ceux de A. et G. Grandidier).

(Mancinelli, 2017). Au regard des diversités culturelles et ethniques malgaches, les publications interrogeant la question de l'ethnicité demeurent rares (Blanchy, 2006 ; Raison-Jourde & Randrianja, 2002).

Deux points méritent d'être relevés à partir de ce survol des travaux anthropologiques consacrés à Madagascar : d'une part, la quasi-invisibilité de la question du genre et, d'autre part, la rareté des travaux relevant de l'anthropologie de la santé. Concernant la place du genre dans les recherches anthropologiques, un numéro spécial de la revue malgache *Taloha* consacré au genre a été publié en 2000 et les éditrices faisaient le constat, en introduction, que « le dossier sur le genre à Madagascar commence à peine à s'ouvrir » (Fee *et al.*, 2000 : 11). Ce numéro rassemblait des contributions d'anthropologues (quasiment exclusivement des femmes) malgaches, américaines, françaises et norvégienne. Les articles interrogeaient les catégories du féminin et du masculin à travers l'analyse des règles et des pratiques de parenté, de la construction culturelle de la maternité et de la paternité et des rôles reproductifs, ainsi que de l'impact des conditions économiques sur les rapports de genre. Quelques travaux plus anciens, effectués par des anthropologues malgaches, abordaient la place des femmes dans le droit coutumier malgache (Rabenoro, 1967) ou dans la société malgache précoloniale (Ramamonjisoa, 1976). Plus récemment, l'ouvrage de B. Ravololomanga décrit la conception de la féminité et de la maternité chez les *Tanala d'Ifanadiana* (côte est) (Ravololomanga, 1992). Le travail de M. Rakotomalala sur la sexualité *merina* interroge, en filigrane, les rapports hommes-femmes et la construction du masculin et du féminin (Rakotomalala, 2012). Les publications plus récentes prenant en compte le genre émanent principalement d'anthropologues anglo-saxonnes. Les travaux de R. Astuti ont porté sur le genre et l'apprentissage des rôles genrés chez les *Vezo* (Astuti, 1993, 1998). Citons également les recherches de J. Cole sur les relations intimes entre jeunes femmes malgaches et hommes *vazaha* (étrangers) sur fond de pauvreté à Tamatave (côte est) (Cole, 2009, 2010) et ceux de K. Stoebenau sur le travail du sexe à Antananarivo (Stoebenau, 2006). Dans une approche différente, la thèse de l'anthropologue italienne V.A. Mutti interroge la construction du genre en milieu scolaire dans la région centre de Madagascar (Mutti, 2008) [12]. Peu de chercheurs malgaches s'intéressent actuellement à la question du genre.

En ce qui concerne l'anthropologie de la santé, elle s'est curieusement peu développée à Madagascar et elle ne s'est pas constituée en tant que champ de recherche autonome. Cela peut s'expliquer par le fait que peu d'anthropologues spécialistes des questions de santé ont mené des recherches sur Madagascar et

12. Signalons également les travaux de démographie de V. Delaunay, B. Gastineau et F. Andriamaro sur les inégalités face à la scolarisation à Madagascar (Delaunay *et al.*, 2013).

par le fait que le pays a été relativement épargné par l'épidémie de sida. J. Benoist a cependant travaillé sur la Grande Île dans les années 1995. Il a notamment collaboré à un programme de recherche pluridisciplinaire sur la santé mentale à Madagascar et dans l'océan Indien dirigé par le psychiatre J.-L. Roelandt (Andriantseheno, 2003). Cette importante thématique a fait l'objet de peu de recherches anthropologiques à Madagascar depuis ces travaux précurseurs (Didier, 2008, 2010 ; Mestre, 2001 ; Sharp, 1994). Par ailleurs, si la possession (*tromba*) et le pouvoir des devins-guérisseurs (*ombiasy*) ont fait l'objet de nombreuses descriptions (Althabe, 1969 ; Beaujard, 2009 ; Rakotomalala *et al.,* 2001 ; Rabearimanana, 1976 ; Sharp, 1994 ; Vérin et Rajaonarimanana, 1991), ces travaux s'inscrivaient dans une perspective d'anthropologie religieuse et non dans celle de l'anthropologie de la santé.

Plusieurs travaux d'ethnologues et d'anthropologues ont néanmoins constitué des apports importants à l'anthropologie de la santé à Madagascar. P. Beaujard a notamment dressé le premier inventaire des plantes utilisées par les devins-guérisseurs du Sud-Est de Madagascar (Beaujard, 1988). La recherche de B. Ravololomanga sur la féminité et la maternité chez les *Tanala d'Ifanadiana* (côte est) est la première étude descriptive des pratiques de santé autour de la grossesse et de la naissance (Ravololomanga, 1992). Les travaux de M. Rakotomalala ont éclairé les perceptions de la maladie et la place de la maladie dans la société *Vonizongo* (sud-est de Madagascar) (Rakotomalala, 1990). Le beau travail de S. Blanchy sur le *tambavy* [13] des bébés chez les *Bezanozano* (centre-est) est l'une des rares études consacrées aux soins profanes administrés aux nouveau-nés et à leurs significations (Blanchy, 2007). Dans le cadre d'une approche plus politique de la santé, les travaux de C. Mestre sont les premiers à avoir éclairé les relations soignants-soignés et les relations hiérarchiques à l'hôpital, sur fond de violence et d'inégalités sociales et ethniques (Mestre, 2000, 2014). Quant au travail d'écologie politique de la santé effectué par J. Harper, il montre les effets négatifs de certaines interventions de protection de la biodiversité à Ranomafana sur la santé des populations locales (Harper, 2002). D. Burguet, historienne et anthropologue, apporte un éclairage intéressant de l'introduction de la médecine biomédicale à Madagascar durant la période coloniale, par l'analyse de documents d'archives et d'ouvrages portant sur l'histoire coloniale et les articles de presse (Burguet, 2014a).

En termes d'enseignement, jusqu'en 2013, il n'y avait à Madagascar aucune formation en anthropologie de la santé à l'université, à l'exception d'interventions ou de séminaires ponctuels faits par des enseignants ou des chercheurs

13. Le terme *tambavy* désigne le remède, généralement sous forme de tisane.

de passage [14]. Ainsi, les rares thèses menées par des étudiants malgaches en anthropologie de la santé ont été réalisées et soutenues dans des universités françaises (Rakotomalala, 1990 ; Ramamonjisoa, 1994 ; Ravololomanga, 1983).

Si l'anthropologie de la santé ne s'est pas développée comme champ de recherche autonome à Madagascar, d'autres disciplines se sont emparées des questions de santé : de nombreux travaux relevant de la démographie et de la géographie de la santé ont été menés afin d'apporter des éléments de réponse à des enjeux de santé publique. Nous pensons notamment aux travaux des géographes P. Handschumacher et J.-M. Duplantier et de leur équipe (Handschumacher *et al.*, 1998 ; Handschumacher *et al.*, 2000) sur le paludisme, la peste, la bilharziose, la malnutrition. Nous pensons également aux travaux de démographie de B. Gastineau et C. Binet sur la santé reproductive à Antananarivo (Binet *et al.*, 2009 ; Gastineau & Binet, 2006 ; Gastineau & Hanitriniaina, 2008). Alors que la population de la Grande Île est confrontée à de nombreuses problématiques de santé (paludisme, malnutrition, mortalité maternelle et infantile, diarrhée infantile, peste, rage, hépatite B, infections sexuellement transmissibles…), l'anthropologie n'avait pas, jusqu'à une période récente, été interpelée par les acteurs de la santé publique pour les aider à comprendre les dimensions anthropologiques de ces problématiques de santé. L'épidémie de peste qui a frappé la capitale malgache en 2017 a cependant incité les autorités à mobiliser l'équipe Santé & Sciences sociales de l'Institut Pasteur de Madagascar. Par ailleurs, de nombreuses recherches sur la pharmacopée et les inventaires des plantes médicinales et huiles essentielles à visée thérapeutique ont été réalisées à Madagascar dès les années 1960 (Debray, 1975). Des organismes de recherche français, tels que l'Institut Pasteur de Madagascar ou l'ORSTOM (actuellement Institut de recherche pour le développement), en association avec les institutions nationales, se sont intéressés à la complexité de la flore malgache et à son histoire géologique spécifique (Cortadellas *et al.*, 2010). La prédominance d'espèces endémiques a très tôt passionné des chercheurs malgaches et étrangers issus de la biomédecine mais, paradoxalement, jusqu'à une période récente, peu de recherches anthropologiques ont étudié les usages sociaux des plantes et leur inscription dans une compréhension plus globale de la santé, de la maladie et de la société (Corrèges, 2014 ; Didier, 2015 ; Lefèvre, 2008, 2013).

14. Depuis 2013, un enseignement intitulé « Anthropologie, santé et développement » est assuré à l'Université catholique de Madagascar dans le master 2 « Sciences sociales appliquées au développement ».

L'ANTHROPOLOGIE DE LA SANTÉ : UN CHAMP DE RECHERCHE EN CONSOLIDATION À MADAGASCAR

Depuis 2012, la tendance semble à l'autonomisation d'un champ de recherche en anthropologie de la santé à Madagascar. Ces dernières années ont en effet été marquées par la réalisation de plusieurs doctorats (en cours ou terminés) (Burguet, 2014b ; Corrèges, 2014 ; Didier, 2015 ; Legrip, 2014 ; Mattern, 2017 ; Nourse, 2014 ; Randriantsara, 2018) consacrés à des questions de santé à Madagascar et par plusieurs programmes de recherche en anthropologie de la santé [15] ou ayant un volet en anthropologie de la santé (sur le paludisme, la santé maternelle et infantile, la vaccination néonatale contre l'hépatite B, la malnutrition, les complications d'avortement) (Quashie *et al.*, 2014 ; Mattern & Rakotomanana, 2015 ; Mattern *et al.*, 2016 ; Pourette *et al.*, 2018). La réalisation de ces programmes de recherche a été impulsée et rendue possible par la création, fin 2012, de l'équipe Santé & Sciences sociales au sein de l'unité d'épidémiologie de l'Institut Pasteur de Madagascar. Cette équipe comptait à l'origine trois doctorantes affectées à l'Institut Pasteur de Madagascar et engagées dans des doctorats de sociologie ou d'anthropologie en France ou en Belgique. Partant du constat de la prégnance de composantes traditionnelles et socioculturelles dans la gestion des maladies par les populations malgaches et des stratégies de contrôle et de lutte contre les maladies, sa vocation était de piloter des recherches sur ces thématiques, en synergie avec des volets de recherches épidémiologiques et/ou cliniques.

Parallèlement à la mise en place de cette équipe, et au vu d'une demande grandissante de la part des doctorants impliqués dans les programmes de recherche et de quelques membres d'ONG intéressés par l'anthropologie de la santé, il a été mis en place à partir de février 2014 un « Café anthropologie de la santé », consistant en une rencontre mensuelle ou bimensuelle autour d'un texte classique ou contemporain traitant d'une question relevant de cette sous-discipline. En termes de formation, l'affectation de D. Pourette à l'Université catholique de Madagascar à partir de septembre 2012 a permis la mise en place d'un module d'enseignement en anthropologie de la santé dans le master 2 « Sciences sociales appliquées au développement », dès 2013.

L'idée d'organiser un colloque d'anthropologie de la santé à Madagascar est née de ces rencontres, du constat d'un manque criant d'analyses approfondies et de compréhension fine des nombreuses problématiques de santé dans le pays, et de la volonté d'identifier les acteurs (étudiants, chercheurs, acteurs de terrain,

---

15. Notamment le programme « Risques et enjeux sociaux de la reproduction à Madagascar » coordonné par D. Pourette à l'IRD et mené en partenariat avec l'Université catholique de Madagascar et l'Institut Pasteur de Madagascar (2012-2017).

professionnels de santé) impliqués dans ce champ en vue de créer un espace d'échange. La thématique du colloque – la santé des femmes et des enfants – a été conçue comme une entrée générale pour mener des réflexions sur des questions chères à l'anthropologie de la santé mais encore peu explorées à Madagascar : les politiques de santé et leurs applications locales, l'articulation des multiples recours thérapeutiques, les relations soignants-soignés, la santé des femmes et le genre, les pratiques domestiques entourant la grossesse et les soins donnés aux enfants. Le colloque, organisé du 14 au 16 mars 2016, a rencontré un franc succès, avec 34 interventions de nationaux et d'internationaux, et jusqu'à 140 participants. Cet ouvrage fait suite au colloque. Nous avons choisi de ne pas publier l'ensemble des communications, mais de sélectionner quatre grandes thématiques – la santé publique, les offres thérapeutiques, les soins et savoirs profanes, les inégalités sociales et la santé – avec, pour chacune d'elles, des textes proposant des réflexions ou des résultats d'analyses issues de terrains malgaches, et un ou deux textes proposant des réflexions plus générales d'ordre épistémologique ou méthodologique, permettant des réflexions sur les enjeux anthropologiques contemporains que posent les questions de santé au Sud.

AMBITIONS

Ce livre a pour ambition d'apporter des éléments de réponse aux questions suivantes. Comment les offres thérapeutiques et les modalités de recours aux soins se développent, se composent et se recomposent dans un contexte économique et socioculturel spécifique, un cadre législatif et institutionnel singulier, une histoire marquée par l'importation de modèles et normes médicales extérieurs et préfabriqués ? Comment les populations gèrent la santé des femmes et des enfants dans un contexte de pluralisme médical, d'inaccessibilité de l'offre biomédicale pour une majeure partie de la population, et de grande pauvreté ? Comment font-elles face aux enjeux liés à la maladie, à la maternité, à la reproduction, à la survie de leurs enfants ?

Les textes réunis dans cet ouvrage s'inscrivent dans une approche théorique considérant les faits de santé (la maladie, la santé, le paysage et les cheminements thérapeutiques, les politiques de santé, les acteurs : malades et leurs proches, acteurs de santé, décideurs) comme des construits sociaux, produits par des conditions sociohistoriques et des configurations locales et globales singulières et ne pouvant être appréhendés sans tenir compte de ces conditions de production particulières (Farmer, 1992 ; Fassin, 2000). Tous les auteurs des chapitres ne sont pas anthropologues (deux sont professionnels de santé, un est chercheur en santé publique, une est épidémiologiste, une est économiste de la santé, une est sociologue, une est doctorante en psychologie) mais la démarche est commune : il s'agit de décrypter les enjeux sociaux et politiques de la santé à partir du terrain et de l'observation de situations circonscrites.

PRÉSENTATION DES CHAPITRES

L'ouvrage se structure en quatre parties, en partant de l'analyse du cadre général, les politiques publiques de santé et l'importation de modèles standardisés (première partie), et des dynamiques locales et institutionnelles du développement des offres thérapeutiques (deuxième partie), et en explorant les logiques locales, familiales et individuelles de soins (troisième partie), ainsi que l'impact des inégalités sociales sur la santé et les recours thérapeutiques (quatrième partie).

Santé publique

La première partie est consacrée aux enjeux de l'implantation des modèles internationaux de santé publique à Madagascar et plus largement dans les pays du Sud. D. Burguet retrace l'arrivée des soins occidentaux et de l'enseignement de la médecine à Madagascar au cours de la période coloniale, et montre comment la mise en place de l'« assistance médicale indigène » a été conditionnée par la structure sociale et familiale du pouvoir royal alors en place. De manière plus contemporaine, C. Mestre analyse les caractéristiques des relations soignants-soignés à l'hôpital de Toamasina (côte est de Madagascar) en soulignant les tensions, les violences, les inégalités qui imprègnent ces relations à l'instar de la société malgache. R. Massé revient sur l'analyse des rapports entre culture et santé publique et sur le rôle de l'anthropologie pour orienter les politiques publiques de santé, en défendant un « relativisme critique et engagé » respectueux des discours des divers groupes d'intérêt en présence. J.-P. Olivier de Sardan, à partir de recherches menées en Afrique de l'Ouest, analyse les relations entre les interventions standardisées émanant des institutions internationales dans le domaine de la santé maternelle et les contextes de leur mise en œuvre, et souligne les nombreux effets inattendus, invisibles ou pervers qui en découlent.

Offres thérapeutiques, entre tradition et globalisation

La deuxième partie s'intéresse au pluralisme médical malgache et à la manière dont se développent les offres et les recours thérapeutiques en marge de la biomédecine dans un cadre législatif spécifique reconnaissant certaines formes de « médecine traditionnelle » (Dozon, 1987) et valorisant la phytothérapie. C. Pierlovisi analyse le cadre législatif de la médecine traditionnelle à Madagascar, moins de 10 ans après sa reconnaissance par l'État malgache, et révèle les zones d'ombre de cette politique de valorisation de la médecine traditionnelle. D. Pourette analyse les discours institutionnels à l'égard d'une catégorie de tradipraticiennes – les *reninjaza* ou matrones – chargées des soins autour de la naissance. Elle montre qu'en dépit de discours discriminants à l'égard des *reninjaza*, de nombreuses pratiques de collaboration informelle ont lieu entre les professionnels de santé et ces praticiennes, qui jouent un rôle très important dans le système de naissance malgache. P. Didier examine les dynamiques économiques, politiques et de développement, liées à la fabrication et la commercialisation des phytoremèdes à Madagascar. Elle souligne que, sous couvert d'une politique promouvant l'amélioration de la santé des populations, les Remèdes traditionnels améliorés (RTA) ne bénéficient finalement pas à la population malgache. C. Mattern s'intéresse à l'automédication dans la gestion des maladies infantiles à Antananarivo : elle montre que, dans un contexte où l'automédication est largement banalisée, elle est systématiquement évitée pour les maladies infantiles, à l'exception de l'utilisation des antihelminthiques, ces vermifuges faisant l'objet de modalités spécifiques de distribution dans le secteur formel qui les rendent effectivement accessibles et disponibles.

Soins et savoirs profanes

La troisième partie est consacrée aux savoirs profanes et aux rôles familiaux autour de la santé des enfants : comment ces savoirs se recomposent au fil des générations, des expériences individuelles, des contacts avec des professionnels de santé et des messages de sensibilisation ? E. Rakotomanana, C. Mattern et D. Pourette s'intéressent au rôle incontournable joué par la grand mère autour de la grossesse, l'accouchement et les soins de la mère et du nouveau-né. Les auteurs soulignent l'importance des soins et conseils donnés par la grand-mère en ce qui concerne notamment l'alimentation de la femme enceinte et l'allaitement, et avec lesquels certaines recommandations internationales entrent parfois en parfaite contradiction. V. Ramaroson analyse les perceptions des mères à l'égard de deux modalités de vaccination infantile, les vaccinations « de routine », auxquelles la majorité des mères adhèrent, et les vaccinations ponctuelles « de masse », vis-à-vis desquelles elles sont très réticentes. Elle décrypte les raisons de ces perceptions différenciées de la vaccination. A. Robinson analyse les interprétations locales des crises convulsives chez les enfants et les gestes et recours effectués par la famille, qui s'inscrivent dans des logiques autres que les logiques biomédicales. Y. Jaffré propose une réflexion épistémologique sur les pratiques anthropologiques autour de la santé des enfants.

Inégalités sociales et santé

La quatrième partie s'intéresse à la manière dont les différentes formes d'inégalités sociales impactent la santé, les corps et les possibilités de se maintenir en bonne santé, d'être soigné, de gérer sa vie biologique et reproductive. V. Ridde et ses collaboratrices ouvrent cette partie en interrogeant le concept d'indigence en Afrique et proposent des pistes de réflexion sur les politiques publiques à adopter pour améliorer l'accès aux soins des plus démunis et protéger leur santé. M. Razafimahatratra et D. Pourette s'intéressent au cancer du col de l'utérus à Madagascar et analysent les enjeux du dépistage et du recours aux soins pour cette maladie méconnue des femmes, peu connue des médecins et absente des campagnes de sensibilisation, qui touche à l'intimité du corps des femmes. A. Andrianasolo explore les recours thérapeutiques des femmes victimes de violences conjugales à Antananarivo et Mahajanga (Nord de Madagascar) et souligne combien la peur, la honte, l'absence d'autonomie les conduisent à recourir à l'automédication et à taire leurs maux auprès des professionnels de santé. S. Musso propose enfin une réflexion sur les façonnements sociaux des vulnérabilités du corps des femmes, à partir de l'histoire sociale de la lutte contre le sida en France et de la prise en compte des différentes catégories de femmes dans cette lutte.

BIBLIOGRAPHIE DES SOURCES CITÉES

ALTHABE G., 1969. *Oppression et libération dans l'imaginaire*, Maspero, Paris.

ANDRIANTSEHENO M., 2003. « La santé mentale à Madagascar », *Information psychiatrique*, 79, 10, 913-919

ASTUTI R., 1993. « Food for pregnancy: procreation, marriage and images of gender among the Vezo of Western Madagascar », *Social Anthropology*, 1, 3, 277-290

ASTUTI R., 1998. « "It's a boy", "It's a girl!": reflections on sex and gender in Madagascar and beyond ». In : M. LAMBEK, A. STRATHERN (eds.), *Bodies and Persons: Comparative Perspectives From Africa and Melanesia*, Cambridge, Cambridge University Press, p. 29-52

BARÉ J.-F., 1977. *Pouvoir des vivants, langage des morts. Idéo-logiques sakalava*, Paris, François Maspero, 144 p.

BEAUJARD P., 1988. « Plantes et médecine traditionnelle dans le sud-est de Madagascar », *Journal of Ethnopharmacology*, 23, 2-3, 165-265

BEAUJARD P., 2009. « La place et les pratiques des devins-guérisseurs dans le Sud-Est de Madagascar ». In : D. NATIVEL, F.V. RAJAONAH (dir.), *Madagascar revisitée. En voyage avec Françoise Raison-Jourde*, Paris, Karthala, p. 259-285

BINET C., GASTINEAU B., RAKOTOSON L., 2009. « Fécondité précoce à Madagascar : quel impact sur la santé maternelle et infantile ? », *Santé : Cahiers d'Études et de Recherches Francophones*, 19, 3, 159-166

BLANCHY S., 2006. « Indians in Madagascar: Religion, Ethnicity and Nationality ». In : A. PAL (ed.), *Critiquing Nationalism, Transnationalism and Indian Diaspora*, New Dehli, Creative Books, p. 92-105

BLANCHY S., 2007. « Le tambavy des bébés à Madagascar : du soin au rituel d'ancestralité ». In : D. BONNET, L. POURCHEZ (dir.), *Du soin au rite dans l'enfance*, Paris, ERES, p. 147-166

BLANCHY S., RAKOTOARISOA J.-A., BEAUJARD P., RADIMILAHY C., 2006. *Les dieux au service du peuple. Itinéraires religieux, médiations, syncrétisme à Madagascar*, Paris, Karthala, 536 p.

BLOCH M., 1971. *Placing the Dead. Tombs, Ancestral Villages and Kinship Organization in Madagascar*, Seminar Press, New-York & London.

BONNET D., DUCHESNE V., 2016. *Procréation médicale et mondialisation : expériences africaines*, Paris, L'Harmattan.

BURGUET D., 2014a. « Médecins blancs et sorciers en pays colonisé : Politiques de santé, modes d'influence et oppositions », *Health, Culture and Society*, 7, 37-53

BURGUET D., 2014b. *Figures des maîtres rituels. Les devins-guérisseurs dans l'histoire et aujourd'hui : savoir, action et pouvoir à Madagascar*, thèse de doctorat en anthropologie sociale et ethnologie, Paris, EHESS.

COLE J., 2009. « Love, Money and Economies of Intimacy in Tamatave Madagascar ». In : J. COLE, L. THOMAS (dir.), *Love in Africa*, Chicago, University of Chicago Press, p. 109-134

COLE J., 2010. *Sex and Salvation. Imagining the Future in Madagascar*, Chicago and London, The University of Chicago Press, 248 p.

CONDOMINAS G., 1960. *Fokonolona et collectivités rurales en Imerina*, Berger-Levrault, Paris.

CORRÈGES D., 2014. *Intégrer la médecine traditionnelle à Madagascar : institutions, acteurs et plantes au prisme de la mondialisation*, Paris, EHESS.

CORTADELLAS D., ANDRIANTSIFERANA M., LABOUTE P., RAZANAMPARANY L., 2010. « Les substances naturelles d'intérêt pharmacologique ». In : C. FELLER, F. SANDRON (dir.), *Parcours de recherche à Madagascar. L'IRD-ORSTOM et ses partenaires*, Marseille, IRD Éditions, p. 391-405

DEBRAY M., 1975. « Médecine et pharmacopée traditionnelles à Madagascar », *Études Médicales*, 1, 69-85

DELAUNAY V., GASTINEAU B., ANDRIAMARO F., 2013. « Statut familial et inégalités face à la scolarisation à Madagascar », *International Review of Education / Internationale Zeitschrift für Erziehungswissenschaft*, 59, 6, 669-692

DIDIER P., 2008. *« Être fou à Madagascar », Étude anthropologique de la représentation sociale et de la pluralité thérapeutique de la « folie » sur l'Île Rouge*, mémoire de master 1 en anthropologie, Lyon, Université Lumière Lyon II, 56 p.

DIDIER P., 2010. *Fumer le rongony à Antananarivo. Approche anthropologique des concepts et des représentations de « toxicomanie sociale » et de santé mentale (Madagascar)*, mémoire de master 2 en anthropologie, Aix-en-Provence, Université Aix-Marseille III, 159 p.

DIDIER P., 2015. *Médecine traditionnelle et « médecine intégrative » à Madagascar : entre décisions internationales et applications locales*, thèse de doctorat en anthropologie et ethnologie, Université de Bordeaux.

DOZON J.-P., 1987. « Ce que valoriser la médecine traditionnelle veut dire », *Politique Africaine*, 28, 9-20

FARMER P., 1992, *AIDS and accusation. Haïti and the geography of blame*, Berkeley, University of California Press.

FARMER P., CONNORS M., SIMMONS J., 1996. *Women, Poverty, and AIDS: Sex, Drugs, and Structural Violence*, Monroe, ME, Common Courage Press.

FASSIN D., 2000. *Les enjeux politiques de la santé. Études sénégalaises, équatoriennes et françaises*, Paris, Karthala.

FASSIN D., DEFOSSEZ A.-C., 1992. « Une liaison dangereuse : sciences sociales et santé publique dans les programmes de réduction de la mortalité maternelle en Équateur », *Cahiers des Sciences Humaines*, 28, 1, 23-36

FAUROUX E., 1995. « Les transformations des populations rurales de l'ensemble méridional de Madagascar : les applications de la recherche anthropologique fondamentale au développement rural », *Bulletin de l'Académie Nationale Malgache*, numéro spécial, 102-108

FAUROUX E., 2006. « De l'optimisme technologique à l'optimisme "participatif" : les métamorphoses du discours des spécialistes du développement à travers des exemples malgaches ». In : J.-F. BARÉ (dir.), *Paroles d'experts : études sur la pensée institutionnelle du développement*, Paris, Karthala, p. 317-364

FAUROUX E., 2010. « Anthropologie ». In : C. FELLER, F. SANDRON (dir.), *Parcours de recherche à Madagascar : l'IRD-ORSTOM et ses partenaires*, Marseille, IRD, Synthèses, p. 111-138

FEE S., BLANCHY S., RAHARINJANAHARY L., 2000. *Repenser « la femme malgache » : de nouvelles perspectives sur le genre à Madagascar*, *Taloha*, 13

FREMIGACCI J., 2014. « Madagascar ou l'éternel retour de la crise », *Afrique contemporaine*, 251, 125-142

GASTINEAU B., BINET C., 2006. « Améliorer la santé de la reproduction des jeunes à Madagascar. Des chercheurs et des acteurs de santé publique se concertent », *Chronique du Ceped*, 52, 1-4

GASTINEAU B., HANITRINIAINA O.A., 2008. « Connaissance de la contraception et sexualité à risque chez les jeunes à Antananarivo Madagascar », *Médecine d'Afrique Noire*, 55, 4, 207-212

GOEDEFROIT S., 1998. *À l'ouest de Madagascar. Les Sakalava du Menabe*, Paris, Orstom/Karthala, 530 p.

GOEDEFROIT S., RÉVÉRET J.-P., 2006. « Quel développement à Madagascar ? », *Études rurales*, 178, 284 p.

HANDSCHUMACHER P., BRUTUS L., RAZANATSOARILALA H., DUPLANTIER J.-M., HÉBRARD G., RAVAOLIMALALA V.E., RAVOMIARIMBININA P., BOISIER P., PROD'HON J., RABESON D., ROUX J., SELLIN B., VÉRA C., LAVENTURE S., RASOAMANANA B., CHANTEAU S., 1998. « Maladies transmissibles et environnement », *Bulletin de la Société de Pathologie Exotique*, 91, 1, 74-76

HANDSCHUMACHER P., DUPLANTIER J.-M., CHANTEAU S., 2000. « La résurgence de la peste à Madagascar : une maladie centenaire à l'épreuve de l'histoire et de l'écologie », *Espace, Populations, Sociétés*, 2, 195-208

HARPER J., 2002. *Endangered species: health, illness and death among Madagascar's people of the forest*, Durham, Carolina Academic Press.

JACQUIER-DUBOURDIEU L., 2002. « De la guérison des corps à la guérison de la nation : réveil et mouvements évangéliques à l'assaut de l'espace public », *Politique africaine*, 86, 70-85

JAFFRÉ Y., OLIVIER DE SARDAN J.-P., 2003. *Une médecine inhospitalière : Les difficiles relations entre soignants et soignés dans cinq capitales d'Afrique de l'Ouest*, Karthala, 468 p.

JEWKES R., ABRAHAMS N., MVO Z., 1998. « Why do nurses abuse patients? Reflections from South African obstetric services », *Social Science & Medicine*, 47, 11, 1781-1795

LEFÈVRE G., 2008. « Les discours sur la médecine traditionnelle à Madagascar. Entre idéologie coloniale, salut de l'âme, raison économique et pouvoir biomédical », *Revue des Sciences Sociales*, 39, 46-59

LEFÈVRE G., 2013. *Médecine traditionnelle à Madagascar. Les mots-plantes*, L'Harmattan, Paris, 297 p.

LEGRIP O., 2014. *(Dé)loger le mal : spatialité et pratiques religieuses de guérison en région betsileo (Madagascar)*, thèse de doctorat en sociologie et anthropologie, Lyon, Université Lyon II.

LOMBARD J., 1988. *Le Royaume sakalava du Menabe. Essai d'analyse d'un système politique à Madagascar*, Paris, Orstom, 214 p.

MALLET J., 2009. *Le tsapiky, une jeune musique de Madagascar : ancêtres, cassettes et bals-poussière*, Paris, Karthala, Hommes et Sociétés.

MANCINELLI F., 2017. *Zafimaniry : l'invention d'une tribu. Art ethnique, patrimoine immatériel et tourisme*, L'Harmattan, Paris.

MATTERN C., 2017. *Le marché informel du médicament à Madagascar, organisation et fonctionnement : du formel à l'informel*, thèse de doctorat d'anthropologie, Université de Louvain-La-Neuve.

MATTERN C., POURETTE D., RABOANARY E., KESTEMAN T., PIOLA P., RANDRIANARIVELOJOSIA M., ROGIER C., 2016. « '*Tazomoka* is not a problem'. Local perspectives on malaria, fever case management and bed net use in Madagascar ». *PLoS ONE*, 11, 3, e0151068, https://doi.org/10.1371/journal.pone.0151068

MATTERN C., RAKOTOMANANA E., 2015. « Identification of the sociocultural determinants of stunting: Qualitative analysis in three districts of Madagascar », *Final report*, Institut Pasteur de Madagascar, 85 p.

MESTRE C., 2000. « Étude de la mise en place du recouvrement des coûts à Toamasina (Madagascar), l'hôpital comme "arène" », *Face à face. Regards sur la santé*, 2

MESTRE C., 2001. « De la possession à l'hystérie, conversion médicale dans un hôpital malgache », *L'Autre. Cliniques, cultures et sociétés*, 2, 3, 495-508

MESTRE C., 2014. *Maladies et violences ordinaires dans un hôpital malgache*, L'Harmattan, Paris.

MUTTI V.A., 2008. *Pietre che parlano : pratiche dell'infanzia e trasmissione della conoscenza nel Madagascar centrale : un'etnografia tra le generazioni*, thèse de doctorat en anthropologie, Milano, Universitá degli Studi di Milano Bicocca.

NOURSE E., 2014. *"Birth is our Spear Battle": Pregnancy, Childbirth and Religion in a Northern Malagasy Port City*, PhD in Philosophy, Department of Religious Studies, University of Virginia.

OLIVIER DE SARDAN J.-P., 2012. « La sage-femme et le douanier. Cultures professionnelles locales et culture bureaucratique privatisée en Afrique de l'Ouest », *Autrepart*, 20, 61-73

OTTINO P., 1963. *Les économies paysannes malgaches du bas-Mangoky*, Paris, Berger-Levrault, 375 p.

OTTINO P., 1973. « La hiérarchie sociale et l'alliance dans le Royaume de Matacassi des XVIe et XVIIe siècles », *Tantara*, 1, 52-105

OTTINO P., 1998. *Les Champs de l'ancestralité : Le Patrimoine, la Parenté et l'Alliance*, Karthala, Paris.

OUATTARA F., GRUÉNAIS M.-É., RICHARD F., OUÉDRAOGO C., 2016. *Accompagner les femmes à la maternité au Burkina Faso*, Paris, L'Harmattan, Anthropologies & Médecines, 236 p.

OUATTARA F., ZONGO S., GRUÉNAIS M.-É., 2012. « Une anthropologie appliquée et impliquée dans un projet de développement en santé. Expérience d'une démarche qualitative avec des professionnels de santé au Burkina Faso », *Recherches qualitatives*, 31, 1, 29-46

POURETTE D., MATTERN C., RATOVOSON R., RAHARIMALALA P., 2018. « Complications with use of misoprostol for abortion in Madagascar: between ease of access and lack of information », *Contraception*, 97, 2, 116-121

PRUAL A., JAFFRÉ Y., 1993. « "Le corps des sages-femmes", entre identités professionnelle et sociale », *Sciences sociales et santé*, 11, 2, 63-80

QUASHIE H., POURETTE D., RAKOTOMALALA O., ANDRIAMARO F., 2014. « Tradithérapie, biomédecine et santé maternelle à Madagascar : Paradoxes et pouvoirs autour des savoirs et pratiques des *reninjaza* », *Culture, Health & Society*, 7, 1, 1-15

RABEARIMANANA L., 1976. « Mystique et sorcellerie dans le manuscrit de l'ombiasy (Manuscrits hova de la Bibliothèque Grandidier, 1864-1870). II. La circoncision », *Omaly sy Anio*, 3-4, 303-322

RABENORO G., 1967. « La position de la femme dans le droit coutumier malgache », *Cahiers du Centre d'Études des Coutumes*, 4, 45-84

RAISON-JOURDE F., 1991. *Bible et pouvoir à Madagascar au XIXe siècle*, Paris, Karthala.

RAISON-JOURDE F., RANDRIANJA S., 2002. *La nation malgache au défi de l'ethnicité*, Paris, Karthala, 448 p.

RAKOTOMALALA M., 1990. *Une expérience pluridimensionnelle. La maladie chez les Vonizongo du Sud-Est (Madagascar)*, thèse de doctorat d'anthropologie sociale et culturelle, Paris, EHESS, 679 p.

RAKOTOMALALA M., 2012. *À coeur ouvert sur la sexualité merina (Madagascar). Une anthropologie du non-dit*, Paris, Karthala.

RAKOTOMALALA M., BLANCHY S., RAISON-JOURDE F., 2001. *Madagascar : les ancêtres au quotidien. Usages sociaux du religieux sur les Hautes Terres Malgaches*, Paris, L'Harmattan.

RAMAMONJISOA S.A., 1976. « La femme malgache avant la colonisation », Antananarivo, Direction de la recherche scientifique et technique, 268 p.

RAMAMONJISOA J.B.I., 1994. *La maladie et la guérison chez les Masikoro de la région de Tuléar (Sud-Ouest de Madagascar). Diagnostiquer et guérir*, doctorat en études africaines, Paris, INALCO.

RANDRIANTSARA R., 2018. *Facteurs clés du succès et blocages de l'intégration de la médecine traditionnelle dans le système de santé national de Madagascar*, thèse de doctorat en anthropologie, Antananarivo, Université d'Antananarivo.

RAVOLOLOMANGA B., 1983. *Naître et grandir chez les Tanala d'Ifanadiana*, thèse de doctorat de 3e cycle d'ethnologie, Paris, EHESS, 322 p.

RAVOLOLOMANGA B., 1992. *Être femme et mère à Madagascar*, L'Harmattan, Paris, 237 p.

RAZAFINDRAKOTO M., ROUBAUD F., WACHSBERGER J.-M., 2014. « Introduction thématique », *Afrique contemporaine. Madagascar : d'une crise l'autre*, 3, 251, 13-23

SHARP L.A., 1994. *The Possessed and the Dispossessed. Spirits, Identity, and Power in a Madagascar Migrant Town*, University of California Press, Berkeley.

STOEBENAU K., 2006. *From those who "have to carry men" to those who "look to marry men": The social organization of women's sex work in Antananarivo*, Ph.D. Public Health, Johns Hopkins University, 369 p.

VÉRIN P., RAJAONARIMANANA N., 1991. « Divination in Madagascar: the Antemoro Case and the Diffusion of Divination ». In : M. PEEK (dir.), *African Divination Systems: Ways of Knowing*, Indiana, Indiana University Press, p. 53-68

VIDAL L., 1996. *Le silence et le sens. Essai d'anthropologie du sida*, Paris, Anthropos-Economica, 217 p.

VIDAL L., FALL A.S., GADOU D., 2005. *Les professionnels de santé en Afrique de l'Ouest. Entre savoirs et pratiques*, Paris, L'Harmattan, 328 p.

PARTIE I
SANTÉ PUBLIQUE

DES SOINS À L'OCCIDENTALE
MÉDECINS ET MALADES INDIGÈNES FACE À L'ASSISTANCE MÉDICALE

Delphine Burguet *

Le présent chapitre discute les rapports complexes qu'entretiennent les Malgaches avec la médecine, selon deux modalités : le rapport au savoir médical des médecins *indigènes* [1] et celui aux soins des malades *indigènes*. Ces deux axes d'analyse permettent de saisir les enjeux sociaux de la santé sur la Grande Île, les nouvelles configurations des parcours de soins ainsi que les modes d'hybridation thérapeutique en période coloniale.

L'enseignement médical et l'assistance sanitaire arrivent dans le prolongement des actions menées à Madagascar par différentes congrégations religieuses, protestantes et catholiques, et par plusieurs administrations étrangères, dont celle des Anglais. L'Assistance médicale indigène (AMI) en période coloniale est conditionnée par l'imbrication des actions des médecins étrangers, des projets politiques du pouvoir royal et des problématiques de soins qui touchent les populations. Les structures médicales liées à cette Assistance se construisent et s'appuient sur le programme général de la santé publique, lorsque Madagascar devient colonie française.

Dans un premier temps, il est question de saisir les enjeux de l'apprentissage de la médecine par les élèves malgaches afin de comprendre les modalités de la transmission des savoirs médicaux et celles de la formation d'une élite intellectuelle. L'enseignement médical apporte une forme de reproduction sociale dont le modèle est structuré dès ses prémices lorsque les Protestants et les dirigeants du pouvoir royal s'allient. Malgré l'idée d'une possible ascension sociale pour les Malgaches, la sélection reste principalement une affaire d'entre-

---

* Anthropologue, affiliée à l'IMAF, EHESS, Paris, France.

1. Dans ce chapitre, le terme *indigène* est utilisé en référence au lexique colonial : il désignait une catégorie administrative officielle. Dans le domaine des soins, le terme était employé pour distinguer les usagers et patients malgaches, n'ayant pas la nationalité française, des autres groupes de nationalité française. Nous parlons également de l'Assistance médicale indigène (ou AMI), une institution de santé publique en période coloniale.

soi et d'héritage familial des savoirs. Ces médecins auxiliaires (médecins *indigènes,* médecins mobiles ou cadres intermédiaires), du fait même de leur statut, sont porteurs d'enjeux de reconnaissance et de légitimité puisqu'ils sont considérés comme des médiateurs médicaux contrôlés par le gouvernement colonial.

Dans un second temps, il s'agit d'analyser l'acceptation des soins médicaux par les populations locales ainsi que les relations soignants-soignés dans un contexte colonial. Cela suppose de questionner les usages et les représentations des soins proposés par les professionnels de santé de l'AMI, à savoir les médecins dits *coloniaux* (médecins *blancs* ou de colonie), les médecins auxiliaires, les sages-femmes et les infirmières. L'analyse porte ainsi sur la complexité des rapports aux soignants, aux produits pharmaceutiques et plus largement aux structures sanitaires.

DISPARITÉ TERRITORIALE ET SOCIALE DE L'APPRENTISSAGE DES SOINS

Le savoir médical comme privilège social

L'enseignement supérieur à Madagascar produit une élite intellectuelle indigène construite à partir d'un modèle social qui prend en considération le rang familial des élèves. Ce modèle correspond à une adhésion religieuse des dirigeants et des personnes proches du pouvoir royal puisque, dans le royaume merina[2], le prestige social est étroitement lié à la hiérarchie des statuts (Rajaonah, 2003). La succession de régimes politiques, l'urbanisation de la ville d'Antananarivo et la diffusion des innovations associées à la modernité ont apporté des changements et des mutations dans les activités professionnelles et dans l'articulation entre le prestige et le métier (Rajaonah, 2003). L'enseignement supérieur évolue ainsi en fonction de changements sociopolitiques de la ville provoqués par la volonté coloniale de restructurer la société malgache, notamment par l'abolition des institutions liées à la monarchie (Rajaonah, 1997), mais le modèle social, lui, change peu.

Cette forte disparité spatiale entre la capitale et le reste du pays relève tout d'abord d'un recrutement qui se veut élitiste et qui permet aux familles de haut rang de renforcer leur prestige ; puis d'une politique coloniale qui mise sur les populations résidentes des Hautes Terres centrales, perçues et considérées par les administrateurs coloniaux comme plus ouvertes et plus aptes à assimiler les savoirs venus d'Occident (Burguet, 2014). La capitale est vue comme un espace

2. Ici, le terme *merina* est utilisé comme adjectif. Il renvoie à la population *merina*, celle située dans la région de l'Imerina qui abrite la capitale Antananarivo, sur les Hautes Terres centrales de l'île.

d'apprentissage prestigieux et les professions qui nécessitent le passage par l'un des établissements de l'enseignement supérieur sont l'objet de haute considération. Par ailleurs, le christianisme associé à l'instruction est l'un des critères de distinction sociale (Nativel, 2004 ; Rajaonah, 2003), un modèle de formation qui reproduit celui mis en place par le royaume merina. Rajaonah précise que le statut de médiateur n'est pas toujours confortable et que la distance entre ces élites et les Européens reste importante. Ces propos sont à reprendre pour le cas des médecins auxiliaires qui constituent une partie de cette élite citadine, où la position d'entre-deux qu'on leur impose est gênante. Mais ils développent une expérience spécifique de l'Afrique coloniale, où les savoirs étrangers et autochtones se rencontrent et forment des savoirs hybrides, des dynamiques nouvelles qui considèrent plusieurs mondes sociaux (Burguet, 2018). Ils sont des « *cross-cultural brokers* » (Lawrence *et al.,* 2006), des intermédiaires culturels que l'on trouve aussi sur les continents africain et asiatique, médiateurs pourtant contrôlés par le gouvernement colonial.

L'enseignement de la médecine commence à une période antérieure à la période coloniale, à l'initiative des congréganistes protestants, lorsque les dirigeants du pouvoir royal reconnaissent l'utilité et l'efficacité de certaines techniques et certains médicaments européens (Burguet, 2014). Ce savoir médical est délivré à une poignée de Malgaches dans la première école de médecine créée à Antananarivo par le docteur anglais Davidson et soutenue par la London Missionnary Society (LMS) en 1863. Cette tentative marque le début de l'enseignement institutionnalisé, même si auparavant des médecins comme Powell (1838) ou Tavel (1848) enseignent à la cour, au temps du règne de Ranavalona I (Brygoo, 1971 : 56). De leur côté, quelques jeunes femmes aristocratiques constituent le corps des *Bible Women Nurse*. Elles deviennent des infirmières mais elles reçoivent une formation obstétricale qui leur permet d'assurer la fonction de sage-femme. Elles sont également responsables du département des visites à domicile, dont l'objectif dépasse la mission médicale et relève de l'éducation en abordant l'art ménager. En tenant un rôle d'assistantes sociales et d'éducatrices, elles sont les médiatrices d'une culture médicale nouvelle.

Cet enseignement rencontre un changement notoire lorsque l'île devient une colonie (1896), avec le nouveau projet politique porté par le général Gallieni. L'école de médecine est créée en 1896 et se fond dans un programme colonial associé à la santé publique, la médecine, l'administration et l'enseignement (Monnais-Rousselot, 1999). Elle est destinée à former les médecins auxiliaires des postes médicaux en milieu rural, des hôpitaux secondaires, des léproseries, des maternités et des centres de vaccination. L'objectif principal est de densifier le maillage sanitaire et développer l'offre de soins en dehors des principales villes en plein développement urbain.

Les jeunes filles étudiantes viennent essentiellement de l'école ménagère d'Avaradrova (Antananarivo) où une nouvelle branche est créée pour leur proposer des cours préparatoires en médecine. Après l'obtention du diplôme, elles se chargent de donner des soins et d'accoucher les femmes indigènes, les initient aux règles d'hygiène et, au besoin, les conduisent auprès du médecin. Cette formation leur donne la possibilité d'être identifiées par un statut social respectable et d'éviter d'être classées comme « sans profession ». En Afrique, les colonisateurs et les missionnaires chrétiens ont promu un modèle de femme africaine vouée aux soins de la maison et de la famille, et un apprentissage de la domesticité. Hugon précise que la domestication des femmes indigènes est associée aux « valeurs familiales et à l'espace de la maison, dans un rapport de hiérarchie où le pouvoir et la chose publique sont réservés aux hommes » (2005 : 215).

Les cadres intermédiaires de la médecine

Le diplôme est un certificat d'aptitude de praticien indigène, à valeur administrative mais non universitaire, valable dans la colonie (Singaravélou, 2009). Tout comme dans les autres grandes villes coloniales, l'enseignement forme des médecins auxiliaires, des officiers de santé et des vaccinateurs. Cette indépendance vis-à-vis des institutions universitaires suscite des critiques concernant la valeur du diplôme car certains souhaitent délivrer un diplôme équivalent à celui du doctorat en médecine reconnu en France et d'autres pensent qu'il est imprudent de confier la santé à des professionnels recrutés après le brevet et dont la formation est plutôt courte. Pour compléter leur formation initiale, certains d'entre eux partent en France pour obtenir le diplôme universitaire de docteur en médecine.

Ces médecins locaux sont classés par les administrateurs coloniaux comme des cadres intermédiaires indigènes qui ne peuvent accéder à des responsabilités, qui ne reviennent qu'aux médecins français. Les colons installés dans les différentes régions de l'île ainsi que les administrateurs coloniaux ne souhaitent pas voir s'émanciper et s'affirmer cette élite composée des agents auxiliaires (médecins, instituteurs, professeurs, cadres administratifs). À ce sujet, les travaux sur l'enseignement en Afrique soulignent la manière dont l'invention de programmes scolaires et de diplômes locaux est conçue pour les indigènes afin de maintenir la « bonne distance » entre le colonisé et le colonisateur (Gamble, 2010). À Madagascar, cette distance est renforcée à partir de l'année 1916, notamment avec la découverte de l'existence en 1915 de la société secrète *Vy, vato, sakelika* (VVS) que le gouvernement considère comme un mouvement anti-colonial. Un nombre important de ses membres sont des élèves et des anciens élèves des écoles prestigieuses de la capitale, en particulier de Le Myre-de-Villers et de l'école de médecine (Rajaonah, 1995-1996).

Boulinier (1995) indique toutefois une exception : le gouverneur Augagneur, ancien professeur à la Faculté de médecine de Lyon, accorde le titre et les avantages d'un médecin de colonisation « à titre européen » au docteur Ramisiray, une disposition en principe illégale, puisqu'elle est prise avant que sa naturalisation française entre en vigueur. Pourtant, Ramisiray, en poste à Mayotte, est victime de l'hostilité des administrateurs coloniaux. Son statut de médecin à titre européen n'est pas accepté et ses compétences sont dévalorisées. Ce jeune médecin malgache, qui soutient sa thèse en 1901 avec ses confrères Radafine et Andrianavony, aborde le domaine de l'anthropologie médicale et de l'ethnomédecine en étudiant le système de croyances et de représentations des populations malgaches. Sa thèse rencontre un succès qui est dû en partie à son propos exotique et provoque une prise de conscience des problèmes de gestion de la santé et de la maladie par les médecins européens. Ce récit met également en lumière la transmission familiale du métier : Ramisiray prend sous son aile le petit-fils de sa sœur aînée, Radaody-Ralarosy [3] (1908-1973) qui sera, pendant 19 ans, chef de service à l'Institut Pasteur d'Antananarivo (1938-1957), puis directeur général de la Santé publique. Il sera également président de l'Académie malgache de 1958 à 1973.

Selon la représentation que les colons et administrateurs se font de l'agent auxiliaire, l'élève indigène doit apprendre non seulement les techniques, les savoir-faire et les théories médicales, mais aussi les conduites, les valeurs et les normes sociales. Ici, intervient le rôle d'éducateur ou d'intermédiaire culturel, figure sociale que l'on retrouve chez tous les agents indigènes en Afrique. Selon les lettres des officiers médecins adressées au gouverneur, il devient nécessaire de former au plus vite du personnel de santé indigène pour seconder les médecins français sur le terrain, ceci dès la fin du XIXe siècle. Certains demandent le recrutement de médecins indigènes et de sages-femmes, d'autres sollicitent le gouvernement pour créer des écoles de sages-femmes et d'infirmiers. Des initiatives sont prises pour obtenir une assistance technique afin d'assurer le suivi des soins, comme un médecin, chef de bataillon, qui décide de créer une école d'infirmiers volontaires [4]. Ces médecins, qui expriment un besoin en termes de main d'œuvre, espèrent aussi mieux comprendre les populations locales par l'intermédiaire d'un interprète diplômé en médecine. Pourtant, même si les médecins coloniaux réclament plus de médecins indigènes afin de les seconder dans les soins et de servir d'interprètes, ils critiquent leurs états de services.

---

3. Radaody-Ralarosy, s.d. « Les grandes étapes de l'enseignement à Madagascar » (allocution), journée médicale à Antananarivo.

4. Archives nationales d'outre-mer, 5(6) D1, 1899. Lettre d'un chef de bataillon s'adressant à son colonel dans une lettre manuscrite datée du 18 juillet 1899 à Miarinarivo.

Des pratiques médicales controversées

Les sources documentaires qui concernent la presse et les archives des institutions médicales coloniales nous apprennent que le statut de médecin auxiliaire, bien qu'il soit valorisé socialement, rencontre de fortes critiques. Les journalistes et auteurs anonymes se partagent les colonnes des tribunes pour dénoncer un ensemble d'incompétences médicales et professionnelles. Quant aux médecins coloniaux et administrateurs, leur critique est tout aussi sévère. Elle se lit dans les rapports annuels de santé publique et de l'Assistance médicale indigène, produits dans chaque province et au niveau national. Ils les estiment peu expérimentés et pas assez professionnels ; ils n'arrivent pas à mettre en confiance les populations pour qu'elles respectent les règles d'hygiène et qu'elles délaissent les soins donnés par les devins-guérisseurs ; ils sont jugés simples techniciens. L'image dépréciée du médecin malgache est aussi entachée par les difficultés politiques que rencontre la France. Pendant la première guerre mondiale, les approvisionnements sanitaires s'épuisent et la relève médicale n'est plus assurée. Les quelques médecins de réserve comblent à peine le manque d'effectif et ignorent la médecine tropicale. Concernant les médecins malgaches, mobilisés, ils partent pour la France. Pendant quelques années, une formation d'infirmiers principaux de l'AMI recrute des jeunes gens qui possèdent une instruction primaire et les forme sur deux ou trois ans dans les hôpitaux pour combler rapidement le manque de médecins. Cet enseignement dans l'urgence dévalorise fortement les savoirs médicaux transmis mais, plus encore, l'application de ces savoirs sur le terrain. La formation médicale perd de sa valeur et la reconnaissance du statut de soignant se dégrade (Burguet, 2014). Cette situation politique difficile n'est pas spécifique à Madagascar, elle concerne toutes les colonies sur le continent africain. Michel (2009) évoque les contradictions de l'État colonial se dotant d'une classe sociale d'auxiliaires en Afrique et les difficultés à développer la médecine quand les médecins coloniaux font défaut sur le terrain.

Ne sachant pas se positionner entre la prophylaxie de la médecine et les valeurs ancestrales malgaches, les médecins indigènes rencontrent de grandes difficultés pour se faire apprécier de leurs supérieurs, notamment durant les périodes d'épidémies. Pendant l'épisode de peste dans les années 1920, les Malgaches sont marqués par les exigences de la prophylaxie qui interdit toute cérémonie funéraire. Sur ce point, le docteur Girard (1964 : 12) parle d'un manque de « connaissance de la psychologie des autochtones ». En cas de peste avérée, des agents sanitaires ou des prisonniers procèdent à la mise en bière du défunt et à son inhumation. En campagne, la collectivité villageoise *fokonolona* se charge de l'inhumation, idée peu acceptée par les familles des défunts. Malgré la présence d'une police sanitaire, l'entourage met en place des subterfuges pour pouvoir respecter les rites funéraires : il refuse de fournir les renseignements demandés sur les défunts, égare les recherches par de fausses explications et fuit l'administration en quittant son village. Les médecins indigènes paraissent jouer un rôle de premier plan, en délivrant des certificats de décès sans diagnostic (Esoavelomandroso-Rajaonah, 1981). La non-déclaration des maladies contagieuses a deux conséquences : d'une part, le traitement des corps des défunts sans le respect des règles sanitaires et, d'autre part, la remise en question de la compétence des médecins indigènes à établir le bon diagnostic [5].

Parallèlement à cette réticence d'examiner un cadavre, il est également dit que « le médecin indigène pratique peu ou pas l'auscultation », afin d'éviter le contact physique avec le patient, « le diagnostic se limitant à un interrogatoire ». Il exercerait également avec « nonchalance, trop bien assis devant son cahier de consultation ». Les techniques médicales appliquées par les médecins indigènes sont ainsi critiquées par le corps de santé coloniale et associées au « charlatanisme » [6]. Les administrateurs précisent que les médecins indigènes manquent d'une posture professionnelle « à l'occidentale » et qu'ils ne mobilisent pas les savoir-faire techniques et les valeurs qui y sont associées. Ils n'auraient pas suffisamment acquis la culture médicale, à savoir les manières d'être et relations qu'un médecin doit établir [6]. Ceci inclut la difficulté qu'ils ont à manipuler un cadavre, à l'école ou sur le terrain, et l'idée qu'ils se font des conséquences funestes de la transgression des rites funéraires en période d'épidémies.

Une élite qui a mauvaise presse

La presse remet en question la « sélection » des fonctionnaires indigènes, qui devraient être « triés sur le volet » et constituer une élite formée dans les écoles supérieures mais qui, selon les colons français, restent bien médiocres. Les critiques visent l'ensemble de ces auxiliaires, aussi bien dans le domaine de la médecine, de la justice, de l'administration, que dans le domaine de l'instruction scolaire pour les instituteurs. Désignés comme des « oui-oui » et des « figurants » [7], ils sont décrits comme des « agents médiocres et sans volonté », « dépourvus d'initiative », « incapables de raisonner », de « faire valoir une raison, de fournir un argument » [7]. Cette inertie est mal perçue parce qu'elle est en faveur des chefs locaux, qui font autorité à l'échelle de la commune, et défendent les « mœurs et les coutumes » locales [7]. Ces critiques laissent

5. Archives nationales d'outre-mer. 5(5) D52, Rapport de la santé, bureau municipal d'hygiène.

6. Archives nationales d'outre-mer. 5(6) D33, *Considération générale sur le fonctionnement de l'Assistance médicale indigène pendant l'année 1924.*

7. *Tribune de Madagascar* (journal d'opposition au Gouverneur général Picquié, édité à Antananarivo), septembre 1913 (anonyme).

entendre que les médecins indigènes ne prennent pas assez position pour l'État colonial et sa mission civilisatrice. Ainsi, les colons et les coloniaux voudraient des auxiliaires qui se saisissent davantage des prérogatives coloniales. Trop peu expérimentés ou pas assez professionnels, ils n'arrivent pas à mettre en confiance les patients. Jugés simples techniciens, on leur reproche de ne pas intervenir auprès de la population pour qu'elle respecte les règles d'hygiène et qu'elle cesse de recourir aux devins-guérisseurs [8] :

> *Ces temps derniers, plusieurs articles ont paru concernant certain médecin indigène, que l'on impose, paraît-il, à une population dont le mécontentement, et pour cause, est manifeste. [...] Des agents médiocres et sans volonté aucune, dépourvus la plupart du temps d'initiative, incapables de raisonner avec un de leurs chefs, de faire valoir une raison, de fournir un argument capable d'éclairer ceux-ci. [...] Le rôle du médecin indigène, de celui qui comprend sa mission, qui la veut remplir avec conscience, n'est pas seulement de donner de la quinine aux malades, de jouer du bistouri, ou pratiquer d'heureux accouchements. Il doit encore autour de lui veiller à ce que soient mises en pratique les règles les plus élémentaires de l'hygiène, en prêchant d'exemple tout d'abord. Il doit en outre ne jamais hésiter à pénétrer dans les habitations, donner des conseils dont il est toujours besoin, ne point laisser construire autour de lui ces cases mal aérées. [...] Ils doivent s'efforcer de persuader ces peuplades rebelles à notre influence, quoi qu'on en dise, n'acceptant encore que difficilement de rompre avec le vieux* fomba gasy *(coutume malgache), n'échappant pas, tant s'en faut, à l'influence néfaste de l'*ombiasy *(devin-guérisseur).*

La figure idéale du médecin indigène est celle d'un auxiliaire capable d'appliquer les savoirs appris, de formuler des remarques sur les pratiques locales dépréciées (mœurs et coutumes), de prendre parti pour les prérogatives coloniales et de défendre la patrie française. Agent au service de l'État, il obéit à ses supérieurs tout en sachant tenir tête aux chefs traditionnels et aux figures d'autorité ancestrale. À partir de cette figure, le rôle du médecin indigène est celui d'éduquer ses compatriotes aux règles sociales, en étant sans cesse en service pour seconder les administrateurs français dans l'œuvre civilisatrice. Par ailleurs, l'auxiliaire se doit de persuader les populations d'abandonner les pratiques dites ancestrales, dont les soins et les usages s'inscrivent dans un système très large de croyances et de savoirs magico-religieux.

L'aspect subalterne de la profession de médecin auxiliaire renvoie à la fonction de « courroie de transmission » sanitaire entre la médecine occidentale et les populations locales (Monnais-Rousselot, 2002 : 37-38). Par conséquent,

8. *Tribune de Madagascar*, septembre 1913. « Le médecin indigène », 1-2.

intervient ici le rôle d'éducateur ou d'intermédiaire culturel, une figure sociale des agents indigènes. Modelée par la France, cette élite doit ainsi transmettre les valeurs qu'elle a apprises grâce à l'enseignement supérieur. Auxiliaire, intermédiaire, passeur de culture, éducateur, interprète, assistant, le médecin indigène doit assurer de multiples rôles annexes aux soins.

DISPARITÉ TERRITORIALE ET SOCIALE DE L'OFFRE DE SOINS

Les premiers remèdes distribués

On repère plusieurs temps historiques dans l'importation du savoir biomédical sur la Grande Île. Tout d'abord, le savoir est utilisé pour soigner les explorateurs, missionnaires et troupes militaires, dont les tentatives d'installation sur la Grande Île s'échelonnent du XVIIe siècle au début du XIXe siècle. Mais la plupart des Occidentaux restés uniquement sur les côtes sont morts de fièvre ; les médecins et chirurgiens n'arrivent pas à soigner leurs patients atteints de maladies endémiques. Ils ne réussissent pas non plus à avoir des contacts soutenus avec les habitants afin de recueillir des informations sur les manières de les traiter (Burguet, 2014).

En revanche, dans la deuxième moitié du XIXe siècle, les missionnaires, acteurs déterminants de la médicalisation, entreprennent des actions médicales à destination de la population, parallèlement à leur évangélisation. Pour mener à bien leur projet, les mises en œuvre passent par la construction d'établissements hospitaliers et la distribution gratuite de médicaments. C'est le docteur Davidson qui ouvre le premier un dispensaire en 1862, ce qui permet d'accroître l'influence des missionnaires protestants, puis le premier hôpital d'Antananarivo en 1865. Il est dit que la mission protestante exerce une bonne influence sur la population au niveau sanitaire, mais les Malgaches craignent l'hôpital (Grandidier, 1928 : 477). Les consultations ne commencent jamais sans une séance de prière et de lecture biblique qui donne aux malades l'occasion d'entendre les préceptes du christianisme. L'évangélisation s'opère aussi par la gratuité des médicaments à l'aide de tickets distribués aux plus pauvres dans les temples, ce qui requiert de leur part au moins une entrée dans l'espace du culte.

Par la suite, d'autres missions ont fondé des hôpitaux, dont les missionnaires norvégiens. En ce qui concerne l'action médicale française, les pères jésuites et les sœurs hospitalières de Saint-Joseph de Cluny mettent en œuvre un projet d'assistance médicale. Dès cette période d'installation, les médicaments pharmaceutiques ont fait l'objet d'un grand intérêt. Les missions, tout comme les médecins rattachés au pouvoir royal, ont pour consigne (proclamation d'août 1875) de distribuer gratuitement les remèdes, notamment la quinine et le vaccin contre la variole.

L'assistance médicale et les indigènes

Au début du XXe siècle, ce sont les Hautes Terres centrales qui bénéficient d'un réseau médical. Si le développement de l'AMI permet peu à peu d'améliorer l'hygiène et, plus tard, la croissance démographique, son extension reste faible dans les provinces les plus pauvres et les moins peuplées [9]. Les raisons sont de natures diverses : manque de personnel ; ressources budgétaires limitées ; populations des Hautes Terres centrales estimées plus aptes à accepter la nouvelle médecine. Ainsi, l'AMI mise, selon ses moyens, sur les populations permettant d'obtenir rapidement des résultats. Les premières d'entre elles qui sont dotées d'un organisme complet d'assistance médicale sont « les plus peuplées, les plus civilisées, les plus riches » [10] ; l'organisation de l'AMI dans les autres régions de l'île reste secondaire [11].

Les dysfonctionnements des mises en œuvre de l'assistance médicale sont révélés dans la presse par les colons qui résident dans les régions côtières. La difficulté majeure repose sur la forte inégalité de l'offre de soins entre Antananarivo et les principales villes urbanisées et le reste du pays [12]. La population se rend compte que le paiement de la taxe spéciale de l'AMI (due par tous les hommes adultes) ne lui donne pas accès à une assistance gratuite (Esoavelomandroso-Rajaonah, 1981). Voici un extrait d'un témoignage critique sur l'offre de soins en 1913 dans la région betsimisaraka [12] :

> *C'est que l'assistance médicale [...] n'a pas encore trouvé le moyen d'étendre sa protection dans les campagnes de la côte où cependant l'indigène verse un impôt pour l'entretien de cette assistance. Tout ce que l'on a tenté jusqu'à ce jour est insuffisant. Les sages-femmes sont loin d'être assez nombreuses pour satisfaire aux plus modestes exigences, les médecins de colonisation se déplacent trop rarement. Nous signalons le danger : la race betsimisaraka est en train de disparaître.*

Les habitants des principales villes des Hautes Terres centrales sont privilégiés à tous les niveaux durant de longues années : Berthier (1930 : 128) parle d'une implantation réussie du gouvernement colonial en général en

---

9. Reprenons les chiffres présentés par Paillard (1987 : 28) : « En 1914 fonctionnent 49 hôpitaux, 136 postes médicaux, 91 maternités, sept léproseries, un asile d'aliénés, et leurs effectifs comptent 167 médecins de colonisation, 98 sages-femmes, 378 infirmières et infirmiers ».

10. *La Dépêche Coloniale*, 1903.

11. Archives nationales d'outre-mer. 5(5) D42, Rapport général sur le fonctionnement des services sanitaires et médicaux de Madagascar.

12. Article écrit par un Français vivant chez les Betsimisaraka, publié dans la *Tribune de Madagascar*, mardi 8 avril 1913 (n° 602).

Imerina, non seulement dans le domaine médical mais aussi dans l'enseignement [13] :

> *Les Hova qui offraient des aptitudes plus grandes que les autres indigènes ont été l'objet de témoignages exceptionnels de bienveillance. Tananarive a été doté, depuis notre prise de possession du pays, d'une école normale qui donne de bons instituteurs, puis d'une école de médecine où sont formés des praticiens instruits et des sages-femmes qui, réparties dans la colonie, rendent des services excellents et ont permis la création d'une œuvre d'assistance médicale remarquable. Enfin, une école administrative assure le recrutement des autres fonctionnaires. Un certain nombre de Hova ont fait leurs études en France et Tananarive possède une douzaine de docteurs en médecine diplômés à Paris et à Montpellier et deux chirurgiens-dentistes qui exercent [...].*

Dès la fin du XIXe siècle, on tente de vulgariser des notions médicales. Un des moyens qui permet de sensibiliser la population est l'utilisation de la langue locale par les médecins coloniaux. Une lettre-circulaire du général commandant en chef du Corps d'occupation et gouverneur général Pennequin datée du 21 septembre 1899 s'adresse aux administrateurs et chefs de service en ces termes [14] :

> *Il est à remarquer que les fonctionnaires parlant la langue des indigènes ont sur ceux-ci une influence et une autorité qu'acquièrent beaucoup plus difficilement les agents obligés de recourir aux offices des interprètes. [...] Il obtient une obéissance plus prompte, ainsi qu'une exécution plus fidèle des ordres donnés. [...] L'étude de la langue des indigènes [...] leur assure une supériorité dont leurs chefs ne peuvent manquer de tenir compte [...].*

Alors que les médecins coloniaux ont cette volonté de se rapprocher des populations parfois isolées, ce sont les Malgaches considérés instruits qui sont visés par l'intermédiaire de la presse écrite : de véritables proclamations médicales préventives indiquent aux Malgaches, sous forme de conseils, les dangers des différentes maladies, les moyens de les éviter et les règles de l'hygiène. Elles sont d'abord publiées dans le journal malgache *Vaovao frantsay-malagasy* dans une rubrique consacrée à ce sujet. Puis, elles sont imprimées en petites brochures tirées en un grand nombre d'exemplaires et distribuées dans les villes et les campagnes où elles sont lues et commentées par les médecins auxiliaires. Le journal *Vaovao frantsay-malagasy* propose d'abord

---

13. Je renvoie aux articles de Rajaonah sur l'enseignement et sa décentralisation, en période de politique des races (Esoavelomandroso-Rajaonah, 1977, 1983-1984).

14. Archives nationales d'outre-mer, 1899, 5(6) D1.

une rubrique intitulée *Toro-hevitry dokotera* (Les conseils du médecin) où, chaque vendredi, un article en langue malgache présente une maladie ou une règle d'hygiène domestique. À partir de l'année 1899, les articles sont écrits en malgache et en français. Les premiers sont consacrés à la présentation des établissements rattachés à l'AMI et à la médecine coloniale (Burguet, 2014).

En dehors des actions de l'AMI, d'autres initiatives sont prises pour sensibiliser la population à l'hygiène et aux maladies. C'est le cas, par exemple, d'un document intitulé « Précautions sanitaires des ancêtres à améliorer par leurs descendants », écrit en 1928 par le docteur Régis Rabe, qui présente les différents usages médicaux, alimentaires, technologiques et rituels de deux plantes, l'ambrevade et le bananier. Au-delà de cette présentation à caractère médical, le docteur Rabe souhaite mettre en valeur les « pratiques ancestrales malgaches oubliées », ce qui correspond au mouvement d'idées né au milieu des années 1920, appelé *Mitady ny very* (Rechercher le perdu). À l'inverse, un autre document est publié dans l'almanach de 1942 du journal si populaire *Takariva*, intitulé « Dites-moi docteur, Conseils et précautions à connaître obligatoirement sur les maladies fréquentes, classées par ordre alphabétique » [15], par le docteur Ralaimihoatra. Ce texte sur l'éducation sanitaire évoque certaines techniques ancestrales mais insiste surtout sur les soins médicaux dits modernes [16]. Citons aussi une revue médicale mensuelle écrite en malgache, intitulée *Ny fahasalamantsika sy ny taranaka* (Notre santé et la descendance), qui apparaît en pleine seconde guerre mondiale (premier numéro : janvier 1941), qui comble une lacune dans l'édition médicale (Burguet, 2014).

Le programme de développement de la médecine coloniale, aidé par des procédés de vulgarisation et de prévention, s'appuie essentiellement sur l'apprentissage de l'hygiène publique et privée. Au-delà de l'assistance médicale, la politique sanitaire diffuse un message hygiéniste au travers de l'éducation, l'instruction, et l'apprentissage.

L'engouement pour les produits pharmaceutiques

À la fin du XIXe siècle, la santé devient l'affaire de l'État colonial, qui sépare de plus en plus les actions religieuses et politiques. Il promeut une approche rationnelle de la maladie, détachée de son contexte social, qui caractérise le pouvoir institutionnel dans le champ de la santé. L'Assistance médicale indigène propose une prise en charge financière des soins et des médicaments. À

15. *Hono ho aho dokotera, Toro hevitra sy fitandremana tsy maintsy fantatra amin'ny aretina mpanjo matetika, nalahatra araky ny abidy. Nataon'i* M. le Docteur Ralaimihoatra.

16. Le document du docteur Rabe accompagné de commentaires et celui du docteur Ralaimihoatra sont à consulter dans *Études Océan Indien* (n° 19).

ses débuts, le service d'hygiène publique indigène vise particulièrement la lutte contre les grandes endémies et notamment le paludisme, la tuberculose, la variole, la syphilis, la lèpre, ainsi que l'alcoolisme.

Les rapports médicaux de la période coloniale mentionnent des faits et des conduites observés par les médecins sur le terrain. Ils indiquent que la population malgache refuse les soins, craint l'hôpital et la vaccination ainsi que le médecin. Cette défiance ne semble pas être plus localisée à un endroit qu'à un autre, les médecins rapportant des faits similaires à Antananarivo, dans les campagnes et dans les provinces. C'est aussi la piqûre, ou la seringue, qui permet la vaccination, qui est rejetée à tel point que les procédures gouvernementales de vaccination deviennent obligatoires. Et c'est la contrainte qui permet ainsi des campagnes à peu près réussies. Ces procédés permettent également de contrôler les médecins auxiliaires, soupçonnés de ne pas déclarer les décès pour « arranger » les familles endeuillées.

À l'inverse, les rapports coloniaux nous informent sur le désir des malades de consommer les produits pharmaceutiques : « La quinine est le seul médicament dont ils ont reconnu la valeur et qu'ils consentent à venir nous demander » [17]. Un médecin-inspecteur de la province d'Antananarivo se réjouissait, en 1914, d'« un succès prodigieux », la confiance des populations était « comparable à celle des peuples superstitieux en leurs idoles, en leurs gris-gris. Le culte des médicaments s'ajoute à celui des ancêtres pour constituer une véritable religion » (Paillard, 1987 : 29).

La comparaison entre le culte ancestral et le « culte » dévolu aux médicaments est intéressante puisqu'elle suppose une complémentarité thérapeutique, une forme de « croyance » en la prise du médicament dans le processus de guérison mais aussi une représentation de l'efficacité thérapeutique semblable ou égale entre les « gris-gris » (pour reprendre le terme du médecin-inspecteur) et les cachets. En 1922, il est écrit [18] :

> *[L'indigène] très friand de médicaments il n'hésite pas à venir consulter s'il sait qu'il pourra rentrer chez lui après la consultation, muni du médicament qui lui aura été délivré gratuitement et qu'il avalera consciencieusement. La peur de l'hôpital le pousse à acheter les médicaments qu'il peut obtenir gratuitement.*

Outre ces constats rapportés dans les rapports médicaux et la presse, d'autres sources témoignent de ce même engouement pour les remèdes occidentaux. Cazeneuve, un médecin français qui fait la route de Tamatave à la capitale,

17. Archives nationales d'outre-mer. 5(6) D18, Rapport 1904 Mahevatanana.

18. Archives nationales d'outre-mer, 1922. 5(D2)ggMad, *Organisation de la lutte antivénérienne à Madagascar*.

propose des soins à la demande des malades rencontrés sur son chemin. Informés à l'avance de son passage, les malades postés attendent sa venue :

> *Je trouvais généralement, réunis à l'entrée, tous les malades et infirmes de la localité [...] ces malheureux m'attendaient pour m'exposer leurs maux, leurs infirmités et même leurs plaies, souvent hideuses. Il me fallait alors donner des consultations, faire des pansements, pratiquer même parfois de petites opérations, distribuer des médicaments et principalement de la quinine, dont j'avais fait une ample provision.*
>
> (Cazeneuve, 1896 : 41-42)

Les données mettent en exergue une demande relativement importante dans le domaine de la santé mais surtout dans la distribution de solutions pharmaceutiques. On pourrait multiplier les récits d'expériences à ce sujet. Des médecins comme Cazeneuve mais aussi des scientifiques, administrateurs et ethnologues comme Renel sont les témoins de cette période coloniale où les populations espéraient leurs soins et désiraient leurs remèdes (Burguet, 2014).

CONCLUSION

La médecine dite coloniale, intégrée dans un système politique de santé, est conçue par les Européens comme un ensemble de procédés scientifiques, de culture médicale et de valeurs sociales. Celle-ci est reçue par les populations locales de façon ambivalente et complexe, ce qui annonce un pluralisme dans les parcours de soins qui intègrent, notamment, des usages différenciés des produits pharmaceutiques. Dans la recherche des soins, le désir de remèdes pharmaceutiques s'ajoute aux recours à la médecine locale (médecine par les simples, divination, fabrication de charmes de guérison, etc.). Ces usages montrent des « modes d'hybridation » que Frank et Stollberg (cités par Monnais-Rousselot, 2007) ont développés. Cette idée d'hybridation permet de dépasser les clivages et la dualité entre des systèmes de soins.

Si, durant la première moitié du XXe siècle, les Malgaches ont un recours de plus en plus important aux médicaments occidentaux, à cette réalité s'ajoute une tendance inverse qui concerne la figure du médecin. La complexité des rapports résulte à la fois de cette facilité à consommer les médicaments et de cette résistance à consulter les médecins. De fait, la consommation accrue des médicaments ne correspond pas à une confiance plus grande accordée aux prescripteurs. L'hôpital est considéré comme une « boutique pharmaceutique gratuite » et le médecin comme un « distributeur automatique de médicaments » (Monnais-Rousselot, 2007). Cette situation coloniale non spécifique à Madagascar questionne ce modèle d'hybridation. Monnais-Rousselot (2007) montre qu'il existe une consommation importante des médicaments occidentaux par les Vietnamiens sans qu'il y ait des relations soignants-soignés plus importantes.

Par ailleurs, les remèdes locaux issus de la médecine dite traditionnelle n'ont pas fait l'objet d'un rejet pendant cette période de consommation croissante de produits pharmaceutiques, ce qui complexifie le pluralisme médical. De plus, les rapports médicaux de l'AMI mentionnent que le médecin est sollicité en urgence, comme dernière chance. Cette idée du « dernier ressort » indique que le recours à la médecine ancestrale et aux savoirs autochtones reste vivace. Ceci questionne aussi la pratique de soins comme un pluralisme médical hiérarchisé : recherche des soins locaux traditionnels puis occidentaux.

Il faut ajouter que les vulnérabilités des populations liées à la santé et les inégalités de soins sont marquées par des disparités territoriales et sociales relativement fortes que les institutions de santé n'ont pas réussi à réduire. Le pluralisme médical hiérarchisé s'intensifie aussi en fonction des territoires et du niveau d'urbanisation des principales villes de la Grande Île.

Enfin, on peut également s'interroger sur la confiance et le crédit que les malades peuvent accorder aux soignants : le devin-guérisseur et le chef local gardent une autorité sociale (et religieuse) plus importante que le médecin colonial et son auxiliaire *indigène*. La conception ancestrale des rapports aux soins doit être ainsi considérée dans le contexte malgache : plus que le pouvoir de l'État, celui des ancêtres (re)questionne sans cesse la hiérarchisation des recours thérapeutiques et le rapport à la mort. Il y a aussi la question de la distance sociale qui renforce les difficultés de ces rapports hiérarchisés : les médecins indigènes, intermédiaires culturels, représentent une élite intellectuelle et urbaine, une image à l'occidentale éloignée des populations rurales et populaires.

BIBLIOGRAPHIE DES SOURCES CITÉES

BERTHIER H., 1930. *Droit civil à Madagascar*, Tananarive, Imprimerie officielle, 161 p.

BOULINIER G., 1995. « Ramisiray : un des premiers docteurs en médecine malgaches », *Histoire des sciences médicales*, 29, 4, 347-354

BURGUET D., 2014. *Figures des maîtres rituels. Les devins-guérisseurs dans l'histoire et aujourd'hui : savoir, action et pouvoir à Madagascar*, thèse de doctorat en anthropologie, EHESS, Paris, 529 p.

BURGUET D., 2018. « Apprendre à soigner en période coloniale. De la transmission formelle des savoirs biomédicaux à la pratique hybride des soins (Madagascar, Imerina) », *Autrepart*, 82

BRYGOO E.R., 1971. « Les débuts de l'enseignement médical à Madagascar », *Bulletin de l'Académie malgache*, 49, 55-128

CAZENEUVE M., 1896. *À la cour de Madagascar. Magie et diplomatie*, Paris, Librairie Ch. Delagrave.

ESOAVELOMANDROSO-RAJAONAH F., 1977. « Politique des races et enseignement colonial (jusqu'en 1940) », *Omaly sy anio*, Université de Tananarive, Département histoire, 5-6, 245-256

ESOAVELOMANDROSO-RAJAONAH F., 1981. « Résistance à la médecine en situation coloniale : la peste à Madagascar », *Mondes dominés*, annales, 2, 168-190

ESOAVELOMANDROSO-RAJAONAH F., 1983-1984. « La région de Port-Bergé dans les années 1930 », *Omaly sy anio*, Université de Tananarive, Département histoire, 17-18-19-20, 461-482.

GAMBLE H., 2010. « La crise de l'enseignement en Afrique occidentale française (1944-1950) », *Histoire de l'éducation* [En ligne], 128, 129-162

GIRARD G., 1964. « La santé publique et ses problèmes à Madagascar entre les deux guerres mondiales (1917-1940) », *Bulletin de l'Académie malgache*, 42, 1-17.

GRANDIDIER G., 1928. *Ethnographie de Madagascar*, volume 4, tome 4, livre septième, Paris, Imprimerie nationale, 540p.

HUGON A., 2005. « L'historiographie de la maternité en Afrique subsaharienne », *Clio. Histoire, femmes et sociétés*, 21, 212-229

LAWRENCE B., OSBORN E., ROBERTS R. (eds.), 2006. *Intermediaries, Interpreters, and Clerks. African Employees in the Making of Colonial Africa*, Madison, Wisconsin, The University of Wisconsin Press, 332 p.

MICHEL M., 2009. *Essai sur la colonisation positive. Affrontements et accommodements en Afrique noire (1830-1930)*, Paris, Perrin, 417 p.

MONNAIS-ROUSSELOT L., 1999. *Médecine et colonisation*, Paris, Éd. CNRS, 489 p.

MONNAIS-ROUSSELOT L., 2002. « Paradoxes d'une médicalisation coloniale. La professionnalisation du "médecin indochinois" au XXe siècle », *Actes de la recherche en sciences sociales*, 143, 36-43

MONNAIS-ROUSSELOT L., 2007. « Ordonnance coloniale, prescriptions médicales et changement social. L'offre et la demande en médicaments dans le Viêt Nam de la première moitié du XXe siècle », *Genèses*, 69, 26-48

NATIVEL D., 2004. « Les héritiers de Raombana. Érudition et identité culturelle à Madagascar à l'époque coloniale (fin XIXe siècle-1960) », *Revue d'Histoire des Sciences Humaines*, 10, 59-77

PAILLARD Y.-G., 1987. « Les recherches démographiques sur Madagascar au début de l'époque coloniale et les documents de l'AMI », *Cahiers d'Études africaines*, 105-106, 17-42

RAJAONAH F., 1995-1996. « Les élites malgaches d'Antananarivo et l'émergence du nationalisme moderne. L'organisation secrète Vy, Vato, Sakelika », *Annuaire des pays de l'océan Indien*, XIV, 319-346

RAJAONAH F., 1997. *Élites et notables à Antananarivo dans la première moitié du XXe siècle*, thèse d'État, Université Lyon II.

RAJAONAH F., 2003. « Prestige et métier dans la société malgache à Tananarive aux XIXe-XXe siècles », *Le Mouvement social*, 204, 65-79

SINGARAVELOU P., 2009. « "L'enseignement supérieur colonial". Un état des lieux », *Histoire de l'éducation*, 122, 71-92

Misère des relations soignants-soignés dans un hôpital malgache

Claire Mestre *

Ce texte est issu d'enquêtes ethnographiques faites de 1995 à 1997 à Toamasina, dans l'hôpital et dans la ville, qui ont donné lieu à une thèse en anthropologie et une publication (Mestre, 2013). J'avais choisi les services de médecine [1], proches de mes préoccupations, étant moi-même médecin. La méthodologie était classique. Ne parlant pas malgache, j'étais tributaire de mes jeunes collègues, ce qui a été un atout (travail de co-construction et de co-élaboration) et ce qui a, bien sûr, eu des limites. Tout cela eut lieu à un moment charnière de l'histoire de la santé publique à Madagascar, puisque l'hôpital de Toamasina fut le premier hôpital où fut appliquée une politique de l'Organisation mondiale de la santé (OMS) : le recouvrement des coûts.

Les relations soignants-soignés s'inscrivent dans un cadre institutionnel qui les contraint fortement : elles sont définies par la pratique médicale (ce qui renvoie à une longue histoire d'institutionnalisation et de professionnalisation) et elles sont traversées par la société et la culture où elles se déploient ; ces deux niveaux peuvent être en conflit ou au contraire dans un rapport de cohérence. Que ce soit en France, à Madagascar, ou ailleurs, le corps est fondamentalement le terrain sur lequel va se jouer le consensus entre le médecin et son malade. Cependant, cette dyade n'est pas qu'une relation fortement inégalitaire entre deux individus, le soignant et le soigné. Elle est également une relation sociale où se jouent des enjeux sociaux de reconnaissance et de légitimité, sur-déterminés par les tensions, les inégalités et les différentes relations (ethniques, religieuses) qui existent dans la société malgache.

---

* Psychiatre et anthropologue, CHU de Bordeaux, France.

1. Divisés en médecine de quatrième catégorie pour les hommes et pour les femmes (MH4), avec un secteur pour les plus pauvres (MF4), et médecine de première, deuxième et troisième catégories rassemblées en un seul service pour les personnes plus « riches ».

LES MALENTENDUS AVEC LES MÉDECINS

Les malentendus qui jalonnent l'exercice médical sont aussi anciens que l'introduction de la médecine elle-même. Le chapitre « Les primitifs et les médecins européens » de L. Lévy-Bruhl (1925) constitue un témoignage précieux de la façon dont la médecine occidentale et missionnaire s'est imposée aux « primitifs ». Le fait qu'ils exigeaient des cadeaux de ceux qui les soignaient et les sauvaient a fait dire qu'ils n'avaient pas le sens de la reconnaissance et que c'était le propre d'une mentalité jugée en des termes d'infériorité par rapport à l'intention forcément bienveillante des médecins. Il faut y voir les formidables malentendus qui ont nourri les relations médecins-soignés et les relations étrangers-autochtones ; ils se sont perpétués et existent partout. La petite histoire suivante est exemplaire pour cela [2] :

> *Éléonore, 37 ans a été hospitalisée dans le service de MF4. À la visite matinale, lors du passage du petit groupe de soignants dans les chambres, on expose sa maladie : il s'agit d'une paralysie d'origine inconnue. Son état est grave. Le médecin assistant conclut en disant que la famille suspecte un* tromba *(possession par un esprit). Un silence gêné accueille cette proposition. La patiente allongée a un visage défiguré par la douleur et l'angoisse. Le frère raconte que sa sœur est malade depuis trois mois. Elle a un* tromba*, dit-il, depuis l'âge de 20 ans. C'est arrivé à la mort de la grand-mère paternelle. Cette dernière l'a élevée. Elle lui a transmis ce* tromba*, qui s'est manifesté au cours de cérémonies familiales.*

Le frère poursuit :

> *Depuis 1947, la grand-mère était devenue très pieuse, reléguant ainsi son* tromba *dans l'oubli. Mais la veille de son décès, alors qu'elle avait été hospitalisée, le* tromba *est réapparu. Le médecin l'a alors laissée sortir, mais c'était trop tard, elle est morte, emportée par son* tromba*. Pour Éléonore, c'est la même chose. Si on ne fait rien, elle va mourir. Il faudrait faire une* antsa *(cérémonie), avec un sacrifice, des* hasina zavatra *(choses sacrées), de l'argile et du miel.*
>
> *Éléonore dit que, depuis l'âge de 20 ans, elle prie pour enlever le* tromba*. Elle s'est convertie à la religion protestante avec son mari. Ils vont régulièrement à l'Église. Mais, il y a trois mois, elle est retournée à une cérémonie du* tromba *et... elle est tombée malade. Malgré les soins religieux exorcistes, elle ne s'est pas améliorée. Alors, elle a décidé seule l'hospitalisation ; la famille y était opposée. Son frère est alors venu. C'est une affaire familiale importante : le*

2. Le texte utilise de façon prédominante le présent, mais les observations ont désormais une vingtaine d'années.

tromba *réclame quelque chose, et si on ne lui donne pas, le mal va continuer. Il faut donc qu'Éléonore sorte de l'hôpital.*

La maladie d'Éléonore est ainsi au croisement de deux logiques incompatibles. Pour la famille, sa maladie n'a de sens qu'à la lumière d'une histoire ; elle est un signe qui se répète. Le *tromba* négligé de la grand-mère paternelle l'a fait mourir, le même dont Éléonore a, semble-t-il, hérité. Il faut donc faire quelque chose, une cérémonie compatible avec la tradition, qui puisse arrêter le mal, ce d'autant plus que les prières et l'hospitalisation semblent avoir aggravé la situation. L'hospitalisation est réputée néfaste, en cas de suspicion d'une maladie en lien avec un *tromba*, elle peut même faire mourir la personne. Pour la malade, très angoissée, la décision a été difficile à prendre : elle a toujours lutté contre cette « tradition » à l'image même de sa grand-mère qui l'a éduquée, mais aujourd'hui elle est vaincue et convaincue.

Le discours médical s'appuie sur une logique organique et individuelle : la maladie d'Éléonore est grave, il faut continuer le traitement médicamenteux et une surveillance stricte à l'hôpital. L'explication du *tromba* est absurde, et accepter sa sortie la condamnerait.

Aucune des logiques n'a pu éviter à Éléonore de mourir atrocement. La mort, comme seul aboutissement, représente, en plus de l'impuissance de la médecine, l'échec d'un consensus possible autour de la personne d'Éléonore sur la représentation de l'efficacité : l'efficacité individuelle recommandée par l'hôpital ne pouvant inclure l'efficacité protectrice revendiquée par et pour l'ensemble d'une famille.

De façon générale, les médecins malgaches n'ont pas de moyens suffisants pour poser des diagnostics en rapport avec une clinique difficile : ils ne partagent parfois pas la langue de leurs patients, ils n'ont pas toujours les moyens techniques de leurs recherches, et n'y passent pas le temps nécessaire. L'impuissance est donc une donnée inhérente à la pratique, pour une profession qui apprend à s'y confronter de façon empirique : l'abandon du patient est la seule réponse à cela.

L'exercice fait aussi face au malentendu, qui pose la question du jugement, de l'ordre moral et éthique. Comment le médecin peut-il faire face à sa disqualification, ou tout au moins à une incompréhension profonde de sa démarche : peut-il l'abandonner pour une autre ?[3] Ce sont des questions difficiles.

3. Étant moi-même médecin, je mesure la difficulté du malentendu qui peut toujours être présent quelle que soit la situation.

LES RELATIONS INFIRMIERS-MALADES

Les infirmiers sont très critiqués et souvent rendus responsables du mauvais accueil et du traitement des patients. Plusieurs éléments permettent de comprendre cet état des choses : la qualité des relations soignants-soignés se construit aussi sur des références sociales implicites qui ne sont pas médicales et hospitalières. Les relations infirmiers-malades s'inscrivent dans une réalité socio-économique de pauvreté touchant l'ensemble des acteurs ; l'indifférence et l'absence d'attention, voire la violence, sont des attitudes qui seraient constitutives de leur rôle de soignant, et qui viseraient à protéger une identité professionnelle au contenu mal assuré dans le contexte hospitalier ; elles sont également la conséquence d'une faiblesse de déontologie de l'équipe de soin.

Les infirmiers déplorent leurs maigres salaires et leurs dures conditions de vie. Leur activité n'est pas valorisée du fait d'une carence en matériel et en médicaments, et de l'absence d'encouragements à échanger avec les patients. Ceci justifie largement à leurs yeux toute l'activité qu'ils ont à l'extérieur de l'hôpital, pour laquelle ils obtiennent argent, respect et considération, puisque cette activité irrégulière est proche d'une fonction médicale. Les relations interprofessionnelles sont également infiltrées par la suspicion, qui se révèle dans la gestion du médicament, objet précieux, puisqu'il est non seulement une molécule soignante mais également une source d'enrichissement. Enfin l'organisation du travail d'équipe n'offre pas de références déontologiques. Il est centré, en particulier dans les services de chirurgie, sur un système clientéliste, où les exigences financières des soignants sont un véritable chantage aux soins pour les malades. Les infirmiers sont alors pris dans un engrenage organisé par les médecins eux-mêmes, et toute tentative de changement est quasi impossible, dans la mesure où il n'existe pas de sanction. Cet ensemble d'éléments fait qu'ils sont souvent très seuls face aux patients pour gérer une relation difficile et pour affronter des contradictions inhérentes à la relation humaine et sociale.

Il existe cependant des contre-exemples permettant d'imaginer comment le travail infirmier peut être amélioré. Les « majors » de deux services de médecine font figure d'exception de par leur engagement (reposant pour l'un d'entre eux sur des valeurs confessionnelles) : ils valorisent la composante relationnelle du soin, ainsi que l'approche corporelle. Cette position exige une endurance et une opiniâtreté permanentes de la part de ces deux personnes.

La littérature anthropologique comprend de nombreux écrits rapportant les plaintes de populations africaines qui déplorent d'être mal accueillies par le personnel soignant, et les difficultés d'infirmiers dans leur activité de soin. Ainsi l'étude princeps de B. Hours (1985) pointe les difficultés et les sentiments d'indignité des infirmiers au Cameroun, où ils sont rendus responsables, comme représentants de l'État, d'une désorganisation générale de la santé publique. Ce problème semble extrêmement fréquent dans les pays dits du Sud [4]. Comment le comprendre ? L'indifférence, la distance affective et sociale, seraient-elles constitutives d'un « habitus » médical, qui viserait la maladie en excluant le malade ? L'approche clinique, s'efforçant d'isoler un ensemble de symptômes pour mieux repérer une maladie, au détriment de la personne, est bien une des composantes de l'enseignement médical tel qu'il a été exporté dans les pays non occidentaux, et la distance affective en est bien une conséquence. Mais cette explication ne semble pas suffisante, dans la mesure où l'une des fonctions de l'infirmier est aussi le soin relationnel. Cette distance ne serait-elle pas également une des conditions pour que le soignant puisse maintenir une identité professionnelle et sociale, qu'il sent constamment menacée ? La négligence ou la brutalité, toutes deux étant des formes opposées d'une même violence relationnelle, pourrait être analysée selon deux aspects : le statut du patient tel que le jaugent les soignants, et la détention d'un savoir excluant les références populaires.

À Toamasina, la pauvreté urbaine et ses représentations rejaillissent dans le soin par l'évitement et l'abandon. L'absence de formation à la relation humaine entraîne le rejet et le mépris des soignants à l'égard des personnes jugées déviantes ou marginalisées.

La confrontation silencieuse entre le savoir savant des soignants et les interprétations sociales et populaires des patients est un thème classique de l'anthropologie de la maladie. À Toamasina, infirmiers et sages-femmes excluent également délibérément, et avec mépris, les représentations populaires des patientes. Bien souvent, ils n'ont pas de références professionnelles qui leur permettraient d'ajuster l'écart entre logiques médicale et sociale, et de respecter les valeurs des patientes sans que cela mette en question leurs propres conceptions. Y. Jaffré et A. Prual (1993), en Afrique subsaharienne, soulignent également à propos des sages-femmes comment un conflit s'installe entre identité sociale et identité professionnelle. Il n'y a alors pas d'autres issues que la violence verbale. Pourtant, la maîtrise de la technique et celle des savoirs biomédicaux peuvent ne pas être en contradiction dans le soin, avec le respect voire la valorisation d'un savoir profane spécifique du corps. Il s'agit d'un défi adressé aux soignants des pays dits du Sud, pour lesquels les savoirs populaires et profanes, trop longtemps négligés et méprisés, n'ont été remplacés par aucun autre enseignement tenant compte de leur culture et leur permettant une relation de bonne qualité avec les malades.

---

4. Dans les pays « développés » aussi, mais pas de la même façon, voir pour cela Petitat (1994).

Ainsi, le partage des difficultés sociales et économiques entre malades et infirmiers (ou sages-femmes) n'est pas un facteur d'identification réciproque, mais le plus souvent un générateur de tensions. Toute demande supplémentaire et toute récrimination issues des malades sont alors jugées comme non légitimes et non acceptables en regard des difficultés déjà vécues. Comment réagissent les patients ?

STRATÉGIES DES PATIENTS

Il résulte de ces tensions un vécu particulier des malades. Leur satisfaction est bien sûr liée à la compétence médicale, mais aussi à l'entourage familial qui les protège.

Le don d'argent aux soignants est, selon moi, une des pratiques des malades qui permettent d'instaurer une relation de bonne qualité. Le discours officiel de l'administration discrédite cette pratique, si bien que, même si j'ai pu être le témoin de *cadeaux d'argent* de la part des malades aux soignants, j'ai constaté que les réactions étaient souvent la gêne de mes interlocuteurs devant un chercheur repéré comme du côté du discours dominant. Pourtant, le temps passé sur le terrain, à l'extérieur de l'hôpital notamment, me permet de penser que le présent d'argent, proposé d'emblée par les malades, crée ou renforce le lien social, et qu'il est une garantie de protection et d'attention plus grandes de la part du soignant. Cependant, le consensus autour de cette transaction peut voler en éclats car les conditions qui l'entourent la délégitiment. L'acte de soin est désormais un acte marchand qu'il faut rémunérer à l'administration. De plus, les dépenses très lourdes auxquelles doivent faire face les patients, en plus des exigences exorbitantes de certains soignants, l'ont dénaturée ou rendue impossible.

La soumission et l'obéissance sont également des attitudes délibérément utilisées par les patients pour prétendre aux meilleurs soins à l'hôpital. Le modèle parsonien (Parsons, 1970) semble dans ce contexte pertinent, même si les analyses de Parsons prennent sens dans une société américaine très différente de la société malgache. Les attitudes d'impuissance et de confiance totale dans le médecin sont générales dans les services. Les malades allongés lors de la visite offrent un corps complètement disponible aux regards et à l'action des soignants. Même si la guérison se fait attendre, et si les décisions adéquates ne sont pas toujours prises par les professionnels hospitaliers, le patient exprime ouvertement le plus souvent une confiance sans borne au médecin, même si en son for intérieur il a des doutes.

Cependant, la confiance donnée au médecin ne s'étend pas aux soignants en général. En effet, la famille, présente dans le meilleur des cas avec au moins un membre, a une fonction d'aide et de soin indispensable. Mais elle est aussi là pour protéger son malade. Les médecins le savent, et le disent. Mais de quoi le protège-t-elle ? M. Bloch (1966) et M.J. Gueumier (1975) écrivaient que la crainte de la sorcellerie pouvait accompagner la venue à l'hôpital. Cette crainte peut s'observer indirectement par le fait que les malades ont des réticences ou attitudes qui pourraient être interprétées comme une mise en acte de la méfiance. Urine et fèces ne sont généralement pas recueillies. De même le sang recueilli auprès de la famille et non utilisé par le malade n'est jamais donné à l'hôpital. Quand un malade meurt, alors que la famille ne s'est pas manifestée jusqu'alors, elle arrive « comme par enchantement » récupérer le corps du défunt. Que peut-on en conclure ?

L'hôpital est pour le malade et sa famille un lieu fondamentalement étranger, entraînant des peurs irrationnelles, bien que compréhensibles du fait de la dureté du personnel soignant ; ceci entraîne la mise en place de processus de prévention et de précaution. Ainsi, connaître un infirmier est une façon d'adoucir la peur de l'hospitalisation. Pour exemple, lors de la visite, si au cours d'un échange un infirmier reconnaît un voisin, ou bien découvre qu'un hospitalisé habite dans son quartier, la relation en sera modifiée et plus chaleureuse.

Tous les patients ne sont pas insatisfaits de leur hospitalisation, bien au contraire. Ce qui peut apparaître comme un dysfonctionnement aux yeux du chercheur ne l'est pas pour eux, et correspond à une réalité largement acceptée. D'ailleurs les plaintes sont extrêmement rares dans l'enceinte de l'hôpital, et ne s'expriment le plus souvent qu'au-dehors. Pourtant, le mécontentement existe et touche alors ce qui est essentiel entre les soignants et les malades : le médicament. Ainsi on entend des récriminations, certes feutrées, autour de la distribution des médicaments, sur leur inefficacité ou leur insuffisance. La très forte attente autour du médicament métaphorise tout l'espoir que les malades ont dans l'hospitalisation. En critiquant ce support de la relation, il s'agit probablement de ne pas affronter les soignants et d'éviter un conflit ouvert, qui les mettrait en danger, et qui n'est, de toute façon, pas conforme aux règles sociales de bonne conduite.

Les échanges avec les soignants ne sont finalement qu'un court moment de l'hospitalisation. Les journées s'étirent, et les malades continuent leurs activités : ils sortent faire des courses s'ils sont valides, discutent avec leurs familles ou leurs voisins, et parfois restent seuls, livrés à eux-mêmes.

LE CERCLE INFERNAL DE LA MISÈRE

Les plus vulnérables sont propulsés dans la misère. Ils entrent pauvres et la maladie peut les faire brutalement basculer dans le dénuement. L'itinéraire de Lydia est en ceci exemplaire :

Lydia, 28 ans, hospitalisée dans le service de MF4 est impressionnante par son état de malnutrition : son visage très pâle est gonflé, et elle peut à peine ouvrir sa bouche édentée pour me parler. Couchée en chien de fusil, son ventre énorme repose sur un lit gris de saleté. Ses jambes sont œdémateuses et maigres. Son mari, à son chevet, contraste à côté d'elle par sa tenue soignée. Il y a trois mois, elle a accouché d'un garçon, son deuxième enfant.

Deux semaines avant l'accouchement, elle avait été hospitalisée dans le service pour fièvre. Elle a accouché chez elle. Une sage-femme la suivait. L'accouchement s'est bien passé, mais ensuite il a fallu l'hospitaliser pour de « l'anémie » : elle était très pâle et ne mangeait plus. Au bout d'un mois d'hospitalisation, elle n'allait toujours pas mieux. Elle est alors sortie pour s'occuper de son fils Samuel. Le ventre s'est alors mis à gonfler, de même que les jambes. Elle a alors pris des plantes car on a pensé au sofika *(maladie intervenant après l'accouchement quand on attrape froid). Une* reninjaza *(matrone) a été consultée. Mais ça n'a rien fait. Ils sont alors retournés à l'hôpital.*

Pour le mari, c'est une maladie gasy *(malgache), parce qu'il n'y a aucune amélioration. Il a consulté de son côté une* mpitaiza *(guérisseuse et pédagogue), mais le traitement était trop cher. Sa mère garde l'enfant. Lui est gardien chez un coopérant français. La patiente travaillait dans une entreprise d'exportation de vanille et de girofle. La mère du mari apporte du riz et du poisson. Il a payé l'hospitalisation, mais il a trouvé que c'était cher. Quelques jours plus tard, Lydia est transférée dans le service de pneumologie, l'un des plus insalubres de l'hôpital. Elle meurt 10 jours après.*

Cette histoire tristement banale est frappante sous plusieurs aspects. Lydia n'est pas particulièrement plus pauvre que les autres personnes hospitalisées de ce service. Mais un ensemble de facteurs vont la précipiter dans un état désespéré irrécupérable.

Le post-partum est en général une période de vulnérabilité pour les femmes. Ici un enchaînement d'événements, dont la maladie et l'hospitalisation, l'a conduite à la mort. D'autres éléments y ont certainement contribué (mauvais fonctionnements des réseaux d'entraide habituels, arrêt des sources de revenus à cause de la maladie). Mais le processus morbide s'est indéniablement accéléré dans l'hôpital même. Pourquoi Lydia n'a-t-elle pas été « explorée » convenablement ? Pourquoi les soignants ne se sont-ils pas mobilisés pour l'aider sur le plan nutritionnel ? Pourquoi y a-t-il eu tant d'incohérence dans sa prise en charge hospitalière ? Le silence et l'indifférence des soignants ont aggravé le pronostic de cette femme. Évitement et abandon sont-ils les signes d'une ignorance, d'une impuissance ou bien le traitement social de la pauvreté ?

Il n'y a pas de réponses du côté des soignants, sinon beaucoup de gêne à l'égard du chercheur. L'hypothèse est que la pauvreté, état et processus, est aussi une représentation construite, qui amène les soignants à exclure de leur attention et de leurs soins, pourtant déjà ténus, certaines personnes jugées péjorativement.

ÉPILOGUE : INHOSPITALITÉ ET VIOLENCE ORDINAIRE DE L'HÔPITAL

La violence que j'évoque est très banale : ici, point de batailles, mais plutôt le silence oppressant qui entoure les malades comme une force diffuse et annihilante. Cette violence touche plus particulièrement les plus pauvres et les plus anonymes. Le propos vient d'une étrangère, et ceci amène une ambiguïté : les violences évoquées sont-elles vraiment ressenties comme telles par un habitant de Madagascar ? Au fond, mon propos est-il légitime ? Et de quelles violences s'agit-il ?

Les violences dans le soin ne relèvent pas que d'une caractéristique « spécifiquement malgache », c'est-à-dire qui trouverait une explication et une résolution dans l'histoire ou bien dans les représentations malgaches, qui n'interviennent que partiellement. En effet, ces violences s'inscrivent dans une réalité urbaine, où s'intriquent, outre les avatars de l'histoire (Mestre, 2007) et la mise en œuvre de conflits sociaux, des forces influentes par-delà les frontières dans un monde globalisé (Mestre, 2000, 2003). En effet, les relations soignants-soignés intègrent des dimensions interethniques, sociales, hiérarchiques, mais elles sont également traversées par l'application de décisions d'organismes internationaux et l'habitus de professions importées d'Occident. Comment comprendre la violence et lui restituer sa complexité, en la circonscrivant dans la pratique médicale, mais aussi en en faisant le produit d'un contexte ?

Une violence propre à la médecine publique

Y. Jaffré et J.-P. Olivier de Sardan (2003) relèvent dans leur étude comparative que, quelle que soit la capitale où ils ont mené des enquêtes sur les soins hospitaliers (Bamako, Abidjan, Niamey, Dakar, Conakry), les observations communes des dysfonctionnements entraînant une médecine inhospitalière l'emportent sur les différences. Les dysfonctionnements que j'ai pu observer sont similaires en de nombreux points à ceux qu'ils ont identifiés. L'hôpital est le lieu d'une désorganisation globale du fait de la non-reconnaissance des soignants et de la bureaucratisation du travail qui exclut simultanément le travail d'équipe, le soin des plus pauvres et la responsabilité des soignants. Il est le signe d'une santé publique qui a peu d'intérêt pour la population.

Ainsi la relation humaine est peu valorisée et peu valorisante. Elle n'est entourée par aucun principe de travail collectif et est donc vouée à se déployer dans un milieu jugé hostile et inhospitalier : connaissance d'un proche, don d'argent, évitement, protection familiale tentent de protéger des relations humaines dominées par la crainte de la force de nuisance d'autrui. La médecine hospitalière n'est jamais que la caricature de l'idéal qu'elle porte en son sein, ici et là-bas, à un degré variable bien sûr.

Ainsi, d'où naît la violence ? Est-elle le propre d'une santé publique implantée dans un pays non occidental ? Ou bien la médecine contient-elle en son sein les germes de cette violence, exacerbée par les contextes locaux ? Deux niveaux d'analyse semblent utiles à la réflexion : la pratique même de la médecine repose sur la relation soignants-soignés et ses avatars, et l'absence de « régulation » par l'État malgache expose à une reproduction exacerbée des inégalités.

La pratique médicale hospitalière est potentiellement violente

Les critiques de la médecine occidentale, notamment de E. Freidson (1970), I. Illich (1975) et J. Clavreul (1978), soulignent la violence intrinsèque de la médecine et de la vision médicale de la condition humaine.

Le médecin, autrefois un artisan exerçant ses compétences sur des personnes connues de lui, s'est transformé en un technicien appliquant des règles scientifiques sur des patients, donnant à ses erreurs un statut anonyme et respectable (Illich, 1975). La iatrogénie « structurelle » de la médecine provient du fait qu'elle n'a rien à dire sur la souffrance humaine qu'elle dénie ; elle est responsable de la profonde modification de l'homme à l'égard de sa santé, le privant de toutes ses références traditionnelles et s'imposant dans la culture populaire. Le discours médical introduit donc une « coupure », séparant l'homme de la maladie, et ordonnant le sain et le bien d'un côté, le pathologique et le mal de l'autre. C'est la vision de I. Illich, dont le caractère tranché peut paraître polémique. Cependant elle donne la mesure des enjeux qui traversent la biomédecine, partout mais particulièrement dans le contexte malgache que nous avons exploré.

Cette réflexion montre sans doute que la pratique médicale hospitalière moderne nécessite une culture « en plus » pour ne pas perdre sa préoccupation humaniste, et ce quel que soit le lieu de son exercice. Sa pratique s'enracinant dans une perspective abolissant le sujet, ce qui en fait son efficacité mais aussi son danger, il serait donc nécessaire de la moduler ou plus exactement de l'accompagner d'une réflexion anthropologique, philosophique et psychologique.

C'est sous cet angle que l'on peut comprendre les difficultés des soignants dans leur pratique : privés de références autres que strictement médicales, ils sont impuissants, voire violents, à l'égard des malades. En effet, les soignants, oscillant eux-mêmes entre leur statut social et leur statut professionnel, n'ont à leur disposition que les références de leur univers quotidien, qui ne leur permettent pas de composer avec des relations très déstabilisantes qui se dénouent dans l'affrontement. L'exclusion explicite des représentations populaires et magico-religieuses et l'absence de valeurs déontologiques ou de travail de groupe auxquelles se référer posent problème.

Absence d'un État protecteur

L'hôpital est le représentant d'un État défaillant, qui échoue à protéger le malade de la mauvaise intention des autres et des relations conflictuelles avec le personnel soignant. Cet État faible est également pris dans des logiques extérieures de développement impliquant des rapports de force et de pouvoir qui se lisent dans l'institution hospitalière.

Le fait qu'aucune plainte vis-à-vis des manquements et violences à l'hôpital [5] n'aboutisse semble particulièrement symptomatique de la défaillance étatique, de son impossibilité ne serait-ce que d'entériner la plainte des personnes victimes de mauvais soins, et plus encore de rendre la justice et l'ordre.

Ainsi, la carence de l'État, mais aussi la méfiance à son égard, entraînent l'abandon des domaines tels que les soins. Le manque d'une justice étatique, d'une protection des droits de chacun, laisse la place aux régulations ancestrales reposant sur les règles hiérarchiques de la parenté et du *fihavanana* [6], qui ne laissent aux plus démunis socialement que la soumission. Face à l'expression ouverte des conflits sociaux, c'est le plus faible qui est écrasé. L'État se désengageant des structures publiques comme les hôpitaux, en conséquence les soignants manifestent un désintérêt plus ou moins important pour leurs tâches dans l'institution, au profit d'un investissement à l'extérieur. Quant aux populations, les plus pauvres sont laissées dans la plus grande des incertitudes, voire dans l'humiliation et la mort par omission de soins.

L'hôpital est une fenêtre sur la société malgache

Quand cette relation de pouvoir devient-elle une relation de violence, qui brise, néglige et exclut ?

La violence surgit chez les soignants quand la relation avec les patients est mise en échec en l'absence de repères déontologiques solides et soutenus. Elle

5. Les plaintes étaient exceptionnelles au moment de l'enquête. Cependant, la visite chez un haut responsable m'a permis de vérifier qu'elles pouvaient exister sans aucune sanction en retour.

6. Ce terme exprime la relation de parenté ou d'alliance qui relie des individus, relation qui les met dans une obligation réciproque d'échange social. Il concerne en tout premier lieu la famille proche et également les personnes avec qui on a un ou des ancêtres communs ; il n'exclut pas ceux avec qui on partage une relation de sympathie et d'amitié.

naît également des références implicites de la société malgache. L'échange soignant-soigné est surdéterminé par des représentations sociales, qui impriment des attitudes de compréhension mutuelle et d'alliance, mais aussi de rejet et d'exclusion, et particulièrement pour les plus pauvres. Espace hospitalier et espace symbolique social les excluent. L'hôpital, comme institution de soin, reproduit et exacerbe les inégalités sociales de la société malgache, et produit de la violence symbolique, selon la définition qu'en donnent P. Bourdieu et L. Wacquant (1992 :142), « cette forme de violence qui s'exerce sur un agent social avec sa complicité ».

La maladie est ontologiquement du côté du mal dans la pratique occidentale (Laplantine, 1986) et violente quels que soient le pays et l'heure où elle arrive. Mais, dans l'hôpital malgache, elle est encore plus cruelle. Ainsi la violence qui s'exprime sur les corps n'est pas seulement celle de la maladie ou bien d'actes, elle est aussi celle de la négligence voire du mépris, donc d'un rapport politique qui exclut (Foucault, 1977). C'est une violence en négatif. Elle fait partie du quotidien qui fait peur. Elle parle de la banalité de la maladie vécue à l'hôpital ; au bout, c'est la mort qui rôde, conséquence de la maladie elle-même ou bien de l'abandon.

BIBLIOGRAPHIE DES SOURCES CITÉES

BLOCH M., 1966. « Aspects psychologiques et culturels de l'attitude du paysan Merina envers les grands Hôpitaux », *Bulletin de l'Académie Malgache*, nouvelle série, XLIV-2

BOURDIEU P., WACQUANT L., 1992. *Réponses, pour une anthropologie réflexive,* Paris, Éditions du Seuil.

CLAVREUL J., 1978. *L'ordre médical,* Paris, Éditions du Seuil.

FOUCAULT M., 2000 [1977]. *Dits et écrits II, 1976-1988,* Paris, Gallimard.

FREIDSON E., 1984 [1970]. *La profession médicale,* Paris, Payot.

GUEUMIER M.J., 1975. « Le thème de la sorcellerie dans la littérature populaire écrite à Madagascar », *ASEMI* (Asie du Sud-Est et Monde Insulindien), VI, 1, 71-83

HOURS B., 1985. *L'État sorcier. Santé publique et Société au Cameroun,* Paris, L'Harmattan.

ILLICH I., 1975. *Medical Nemesis. The expropriation of Health,* Londres, Calder & Boyars LTD.

JAFFRÉ Y., OLIVIER DE SARDAN J.-P., 2003. *Une médecine inhospitalière. Les difficiles relations entre soignants et soignés dans cinq capitales d'Afrique de l'Ouest*, Paris, Apad-Karthala.

JAFFRÉ Y., PRUAL A., 1993. « Le corps des sages-femmes, entre identités professionnelle et sociale », *Sciences Sociales et Santé*, IX, 2, 63-80

LAPLANTINE F., 1986. *Anthropologie de la maladie,* Paris, Payot.

LÉVY-BRUHL L., 1925 [1922]. *La Mentalité primitive,* Paris.

MESTRE C., 2000. « L'hôpital comme 'arène'. Étude de la mise en place du recouvrement des coûts à Toamasina (Madagascar) », *Face à face*, 2, 50-56

MESTRE C., 2003. « Recouvrement des coûts, répercussion sur l'accès aux soins et enjeux politiques à Madagascar (Toamasina) ». In : I. GOBATTO (dir.), *Les pratiques de santé dans un monde globalisé. Circulation de modèles et expériences locales dans les Afriques contemporaines*, Paris, Karthala/MSHA, p. 109-128

MESTRE C., 2007. « La santé publique à Madagascar comme 'œuvre coloniale' », *Tsingy*, 6, 15-28

MESTRE C., 2013. *Maladies et violences ordinaires dans un hôpital malgache,* Paris, L'Harmattan.

PARSONS T., 1970. « Structure sociale et processus dynamique : le cas de la pratique médicale moderne ». In : C. HERZLICH (dir.), *Médecine maladie et société*, Paris, Mouton, p. 169-189

PETITAT A., 1994. « La profession infirmière. Un siècle de mutations ». In : P. AÏACH, D. FASSIN (dir.), *Les métiers de la santé. Enjeux de pouvoir et quête de légitimité*, Paris, Anthropos, p. 227-259

LE RÔLE ET LA PLACE DE LA CULTURE DANS LES POLITIQUES DE SANTÉ PUBLIQUE AUJOURD'HUI

Raymond Massé *

Il y a plus de 20 ans maintenant, je publiais un ouvrage dont l'objectif était de faire le point sur les contributions de l'anthropologie et de la sociologie de la santé à l'analyse des « facteurs culturels et sociaux » pertinents pour l'élaboration et la mise en œuvre de programmes de santé publique (Massé, 1995). Je montrais que l'anthropologie a contribué à produire de nouvelles définitions de la culture, moins culturalistes et plus politiques, tout en proposant une lecture critique des façons dont le facteur « culture » fut géré par les campagnes nationales et internationales de santé publique. Ces contributions demeurent toujours pertinentes pour une santé publique soucieuse du respect de la diversité sociale et culturelle. Mais qu'en est-il aujourd'hui de ces contributions ? Se sont-elles traduites par le développement d'une compétence culturelle et d'habiletés à la médiation culturelle chez les professionnels de la santé ? Après un retour sur les contributions de l'anthropologie à l'analyse des rapports entre culture et santé, je m'inspirerai de certaines analyses de la gestion de la crise d'Ebola en Afrique pour mesurer les leçons qui ont pu être retenues, ou non, par les responsables locaux et internationaux de santé publique. Enfin, je proposerai qu'une nouvelle éthique pour une nouvelle santé publique soit arrimée à la fois à un humanisme respectueux des besoins et des cultures locales, et à un questionnement des limites d'un relativisme culturel naïf contre-productif. L'enjeu alors est le développement d'un relativisme critique et engagé, conscient des rapports de pouvoir existant entre les populations de malades et les autorités, y compris religieuses, qui se servent de l'argument de la défense des traditions pour mieux asseoir le statu quo.

* Anthropologue, professeur associé, département d'anthropologie, Université Laval, Québec, Canada.

RETOUR SUR LES CONTRIBUTIONS CLASSIQUES DE L'ANTHROPOLOGIE À LA PRISE EN COMPTE DE L'INFLUENCE DE LA CULTURE SUR LES PRATIQUES EN SANTÉ PUBLIQUE

Les contributions à la santé publique sont d'abord tributaires des avancées de l'anthropologie de la santé elle-même. Notons en particulier sa dénonciation du réductionnisme quantitatif inhérent à une épidémiologie socioculturelle qui a eu tendance à ramener les déterminants sociaux et culturels à des listes de simples « variables » quantifiables domesticables par les modèles statistiques de santé publique. Les concepts de réseaux sémantiques, de modèles locaux explicatifs de la maladie et d'idiomes de détresse furent des outils puissants proposés aux professionnels de santé publique, pour saisir la complexité des interactions et des ancrages multiples d'une croyance donnée, avec des représentations sociales plus larges des rapports de genre, de la sorcellerie ou des rapports de pouvoir. Ces concepts opératoires, parmi plusieurs autres, ont aussi permis de dépasser un culturalisme réducteur qui ramenait la culture à une liste de croyances accusées dès lors d'être des entraves majeures à l'implantation de programmes de prévention (Nichter, 2008 ; Trostle, 2005 ; Massé, 1995).

Notons encore que l'anthropologie a su recadrer les savoirs locaux dans le contexte d'épisodes vécus de maladie. Le sens est désormais partie prenante de la pratique vue comme la mobilisation stratégique de certaines des croyances pour la gestion d'épisodes de souffrance. La culture n'existe que lorsqu'elle s'inscrit dans une gestion pratique d'épisodes et d'événements de santé qui remettent en question, bien sûr, le sens de la vie, mais tout autant les rapports aux autres proches, l'insertion dans un réseau social ou les rôles sociaux à jouer. Au-delà des croyances, l'influence de la culture se retrouve ainsi au cœur des processus de recherche d'aide (qui est apte à entendre la souffrance, qui est apte à soigner pour tel ou tel problème, à quel moment et selon quel cheminement aller chercher de l'aide et auprès de qui ?) et des groupes de gestion de la thérapie (qui doit prendre la décision quant au moment et à la nature des soins ?). Surtout, plusieurs décennies d'une anthropologie médicale critique ont illustré le poids nettement plus déterminant des inégalités sociales, des rapports de pouvoir asymétriques et de l'ancrage de la maladie dans une « souffrance sociale » bien enracinée dans des violences structurelles. Au-delà d'un réservoir passif de croyances jugées irrationnelles, la culture est désormais considérée comme la résultante de rapports de pouvoir et s'inscrit dans le politique. Elle est à la fois l'une des assises du pouvoir politique et le lieu de reproduction des rapports de pouvoir entre les classes sociales, les groupes ethniques, les groupes religieux. Le culturalisme primaire qui marqua les programmes de santé publique pouvait dès lors être dépassé (Fassin, 2001).

La santé publique n'en est pas moins demeurée, pour une large part, sourde à ces relectures sociales et politiques du culturel. Déjà, dans leurs réflexions critiques portant sur les mésusages de la culture dans les programmes de prévention, des pionniers (Paul, 1955 ; Foster, 1978 ; Coreil et Mull, 1990) auxquels je me joignais (Massé, 1995) dénonçaient, entre autres, le fait que :

- prime toujours le postulat voulant que les barrières qui freinent l'implantation des programmes de prévention résident d'abord du côté des populations cibles, en particulier dans leurs croyances irrationnelles et leur attitude magico-religieuse, alors que ces barrières sont tout autant liées aux maladresses dans la planification de ces programmes par les responsables biomédicaux et à l'inadéquation des stratégies de mise en œuvre des programmes, voire à l'inadéquation du contenu des messages adressés aux populations locales. Ces barrières « culturelles » sont bien souvent celles liées à l'ignorance, par les planificateurs, des réalités sociales, économiques et sociales locales et aux préjugés hospitalocentristes ;
- les autorités de santé publique présentent des lacunes importantes en « compétence interculturelle » et en particulier dans la compréhension du fonctionnement des groupes de gestion de la thérapie et des mécanismes de décision face aux soins dans la famille ;
- enfin, la culture, plutôt que d'être perçue comme une barrière à l'action, pouvait favoriser le développement d'outils d'intervention efficaces, en particulier de ponts culturels facilitant la communication et l'acceptation des interventions proposées.

Ces mises en garde et ces suggestions ont-elles été mises à profit par la santé publique internationale ?

OÙ EN SOMMES-NOUS AUJOURD'HUI ?

Récemment, l'anthropologue David Napier du University College à Londres et 25 autres spécialistes des rapports entre culture et santé ont dressé un bilan exhaustif critique de la recherche dans ce domaine. Voici quelques-uns des constats auxquels en sont arrivés les membres de cette commission mandatée par la revue *The Lancet.* Ils confirment la distance prise avec les acceptations empiristes classiques des « croyances culturelles » liées à la maladie et aux soins qui font de la culture un système statique et stéréotypé de croyances. Il semble acquis, tout au moins en sciences sociales, que la culture réfère :

> *[...] non seulement aux habitudes et aux croyances reliées au bien-être perçu, mais aussi aux pratiques et aux valeurs politiques, économiques, légales, éthiques et morales.*
>
> (Napier *et al.*, 2014 : 1607)

La culture est le fondement des conventions et des pratiques sociales et politiques. Le tournant anti-essentialiste dans la définition de la culture serait ainsi un succès ; on ne peut plus aborder les groupes ethniques (et encore moins nationaux) comme des groupes homogènes, dont tous les membres, sans exception et avec le même degré de conviction, partagent les croyances et les valeurs. Sur ce dernier point, les auteurs reconnaissent que, parfois, les anthropologues sont souvent tout aussi responsables que les médecins et les épidémiologistes pour de tels raccourcis, qui définissent les membres d'un groupe ethnique donné comme un groupe homogène, lisse, libre de conflits internes. Il est vrai qu'une certaine anthropologie médicale critique a ramené l'univers des rapports de pouvoir des populations locales aux seuls rapports engagés avec l'État national, les institutions internationales, les ONG et autres pouvoirs extérieurs au groupe. La commission suggère qu'il faille tenir compte, dans chacune des sociétés, de ce qu'elle désigne comme des :

> *[...] hiérarchies de prestige, soit des hiérarchies créées par des différences perçues ou réelles de statut et d'autorité, telles qu'on peut observer dans des environnements définis tels les cliniques ou les hôpitaux.*
>
> (Napier *et al.*, 2014 : 1609)

La culture donc ne peut plus être définie en fonction des seules affiliations ethniques, religieuses ou raciales.

La commission reconnaît que les professionnels qui élaborent et mettent en place les programmes d'intervention préventive (et les soins) ont toujours aujourd'hui trop facilement tendance à ne responsabiliser que des facteurs considérés en dehors de leur contrôle tels le manque de collaboration des malades et celui des populations cibles. Enfin, il demeure évident que le développement de la « compétence culturelle » des professionnels de la santé demeure un défi majeur si on la définit comme :

> *[...] une prise de conscience de l'influence des facteurs culturels qui influent sur les attitudes et les perceptions des Autres et une intégration de cette sensibilité dans la pratique professionnelle.*
>
> (Napier *et al.*, 2014 : 1608)

Concluant à l'échec d'un tel développement de compétences culturelles chez les cliniciens et gestionnaires, la commission propose de miser sur de véritables « médiateurs culturels » dans le développement de modèles d'intervention adaptés. Les anthropologues auraient encore un rôle important à jouer (Napier *et al.*, 2014 : 1632).

Jusque-là, ces constats fait par la commission demeurent classiques et ne font que reprendre les grandes lignes des bilans dressés il y a quelques décennies. Toutefois, un élément nouveau attire notre attention : les innovations, soutient-elle, ne doivent pas venir que du développement des compétences culturelles des professionnels ou des suggestions des médiateurs culturels, soient-ils anthropologues, mais tout autant des populations locales elles-mêmes.

Ces populations doivent être responsabilisées une fois qu'elles auront reçu tout le soutien requis pour développer leurs « capabilités », dans la foulée du concept développé par A. Sen et M. Nussbaum. Sensibiliser les professionnels et gestionnaires de la santé publique aux valeurs et pratiques locales ne suffira pas. Les membres d'une population ciblée par un programme devraient dès lors être sensibilisés et formés aux façons dont ils peuvent exploiter au maximum la marge de manœuvre dont ils disposent à l'intérieur de leur communauté en développant leurs propres compétences. Pour ce faire, les nouvelles technologies de l'information devront être mobilisées afin de favoriser la participation du malade et son implication maximale dans les soins (Napier *et al.*, 2014 : 1631).

Globalement toutefois, force est de reconnaître que ce bilan (très partiellement évoqué ici) diffère peu de ceux qui ont été proposés depuis les années 1950 par les anthropologues face aux programmes de santé publique internationaux. L'exemple de la gestion de la crise d'Ebola de 2014 confirme que ces constats demeurent toujours d'actualité.

LES LEÇONS À TIRER DE L'EXPÉRIENCE DE LA GESTION DE LA CRISE DE L'ÉBOLA

L'exemple de la mise en œuvre de la « Riposte » à la crise de l'Ebola en 2014, tel qu'analysé par certains auteurs du numéro d'*Anthropologie et Santé* (2015), montre que les leçons de plusieurs décennies de collaboration des anthropologues avec des équipes multidisciplinaires n'eurent qu'un impact limité. Les dérapages furent nombreux sur le terrain africain en particulier, dans la gestion des rumeurs qui, en tant que mobilisation de croyances locales associées à la maladie, à la biomédecine et aux rapports de pouvoir, ont justifié des règlements de compte entre groupes politiques ou des boycottages d'interventions sanitaires.

Plusieurs exemples de comportements de défiance sont rapportés par des auteurs et collaborateurs de ce numéro de la revue *Anthropologie et Santé* consacré à la crise de l'Ebola. Pour S.L. Faye (2015), ces incidents englobent le rejet des objets techniques de la Riposte (par exemple, des Centres de traitement de l'Ebola (CTE) et du thermoflash pour mesurer la température du corps), les entraves aux activités des humanitaires y compris dans les investigations à domicile et le suivi des contacts, la destruction de biens matériels du dispositif (véhicules, installations des CTE), les entraves aux pratiques d'enterrements dignes et sécurisées, voire les violences à l'encontre du personnel de santé. Ici encore, c'est la « culture locale » qui fut responsabilisée pour le refus de contact avec les personnels de santé, les refus de l'hospitalisation et la fuite dans la brousse ou dans les villes des personnes infectées au risque de propager le virus. Le rôle (négatif !) de la culture se serait manifesté à travers des rumeurs. Ces dernières portent autant sur l'association de l'épidémie à une volonté politique de pays étrangers d'attaquer certains groupes ethniques afin d'affaiblir la nation ou d'instaurer une nouvelle forme de colonialisme, que sur des manifestations d'un mauvais sort, d'une malédiction, voire d'une attaque de sorcellerie. Dans d'autres cas, ce sont les intervenants sanitaires qui furent considérés comme responsables de la propagation du virus, tandis que les centres de traitement de l'Ebola furent perçus comme des mouroirs ou des lieux d'opération d'un trafic d'organes.

La gestion de ces rumeurs par les gestionnaires médicaux de l'épidémie aurait été largement déficiente. En particulier, ces rumeurs auraient été encouragées par une politique du secret face aux pratiques préventives, les équipes ne jugeant pas pertinent d'informer correctement les populations concernées, par exemple, sur l'importance de ne pas manipuler sans précautions les corps des personnes décédées et de procéder rapidement à leur enterrement. Les « scénarisations de substitution » aux funérailles traditionnelles, qui à la fois protègeraient la population de la contagion et respecteraient au mieux certaines normes locales, auraient été soit proposées trop tard, soit mal expliquées. Globalement, plus de transparence dans les justifications des pratiques de soins, une écoute et une communication ouverte avec la population quant aux activités réellement pratiquées par ces centres de traitement auraient limité les dégâts.

La réponse de l'anthropologie consiste alors, principalement, à dénoncer le traitement réducteur du rôle de la culture telle qu'elle s'exprime à travers ces rumeurs. Par exemple, on expliquera que les rumeurs portant sur les théories de la conspiration de groupes ethniques ou politiques visant à attaquer des opposants ne s'expliquent pas par la « culture » locale. Elles prendraient sens dans le contexte de conflits ethniques et politiques opposant, souvent depuis des générations déjà, des partis politiques ou des groupes ethniques ayant un lourd passif de conflits. La crise de l'Ebola ne ferait que révéler et exacerber des tensions sociales et politiques préexistantes (Faye, 2015). Elle s'inscrirait dans le cadre d'une « économie morale du ressentiment » chez des groupes se percevant comme dominés et exploités. Ce n'est donc plus une anthropologie culturaliste descriptive des cultures locales qui devrait être mobilisée, mais une économie politique des enjeux locaux de pouvoir et des rapports de pouvoir asymétriques. L'anthropologie propose de déconstruire la notion de « réticences » culturelles accolée aux attitudes de ces populations, pour les resituer dans les dynamiques sociales et familiales qui entretiennent de véritables frontières sociales à l'intérieur des communautés. Alors que le culturalisme propre aux programmes d'intervention postule l'existence de communautés culturelles lisses, libres de conflits et reposant sur une solidarité et une volonté de collaboration sans barrières, une analyse sociopolitique mettra l'accent sur l'analyse des conflits intracommunautaires et des tensions intrafamiliales, tels qu'ils préexistent à l'épidémie et tels qu'ils seront redéfinis, voire parfois exacerbés, par l'épreuve épidémique.

Une telle lecture sociopolitique est fondamentale en ce qu'elle rappelle que la culture (ici les rumeurs, les croyances irrationnelles) n'est jamais neutre ; elle est souvent manipulée et détournée au profit de certains groupes d'intérêt. Elle rappelle que la responsabilité ne peut être reportée sur le seul individu porteur de préjugés ou de superstitions. Elle ne va toutefois pas sans risques. L'un d'eux est la déresponsabilisation des populations locales réduites à une masse d'individus manipulés par et pour des intérêts (locaux, nationaux ou internationaux) qui les dépassent. Un autre est celui d'une déresponsabilisation totale de certaines autorités locales et nationales aux intérêts et à l'éthique discutables. Un autre sera de culpabiliser exclusivement les professionnels intervenant dans des contextes d'urgence difficiles (qui le font souvent au péril de leur vie). L'invitation de Napier et de ses collaborateurs à œuvrer pour une responsabilisation des acteurs locaux par le développement de leurs compétences prend ici toute sa pertinente.

La plupart des équipes intervenant autour de l'épidémie d'Ebola, spécialement les institutions des Nations unies et les humanitaires en particulier médicaux, ont donc fait appel à des anthropologues vus comme des médiateurs sociaux et culturels :

> *[...] chargés d'aider à lever les réticences exprimées par les populations locales dans le but de convaincre les populations du bien-fondé de leurs protocoles et normes biosécuritaires, au nom de l'urgence sanitaire.*
>
> (Faye, 2015 : 2)

Considérée comme une discipline spécialiste de l'Autre culturel, l'anthropologie est alors utilisée au risque d'être réduite à une « épidémiologie sociale d'accompagnement » (Olivier de Sardan, 2008) et d'être récupérée afin de cautionner un a priori voulant que la gestion de l'épidémiologie soit d'abord une entreprise culturelle. Le bilan de la commission du *Lancet* va tout à fait dans ce même sens, tout comme d'ailleurs les travaux pionniers évoqués plus haut. L'exemple de la crise de l'Ebola tel que rapporté par Faye confirme l'importance d'une anthropologie qui ne se contente pas d'identifier les points de blocage des interventions préventives, et ce tant du côté des institutions de santé publique que du côté des populations locales. D'évidence, les leçons tirées des analyses critiques des anthropologues ne sont jamais acquises une fois pour toutes. Les anthropologues sont encore traités en pompiers face aux situations d'urgence et, au mieux, comme des traducteurs culturels ou des médiateurs convoqués en dernier recours pour servir d'intermédiaires entre les responsables de la mise en œuvre des interventions préventives et les populations locales. Le risque d'instrumentalisation de ces « experts en cultures locales » demeure important. Il n'en reste pas moins que l'indifférence face aux déterminants sociaux et culturels des rapports aux soins constitue toujours l'un des principaux obstacles au déploiement de la santé globale (Napier *et al.*, 2014). D'évidence, la santé publique globale évolue toujours au gré des « idées reçues », tels les 46 exemples analysés dans l'ouvrage récent de V. Ridde et F. Ouattara (2015).

Tant le bilan dressé par la commission que la gestion de la Riposte à la crise de l'Ebola confirment l'importance du travail qu'il reste à faire pour tenir compte des « cultures » locales dans la mise sur pied de programmes d'intervention en santé publique. Toutefois, ces bilans proposés par l'anthropologie respectent toujours les limites de la rectitude politique : la culture y est vue comme une ressource exclusivement positive, qui doit être respectée intégralement par la santé publique ; elle devrait faire l'objet d'une médiation éclairée qui saurait en respecter le contenu. Aucune référence n'est faite à de potentielles composantes nocives et contre-productives « en soi » de la culture locale. Mis à part le plaidoyer de la commission pour une responsabilisation des populations locales conditionnée à un engagement sérieux pour le développement de leurs capabilités, ces populations tendent à être ramenées à des victimes passives de l'incompréhension de leur culture, des tensions et clivages politiques internes, ou de l'incompétence culturelle des responsables médicaux et politiques des interventions. Les croyances, les traditions et les pratiques sanitaires locales n'apparaissent que comme des victimes des raccourcis et violences qui leur sont faits. Elles ne font que rarement l'objet d'une analyse critique de leurs mésusages par des groupes d'intérêt locaux, voire par la masse de la population qui les porte. L'anthropologie, mal à l'aise avec ses a priori relativistes, parfois embourbée dans ses propres préjugés, peine à relever, dans la nuance, le défi d'un relativisme critique et engagé (Massé, 2008, 2015).

L'ANTHROPOLOGIE DE LA SANTÉ MATERNELLE ET INFANTILE AU DÉFI DU RELATIVISME CULTUREL ET DU RELIGIEUX

À travers les bilans des anthropologues classiques autant que celui dressé par la commission dirigée par D. Napier, nous percevons un malaise dans l'analyse que fait l'anthropologie des impacts des traditions et des croyances ou diktats religieux (sacralité de la vie, influence de forces surnaturelles maléfiques, jugement divin, par exemple) sur les comportements liés à la santé. La responsabilité en incombe en partie au postulat du relativisme culturel, élevé au rang de principe absolu, voulant que toute croyance et toute pratique méritent respect et qu'il faille s'abstenir de tout jugement susceptible de nuire à l'image des populations étudiées. Se sentant sur un terrain miné par sa déontologie professionnelle, l'anthropologue s'interdira de traiter directement des impacts négatifs de ces croyances. Pourtant, deux défis attendent l'analyse anthropologique de l'influence de la culture, soit : a) traiter certaines croyances, dogmes et diktats religieux comme des facteurs de risque à la santé ; et b) reconnaître le poids politique des « traditions religieuses » et leur influence sur la reproduction d'un statu quo social et politique.

Entendons-nous bien : il ne s'agit pas ici de faire un plaidoyer anti-religion mais de souligner que l'anthropologie devra traiter avec le même recul critique les déterminants religieux de la santé que les déterminants sociaux, politiques ou ceux liés à l'incompétence des gestionnaires des programmes de santé nationaux et internationaux. Par exemple, comment l'anthropologie peut-elle informer la santé publique sur la posture à adopter face aux recommandations faites en 2016 aux femmes dans certains pays d'Amérique latine aux prises avec le virus Zika, leur demandant de retarder autant que possible d'un an ou deux la conception de nouveaux enfants ? Et ce alors que, sous des pressions religieuses, catholiques mais aussi des Églises fondamentalistes protestantes, les mêmes pays criminalisent l'avortement et que ces Églises sont ouvertement opposées à la contraception ou tout au moins au contraceptif d'urgence ? Alors que l'accès à un avortement sécuritaire est illégal, mais que le viol fait partie du quotidien d'une large partie de ces mères latino-américaines ? Que comprendre dans ce transfert des responsabilités sur les seules épaules des mères de famille ? L'anthropologie est aussi en droit de se demander si nous sommes toujours face à un déterminant « culturel » de la santé, lorsque des prêtres, des imams ou des pasteurs dictent, directement sous la menace, ou indirectement par le chantage au salut éternel, les rapports que les femmes auront à la sexualité, à l'enfantement, à la contraception. Ou lorsqu'ils invoquent des passages d'un texte sacré pour justifier la prédominance du mari, du père ou du leader religieux lui-même dans le choix des soins qu'un enfant pourra recevoir. Ne voir dans ces pressions que la simple influence de « croyances culturelles » ne conduit-il pas à masquer les rapports de pouvoir qui traversent les rapports entre conjoints, les rapports avec les autorités religieuses ? D'évidence, la religion dont il est question ici n'est pas que culture. C'est le pouvoir politique exercé par l'establishment des institutions religieuses. C'est celui qui est exercé indirectement par le poids des « traditions », religieuses ou autres. Faire fi de l'usage social et politique qu'on en fait localement conduit à masquer leurs impacts en tant que facteurs de risque et donc en tant que cibles légitimes des interventions de santé publique.

Dans un ouvrage récent (Massé, 2015), j'ai soulevé la question des limites d'un relativisme moral et culturel radical. L'anthropologie ne s'est-elle pas faite indirectement complice d'une reproduction du statu quo ? J'y propose le fait qu'un relativisme critique et engagé ne peut faire du respect des traditions un principe éthique absolu. Jusqu'où doit-on aller dans le respect de pratiques de soins, de rapports sociaux ou de normes sociales qui pour traditionnelles qu'elles soient entraînent des manquements à des droits fondamentaux de l'homme, de la femme ou des enfants ? Le risque n'est-il pas, comme le soutient H. Béji (2004), de consacrer « un préjugé colonial inversé » qui propage les germes de l'intolérance et de la discrimination. Les droits culturels ne finissent-ils pas par se placer au-dessus de la condition humaine ? On connaît (en écho à plusieurs anthropologues) la réponse de R. Macklin :

> *Le respect de la tradition n'est pas un principe éthique de quelque sorte que ce soit, fondamental ou dérivé [...].*
>
> (Macklin, 1999 : 81)

Ce même relativisme engagé doit prendre en considération les intérêts de l'ensemble des sous-groupes sociaux dans une société, dans le cadre d'une analyse non plus macro-politique mais micro-politique des conflits d'intérêts. Par exemple, un concept tel celui de groupe de gestion de thérapie proposé par J.M. Janzen (1978) dans un ouvrage remarquable de la fin des années 1970, pourrait être mieux exploité par une anthropologie soucieuse des rapports de pouvoir s'exerçant au sein des familles restreintes et élargies, en particulier face aux soins à donner aux enfants.

Bref, l'anthropologie tout comme la santé publique doivent savoir départager intelligemment deux mandats, soit celui de promouvoir le respect de la diversité des croyances et des pratiques et celui de travailler au bien de l'ensemble de la population étudiée, dans le respect de la pluralité des sous-groupes sociaux (femmes, jeunes, aînés, leaders politiques, leaders religieux, etc.). En fait, des sujets qui sont au plus haut point délicats, polémiques, et susceptibles d'ébranler les colonnes du temple relativiste. C'est probablement à ce prix que l'analyse des rapports entre culture et santé publique pourra passer à une autre étape.

L'anthropologie ne pourra plus se replier sur un respect béat et inconditionnel des croyances et pratiques traditionnelles locales. Les leçons d'un relativisme méthodologique sont bien sûr non négociables : un siècle de pratique anthropologique a confirmé que l'on ne peut plus juger sans comprendre, et que le respect de l'Autre devra toujours accompagner l'analyse sur le terrain. Mais, de même, un relativisme naïf et romantique devra faire place à un relativisme critique et engagé qui sera soucieux de ne pas se faire le complice de la reproduction du statu quo et accordera un poids égal aux discours des divers groupes d'intérêt en présence, autant les femmes que les hommes, les enfants que les aînés, les malades que les autorités religieuses ou autres qui se présentent comme les défenseurs des traditions.

Bibliographie des sources citées

Anthropologie et Santé, 2015. Revue en ligne, 11. https://anthropologiesante.revues.org/1884

Béji H., 2004. « La culture de l'inhumain ». In : J. Bindé (dir.), *Où vont les valeurs ?*, Paris, Éditions UNESCO, p. 55-64

Coreil J., Mull J.D. (dir.), 1990. *Anthropology and Primary Health Care*, San Francisco, Westview press.

FASSIN D., 2001. « Le culturalisme pratique de la santé publique. Critique du sens commun ». In : J.-P. DOZON, D. FASSIN, *Critique de la santé publique. Une approche anthropologique*, Paris, Éditions Balland, p. 181-208

FAYE S.L., 2015. « L'"exceptionnalité" d'Ebola et les "réticences" populaires en Guinée-Conakry. Réflexions à partir d'une approche d'anthropologie symétrique », *Anthropologie et santé*, 11. http://anthropologiesante.revues.org/1884

FOSTER G.M., 1978. *Medical anthropology*, New York, John Wiley and Sons.

JANZEN J.M., 1978. *The quest for therapy: medical pluralism in lower Zaire*, Berkeley, University of California Press.

MACKLIN R., 1999. *Ethical Relativism. Cultural diversity and the search for ethical universals in medicine*, New York et Oxford, Oxford University Press.

MASSÉ R., 1995. *Culture et santé publique*, Boucherville, Éditions Gaëtan Morin.

MASSÉ R., 2008. « Relativisme culturel et relativisme éthique. Pour une approche critique dans l'engagement face aux populations locales ». In : C.B. CABANE (dir.), *Soins de santé et pratiques culturelles*, Paris, Karthala, p. 101-123

MASSÉ R., 2015. *Anthropologie de la morale et de l'éthique*, Québec, Presses de l'Université Laval.

NAPIER D. *et al.*, 2014. « Culture and Health », *The Lancet*, 384, 1, 1607-1639

NICHTER M., 2008. *Global Health. Why cultural perceptions, social representations, and biopolitics matter?*, Tucson, The University of Arizona Press.

OLIVIER DE SARDAN J.-P., 2008. *La rigueur du qualitatif*, Louvain-La-Neuve, Academia Bruylant.

PAUL B.D., 1955. *Health, culture and Community: Cases Studies of Public Reactions to Health Programs*, New York, Russell Sage Foundations.

RIDDE V., OUATTARA F. (dir.), 2015. *Des idées reçues en santé mondiale*, Montréal, Les Presses de l'Université de Montréal.

TROSTLE J.A., 2005, *Epidemiology and Culture*. Cambridge, Cambridge University Press.

Les modèles voyageurs à l'épreuve des contextes et des normes pratiques Le cas de la santé maternelle

Jean-Pierre Olivier de Sardan *

Introduction

Dans le domaine de la santé maternelle (comme dans le domaine de la santé publique et même, plus généralement, dans le domaine du développement), les interventions promues par les organisations internationales, les coopérations bilatérales et les Organisations non gouvernementales (ONG) en direction des *Low and middle-income countries* (LMIC), et plus encore de l'Afrique, sont le plus souvent fortement standardisées, tant dans un souci de simplification (du fait des déficits importants en infrastructures et en compétences) que dans un souci de large diffusion (à la recherche de hauts facteurs d'impact). La culture biomédicale, qui repose largement sur des approches statistiques et des protocoles harmonisés, amplifie cette tendance. On assiste donc à la multiplication de « modèles voyageurs », élaborés par des experts internationaux en vue d'améliorer tel ou tel aspect des systèmes de santé maternelle dans les LMIC, qui sont introduits dans un format quasi identique dans un grand nombre de pays.

Ces interventions standardisées sont, en Afrique et à Madagascar comme ailleurs, soumises à l'épreuve redoutable des contextes de mise en œuvre, toujours très divers, et largement méconnus des promoteurs des interventions. Les aléas et les difficultés de la mise en œuvre de politiques publiques ont été depuis longtemps mis en évidence du côté des sciences politiques (Pressman & Wildavsky, 1973 ; Fixsen *et al.*, 2005 ; Thomas & Grindle, 1990 ; Barrett, 2004 ; Nilsen *et al.*, 2013) et du côté de l'anthropologie du développement (Elwert & Bierschenk, 1988 ; Olivier de Sardan, 1988), mais restent encore

---

* Socio-anthropologue, directeur de recherche émérite, LASDEL (Niger) et CNRS-EHESS (France).

Une version anglaise plus développée de ce texte (cosignée avec Aïssa Diarra et Mahaman Moha) est parue dans le journal *Health Research Policy and Systems* (2017, vol. 15, suppl. 1).

relativement peu documentés du côté de la santé publique, malgré une prise de conscience progressive (Walt & Gilson, 1994 ; Erasmus & Gilson, 2008 ; Ridde, 2009, 2016 ; Bunce *et al.*, 2014 ; Pérez *et al.*, 2016). La santé publique est en effet dominée par l'assimilation de toute *evidence-based medicine* à des données essentiellement quantitatives et expérimentalistes [1] qui favorisent et justifient de fait la standardisation des interventions. Ces dernières années toutefois, divers courants théoriques ont insisté sur l'importance des contextes face aux interventions de santé, que ce soit les approches réalistes en évaluation (Pawson, 2006 ; Marchal *et al.,* 2012), les approches insistant sur la complexité des systèmes de santé (Sarriot *et al.,* 2016), les *implementation studies* (Peters *et al.,* 2013), ou les appels à prendre en compte les *real world contexts* (Robson, 2002 ; Mumtaz *et al*., 2015). Néanmoins, la standardisation des interventions en santé publique reste peu contestée au niveau opérationnel, elle semble « intouchable », et son rôle majeur dans la méconnaissance ou la sous-estimation des contextes est très généralement passé sous silence.

Nous voudrions ici développer une approche théorique ancrée dans la réalité ou *grounded theory* (Glaser & Strauss., 1973) permettant de mieux comprendre la relation entre interventions standardisées et contextes de mise en œuvre, et les nombreux effets inattendus, invisibles ou pervers qui en découlent. Pour ce faire nous proposerons quelques concepts élaborés à partir de nos recherches en Afrique de l'Ouest dans le domaine de la santé maternelle, tels que « mécanismes » et « dispositifs » des « modèles voyageurs », « contextes structurels » et « contextes pragmatiques », « normes pratiques ». Il s'agit de comprendre comment les multiples et incessantes réformes et interventions standardisées, sous la forme de nouvelles politiques ou de nouveaux protocoles en « prêt-à-porter », sont fondées sur la promotion par des experts internationaux de « mécanismes » miracles, extraits de leurs contextes d'émergence, et censés avoir une efficacité intrinsèque grâce à leurs « dispositifs » opérationnels ; et comment ces « modèles voyageurs » (qui relèvent de l'ingénierie sociale) font l'objet, lorsqu'ils sont mis en œuvre dans des contextes très différents, d'adoptions toujours sélectives par les acteurs locaux, souvent de rejets dissimulés, et sont assez généralement « contournés » ou désarticulés. Faute d'études qualitatives approfondies, les diverses « revanche des contextes » restent très peu documentées, et la course à de nouveaux modèles voyageurs continue de plus belle.

1. Cf. le plaidoyer en ce sens de Miller *et al.* (2003).

LE PARTOGRAMME : UN CAS PARMI BIEN D'AUTRES

Le partogramme est un outil simple et standardisé, qui est présenté comme fondamental dans la lutte contre la mortalité maternelle en Afrique. Toutes les écoles de santé des pays africains initient leurs élèves à l'usage du partogramme. De nombreuses formations à son sujet sont dispensées en outre aux sages-femmes déjà en activité.

Et pourtant, dans la majorité des cas, au Niger (mais aussi dans les pays voisins), le partogramme n'est pas rempli pendant le travail, mais après, souvent à la fin du service, en reportant des chiffres standards.

Certes il existe des sages-femmes qui remplissent les partogrammes pendant le travail, et s'en servent comme guide. Mais elles sont, selon les multiples entretiens menés par les chercheurs du LASDEL auprès de sages-femmes, une très petite minorité [2]. La « norme pratique » (suivie par la plupart des sages-femmes) est de ne remplir le partogramme qu'après l'accouchement.

Dans les colloques et séminaires, dans les publications officielles, dans les rapports des organisations internationales ou des ONG qui interviennent dans le domaine de l'accouchement, rien n'est dit sur les usages effectifs du partogramme dans les centres de santé et les maternités de premier niveau. Autrement dit, tout le monde parle et agit comme si les partogrammes étaient utilisés de façon fiable et routinière.

Pourquoi les sages-femmes nigériennes, ou béninoises, ou maliennes, ne remplissent-elles pas les partogrammes pendant le travail ? Diverses explications ont été recueillies auprès des sages-femmes elles-mêmes lors de nos enquêtes : la surcharge de travail est la principale (« avec plusieurs accouchements simultanés, le temps manque pour remplir le partogramme » : cette justification est couramment énoncée par les intéressées) ; mais cette situation ne se présente fréquemment que dans de rares maternités, ce qui rend l'argument assez contestable dans la grande majorité des cas. Le primat accordé à l'expérience (et au « flair » qui en découle) est un autre facteur explicatif, plus crédible. On peut aussi citer une faible culture de l'écriture chez les sages-femmes, une répugnance profonde face aux tâches « bureaucratiques », une éthique professionnelle souvent défaillante, une sous-traitance des accouchements aux matrones, aux stagiaires, ou aux filles de salle, et l'absence ou la

2. Nous nous appuyons ici sur les recherches, menées depuis 15 ans au Niger et en Afrique de l'Ouest par le LASDEL (www.lasdel.net), sur la santé et plus particulièrement sur la santé maternelle ; voir l'ouvrage collectif *Une médecine inhospitalière* (Jaffré & Olivier de Sardan, 2003), ainsi que les *Études et Travaux du LASDEL*. Voir aussi Jaffré *et al.* (2009) et Jaffré (2012).

non-fonctionnalité des instruments (tensiomètre, thermomètre) nécessaires à la prise des variables (Souley, 2001, 2003 ; Moussa, 2003, 2004). Enfin, le fait que les partogrammes soient un outil d'évaluation lors des supervisions a un effet pervers (Olivier de Sardan & Bako Arifari, 2011) : ceci incite à écrire les « bonnes données », autrement dit des données standards, plutôt que les données réelles (qui pourraient signaler des défaillances de la sage-femme).

Toutes ces raisons renvoient, d'une façon ou d'une autre, aux contextes professionnels locaux, qui « contournent » le modèle proposé.

Le partogramme est un instrument qui relève en fait de l'ingénierie sociale (et non de l'ingénierie biomédicale comme une molécule ou un vaccin), comme un très grand nombre des éléments qui constituent une politique nationale ou internationale de santé. Autrement dit, son usage et son efficacité dépendent essentiellement de la façon dont il est mis en œuvre (ou non) par un système de santé et en particulier par les personnels soignants. Tout dépend *in fine* du comportement des sages-femmes, de leurs motivations, de leur compétence, de leur culture professionnelle, de leurs « normes pratiques ». D'autre part, bien d'autres acteurs interviennent dans la diffusion et dans la mise en œuvre (ou non) du partogramme : les directrices de maternité (et le type de leadership qu'elles exercent), les équipes-cadres de districts sanitaires (et leur mode de supervision), les formateurs en partogrammes, la hiérarchie sanitaire du système de santé national, les organisations internationales et les ONG travaillant dans le domaine de la santé maternelle.

Pour les experts internationaux (et nationaux) qui l'ont mis au point et l'ont diffusé à travers le monde, le partogramme est un instrument très simple, à la portée de tout agent de santé, et utilisable dans des contextes peu équipés en matériels : c'est ce qui en fait sa valeur postulée pour les systèmes de santé fragiles des LMIC, par contraste avec le monitoring informatisé sophistiqué des salles d'accouchement des pays du Nord. Sa simplicité est en outre au service de plusieurs fonctions : suivi de l'accouchement, aide à la décision (pour une référence), partage de l'information entre professionnels de santé, outil d'évaluation des personnels, et même document médico-légal en cas de décès. D'une certaine façon, il a tout du « mécanisme miracle » vu d'un bureau.

La standardisation du partogramme et son internationalisation font de lui un « modèle voyageur » typique, parmi tant d'autres. La santé maternelle ne manque pas de « modèles voyageurs » : ces 10 dernières années ont vu ainsi l'arrivée en rafale au Niger de la Prévention de la transmission du VIH de la mère à l'enfant (PTME), des Soins obstétricaux et néonataux d'urgence (SONU), des Soins obstétricaux et néonataux essentiels (SONE), de la Gestion active de la troisième phase de l'accouchement (GATPA), des exemptions de paiement pour la césarienne, de la Consultation prénatale recentrée (CPN-R), de la Prise en charge intégrée des maladies de l'enfant (PECIME), du Paiement basé sur la performance (PBF). Certains de ces modèles sont, vus du terrain, plutôt des échecs (au Niger en tout cas), comme la PTME ou la CPN-R ; les autres ont des résultats plus ou moins mitigés dont le bilan reste à faire.

La santé est un domaine où la standardisation et l'internationalisation des interventions, des politiques ou des procédures, sont particulièrement développées. Cette standardisation internationale a certes des justifications économiques ou managériales, mais elle repose aussi sur une croyance en l'efficacité intrinsèque des « modèles voyageurs » dans la lutte contre les maladies (dont on peut trouver une des origines dans la lutte contre les grandes endémies) et sur une « protocolisation » croissante des soins [3]. Elle est largement due au poids des grandes organisations internationales qui financent et diffusent ces modèles voyageurs [4] (mais les autorités sanitaires nationales ou les ONG médicales y contribuent aussi).

Et pourtant, comme pour le partogramme, la plupart des modèles voyageurs standardisés se heurtent à diverses formes de résistance des contextes dans lesquels ils sont implémentés. Ils ne « marchent pas » comme les experts l'ont prévu. Cela ne signifie certes pas qu'ils n'auraient pas d'effets positifs : il serait tout aussi absurde de dire qu'ils ne marchent jamais que de dire qu'ils marchent toujours. Mais le problème est que les outils d'enquête quantitative couramment utilisés en santé publique ne permettent pas de mettre en évidence les effets inattendus et les stratégies des acteurs face aux modèles voyageurs standardisés (MacDonald *et al.*, 2016). Seules des méthodes qualitatives rigoureuses peuvent décrire comment ces modèles sont reçus « dans le monde réel » : lorsqu'ils sont adoptés, c'est partiellement, parfois à reculons, parfois sous la contrainte ou sous la pression, parfois de façon cosmétique, rarement avec enthousiasme ou conviction. Ils sont souvent contournés, détournés, démembrés, désarticulés...

LA FABRIQUE D'UN « MODÈLE VOYAGEUR »

Nous ne parlons pas ici des modèles informatiques fondés sur des algorithmes (simulations ou projections, largement utilisées en santé publique et en économie de la santé). Nous empruntons l'expression de *travelling model* à Rottenburg (Rottenburg, 2007 ; Behrends *et al.*, 2014) et nous la définissons comme : toute intervention institutionnelle standardisée quels qu'en soient les échelles ou les domaines (une politique publique, un programme, une réforme, un projet, un protocole, selon les échelles ou les domaines), en vue de produire

---

3. La protocolisation est indissociable de la bureaucratisation de la santé (et de l'ensemble des services publics) : cf. Hibou (2012). Pour une analyse des processus de standardisation dans la santé et de leurs limites, cf. Timmermans & Berg (2003).

4. OMS, UNICEF, Fonds mondial de lutte contre le sida, la tuberculose et le paludisme, Fondation Bill Gates...

un quelconque changement social, à travers des changements de comportements d'une ou plusieurs catégories d'acteurs, et qui repose sur un 'mécanisme' et des 'dispositifs' censés avoir des propriétés intrinsèques permettant d'induire ce changement dans des contextes de mise en œuvre variés (Olivier de Sardan *et al.*, 2017). Dans le domaine de la santé maternelle, ces interventions visent à modifier les comportements des agents de santé et/ou des populations.

Les modèles voyageurs en vue de réduire la mortalité maternelle et néonatale sont donc des interventions standardisées, relevant de l'ingénierie sociale, qui peuvent être de formats très différents : depuis de simples protocoles jusqu'à des politiques de santé sectorielles (la prévention de la transmission du VIH de la mère à l'enfant, les exemptions de paiement pour les accouchements ou les césariennes).

À l'origine d'un modèle, on trouve le plus souvent une expérience fondatrice (une *success story*), quelque part dans le monde, dont des experts internationaux se saisissent pour la diffuser hors de son contexte d'origine. Le modèle est alors fabriqué autour d'un mécanisme causal qui est considéré par les experts comme explicatif du succès de l'expérience fondatrice. Ce mécanisme est censé garantir l'efficacité intrinsèque du modèle, quels que soient les nouveaux contextes dans lesquels il sera mis en œuvre. Sa diffusion dans d'autres contextes sera assurée par des réseaux combinant experts et décideurs, appuyés sur des institutions internationales.

Autrement dit, la production spécifique d'un modèle voyageur passe par trois processus principaux : la *mise en récit* (une *success story* fondatrice), la *mise en forme* (la construction d'un mécanisme et de ses dispositifs), et la *mise en réseau* (la diffusion mondiale).

Le cas du performance based financing

Prenons l'exemple du paiement basé sur la performance (*Performance based financing*, PBF) qui est promu à grands frais par la Banque mondiale dans tous les pays à faible revenu, en particulier dans le domaine de la santé. Il concerne directement la santé maternelle : les femmes enceintes et les enfants de moins de cinq ans sont les cibles privilégiées.

Le PBF, comme beaucoup de modèles voyageurs en santé, s'est appuyé sur une première *success story*, en l'occurrence dans un pays développé, la Grande-Bretagne. La mise en récit de cette *success story* à travers de nombreuses publications élogieuses ignore toutefois les réserves formulées ou les analyses critiques [5]. Puis le PBF a été importé en Afrique par le biais d'une « *success story* relais », le Rwanda en l'occurrence (Meessen *et al.*, 2006 ; Soeters *et al.*, 2006 ; Kalk *et al.*, 2009 ; Basinga *et al.*, 2011 ; Lannes *et al.*, 2016). Le PBF rwandais, expérimenté en 2002 et généralisé en 2006, a été abondamment présenté comme un modèle pour l'Afrique, y compris dans une revue prestigieuse comme *The Lancet*. Mais, dans le cas du Rwanda aussi, les analyses critiques ont été ignorées.

Un modèle voyageur, en effet, a besoin de se référer à une expérience certifiée exemplaire, quelque part dans le monde. C'est une étape indispensable pour sa production puis son exportation. Mais une expérience locale, avec son contexte, son originalité et ses spécificités, ne devient pas toute seule, par la seule vertu de sa réussite ou du bien qui en a été dit, un modèle exportable. Il faut d'abord extraire de cette expérience le « mécanisme » explicatif de son efficacité, et traduire ce mécanisme en dispositifs opérationnels. Le mécanisme du PBF est simple en son principe : indexer le salaire d'un professionnel de santé sur sa performance (nombre d'actes et qualité des actes), autrement dit déterminer des indicateurs permettant à celui qui travaille plus et mieux de gagner plus. Le mécanisme du partogramme est lui aussi simple : prendre manuellement des variables et les reporter sur un diagramme pré-imprimé qui permet de définir des seuils d'alerte. Mais l'opérationnalisation d'un mécanisme est, quant à elle, toujours complexe. Il faut en effet traduire le mécanisme en « dispositifs » d'intervention, qui relèvent de l'ingénierie sociale et passent par de multiples « instruments » [6]. Nous entendons par « dispositifs » les composantes organisationnelles fondamentales et les mesures opérationnelles, techniques, institutionnelles qui permettent de mettre en œuvre un mécanisme au sein d'une intervention ou d'une politique publique de santé. Dans le cas du PBF, les dispositifs sont sophistiqués. Par exemple, au Burkina Faso, il y a 102 indicateurs d'évaluation de la performance des agents de santé que la coordination du programme PBF doit compiler et contrôler, sans compter les 61 indicateurs de l'évaluation de base financée par la Banque mondiale. Pour les seuls centres de santé de premier échelon, pas moins de 23 indicateurs quantitatifs et 11 indicateurs qualitatifs ont été élaborés par les experts.

Un mécanisme n'apparaît pas tel quel dans le cerveau des experts, il est élaboré par ces derniers à partir d'une opération de simplification et de « réduction » des expériences inaugurales. C'est ce qu'Ancelovici & Jenson

5. Plusieurs revues systématiques n'ont pas montré un impact positif significatif du PBF sur l'efficacité et la qualité du système de santé en Grande-Bretagne (Turcotte-Tremblay *et al.*, 2016).

6. Cf. la littérature croissante sur les instruments dans les politiques publiques : Lascoumes & Le Galès (2004, 2007).

(2012) appellent la phase de « décontextualisation ». Dans les leçons tirées des *success stories* de référence, il faut procéder à la division d'une réalité particulièrement complexe en deux parties : d'un côté un « mécanisme », doté d'une efficacité intrinsèque, et de l'autre un « contexte », relégué au statut d'adjuvant. Notre définition de « mécanisme » se distingue donc du sens que « mécanisme » a pris récemment en sciences sociales, à la suite de Elster (1989) et de Hedström & Swedberg (1998), où il désigne un processus causal « réel », mais plus ou moins caché.

Les voyages du modèle et la revanche des contextes : les contextes pragmatiques et le rôle des acteurs

Le mécanisme et ses dispositifs vont être désormais déployés dans des contextes nouveaux. Il faut pour cela passer par des réseaux informels et formels qui vont permettre le voyage du modèle, en le justifiant, le légitimant scientifiquement, le promouvant [7]. Cette réplication d'un modèle « loin de la base d'origine », et donc loin de la *success story* de départ, n'a rien de spontané. Elle est basée sur une alliance (une « coalition ») d'experts et de décideurs, qui se font les « porteurs sociaux » du modèle voyageur (son mécanisme) jusqu'au point où son importation est mise à l'agenda dans divers pays lointains, en général grâce à la conjonction de financements et/ou d'assistances techniques internationales.

Les institutions internationales jouent en effet un rôle central, en particulier dans le domaine de la santé, en tant que « agences de voyages » pour les modèles. Mais elles ne sont pas les seules. Bureaux d'études, think tanks, « communautés de pratiques » et ONG médicales interviennent aussi. Toutes ces institutions justifient leurs interventions au nom de l'efficacité intrinsèque du modèle qu'elles promeuvent, et tendent à ignorer ou minimiser les effets inattendus de sa mise en œuvre dans des contextes peu connus du monde des experts et des décideurs.

Les modèles de santé maternelle introduits en Afrique « oublient » l'existence massive, au sein des systèmes de santé, de toute une série d'éléments liés aux comportements des acteurs et aux contextes locaux, qui ont pourtant été mis en évidence dans de nombreux travaux : les stratégies de captation de l'aide, la corruption (Jewkes *et al.*, 1998 ; Olivier de Sardan *et al.*, 2007), le clientélisme (Jordan Smith, 2003), les routines professionnelles locales, l'absentéisme au travail, les gains informels (Fassin, 1986 ; Koné, 2003),

---

7. La sociologie des sciences et techniques promue par Callon et Latour s'est particulièrement focalisée sur le rôle de ces réseaux : constitution d'alliances, « enrôlement » de soutiens…

l'interventionnisme en matière d'affectations (Schaaf & Freedman, 2013 ; Sheikh *et al.*, 2015), la fabrique opportuniste des chiffres ou les statistiques biaisées (Bonnecase, 2012 ; Sandefur & Glassman, 2014), entre autres.

Il est vrai que, au sein de la santé publique, les contextes ne sont pas inconnus. Mais ils sont réduits à un ensemble de variables dites contextuelles de type socio-démographique ou épidémiologique (taux, indices et autres indicateurs, relatifs aux revenus, à la couverture sanitaire, à l'accès aux soins, au seuil de pauvreté, à la scolarité, à la fréquentation des services publics, au PIB, à l'IDH, etc.), qui doivent être quantifiées et peuvent être agrégées, pondérées, énumérées dans d'innombrables variations. Nous proposons donc une vision plus différenciée des contextes de mise en œuvre, en distinguant d'une part les « contextes structurels » (en arrière-plan, et le plus souvent décrits par le langage des variables) et d'autre part les « contextes pragmatiques » (au premier plan, et relevant plutôt des approches qualitatives). Les contextes structurels (en général caractérisés comme étant liés à l'environnement économique, politique, social ou culturel) n'agissent sur l'importation d'un modèle voyageur que par l'intermédiaire des contextes pragmatiques, autrement dit du fait du jeu des acteurs et de leurs interactions. Les contextes structurels sont autant de contraintes et de ressources disponibles qui interviennent pour influencer les représentations et pratiques des groupes stratégiques impliqués par les modèles voyageurs en santé publique (experts et décideurs politiques nationaux, professionnels de santé publics et privés, ONG, autorités locales, bénéficiaires, non-bénéficiaires), qui constituent les *contextes pragmatiques* et sont au cœur de ce que nous appelons la revanche des contextes.

Les contextes structurels sont décrits au moyen d'une batterie d'indicateurs quantitatifs. Inversement, les contextes pragmatiques sont décrits à partir de récits, d'études de cas, d'analyses de processus, et grâce à l'usage de concepts tels que « logiques d'acteurs », « représentations des acteurs », « normes pratiques », « cultures professionnelles », « cultures locales », « groupes stratégiques »…

LES ÉCARTS ET LES NORMES PRATIQUES

Ce rôle central des acteurs, de leurs perceptions et de leurs stratégies, toujours éloignées des attentes ou des présupposés des experts, introduit deux types d'écarts : les écarts dans la mise en œuvre des interventions (souvent documentés sous le nom de *implementation gap*) et les écarts normatifs.

L'*implementation gap* est un processus inévitable : aussi « bien préparées » que soient les politiques publiques, elles connaissent inévitablement au cours de leur mise en œuvre des écarts entre ce qui a été prévu et ce qui se passe effectivement sur le terrain.

Nous appelons *écart normatif* le décalage entre les règles et procédures incorporées dans un modèle voyageur et les règles et procédures en vigueur dans un contexte professionnel et social spécifique. Toute intervention standardisée en santé publique inclut dans ses dispositifs un ensemble de normes nouvelles, élaborées par des experts internationaux, et parfois aussi nationaux, pour rendre efficient le mécanisme de l'intervention. Mais ces normes importées sont par définition distinctes des normes qui régulent de fait les comportements des acteurs concernés par l'intervention. Le fossé est souvent particulièrement vaste entre les normes que veut introduire un modèle voyageur et les normes locales des contextes de mise en œuvre.

En fait, on peut distinguer au moins deux grands types de registres normatifs au sein des contextes de mise en œuvre des interventions en santé : les normes sociales des usagers (patients, accompagnants, parents, population) et les normes pratiques des personnels de santé (filles de salle, infirmiers, sages-femmes, médecins).

Il y a d'une part les normes sociales des populations bénéficiaires, relatives entre autres à la maladie, à la souffrance, à la quête de soins, à la pudeur, à la bienséance, à l'entraide, à l'action collective, aux relations de genre, à l'éducation, au surnaturel, à la mort, aux rapports à l'État, etc. Ces normes sociales, ces cultures locales, très variables selon les sites, très complexes et diversifiées et qui ne peuvent en aucun cas se réduire à quelques stéréotypes [8], sont dans les faits méconnues ou sous-estimées par les experts en modèles voyageurs (qui peuvent toutefois, sur un plan rhétorique, en reconnaître l'existence).

Mais il y a un autre type de normes contextuelles, encore plus ignorées des interventions standardisées, celles qui régulent les écarts entre les normes officielles et les pratiques routinières des agents de santé. Ces derniers, en effet, sont loin de suivre toujours les règles professionnelles et déontologiques auxquelles ils ont été formés. Ces comportements « non observants » ne sont pas pour autant aléatoires ; ils sont relativement prévisibles et routiniers, et suivent en fait des normes latentes et implicites que nous appelons « normes pratiques » (Olivier de Sardan, 2015b).

---

8. La santé publique a en effet parfois la tentation de réduire les cultures locales non occidentales à quelques clichés « traditionnels » plus ou moins exotiques, autrement dit une dérive « culturaliste » : voir Fassin (2001) et Olivier de Sardan (2015a).

POURQUOI CETTE RÉCURRENCE ÉTONNANTE DES MODÈLES VOYAGEURS ? LA GOUVERNANCE DE LA SANTÉ MONDIALE

Malgré de nombreuses critiques, les modèles voyageurs prospèrent, sous des noms divers. La forme de gouvernance propre à la santé mondiale (poids des organisations internationales, des fondations privées, des laboratoires et des ONG) privilégie les « interventions à haut facteur d'impact ». Les sciences sociales ont donc bien peu d'influence en la matière. On a même parfois le sentiment que toute critique d'un modèle voyageur ne fait que créer les conditions pour qu'un autre modèle prenne la place.

Quelles peuvent être les raisons qui expliquent une telle persévérance dans la production incessante de modèles voyageurs ? Nous en évoquerons ici cinq.

Un marché de l'emploi pour experts

La production et la circulation des modèles voyageurs sont en quelque sorte le « cœur de métier » des institutions internationales de santé publique et font travailler des cohortes de personnels et d'experts, depuis la conception jusqu'à la mise en œuvre de terrain. Chaque nouveau modèle a son propre marché de spécialistes et de praticiens, à l'échelle nationale comme internationale.

Des routines institutionnelles

On ne peut non plus sous-estimer le poids de la *path dependency*, la « dépendance au sentier », autrement dit la dépendance envers les trajectoires balisées, le poids des routines. Les bureaux d'études, les départements de santé publique, les agences de développement, les organisations internationales, les grandes fondations, les grandes ONG médicales ont développé depuis plusieurs décennies des savoir-faire et des procédures techniques et comptables qui relèvent pour l'essentiel de la fabrication et de la diffusion de modèles voyageurs : mise en scène et en récit de *success stories*, habillage et légitimation de mécanismes, conception de dispositifs, procédures, séminaires et guides de bonnes pratiques…

Le pilotage par l'offre des interventions en santé

Comme cela est noté par Naudet (1999) à propos des politiques et programmes de développement, il s'agit de « trouver des problèmes pour les solutions ». Cette forte « politique de l'offre », qui s'appuie sur les modèles mis au point par les institutions internationales, fait face à une faible (et parfois inexistante) « politique de la demande » émanant des autorités du Sud, le plus souvent « suivistes » et conformistes, préoccupées avant tout par les ressources (la rente) que les intervenants extérieurs leur fourniront, et peu soucieuses de mettre au premier plan les préoccupations contextuelles qu'elles devraient théoriquement porter. Aucune pression, ou presque, du côté de la demande ne vient contrebalancer ou modifier l'offre incessante et pressante de modèles voyageurs. À cet égard, on ne peut faire porter la responsabilité de l'hégémonie des modèles voyageurs aux seuls experts et bailleurs de fonds internationaux. Les gouvernements et les experts des pays du Sud en sont largement coresponsables.

Les logiques de financement

Il est beaucoup plus difficile d'obtenir des financements modestes pour des expériences innovantes à partir des contextes locaux, que de gros financements pour des modèles voyageurs.

Un logiciel biomédical enraciné dans les mentalités

La croyance – car après tout c'en est une – en l'efficacité intrinsèque d'un mécanisme placé au centre d'une politique publique de santé repose sur une base expérimentaliste et techniciste qui, dans certains domaines précis, a fait ses preuves : en effet, une nouvelle molécule est porteuse d'une telle efficacité intrinsèque, à vocation universelle, et – d'un point de vue purement thérapeutique – peut s'appliquer dans les contextes les plus divers. Il est donc tentant de croire qu'il en est de même des mécanismes placés au centre des technologies sociales ou institutionnelles, et de créditer ces dernières de la même efficacité potentielle que celle des technologies biomédicales (ou industrielles). C'est un présupposé très répandu que de croire que ce qui est vrai de l'ingénierie biomédicale serait aussi vrai de l'ingénierie sociale. Rien n'est plus faux. Le passage de l'ingénierie biomédicale à l'ingénierie sociale est un changement radical de « monde de référence ».

Le cas des campagnes de vaccination montre bien ce fossé qui existe entre l'ingénierie biomédicale et l'ingénierie sociale, car elles associent les deux dimensions, et l'efficacité de l'une contraste avec les déboires de l'autre. Alors qu'un vaccin témoigne de propriétés intrinsèques qui sont pour l'essentiel indépendantes du contexte (le même vaccin contre la polio protège un cadre de Wall Street ou un paysan de la vallée du Mékong), son administration repose au contraire sur des architectures institutionnelles et des montages organisationnels qui sont de part en part « sociaux », et profondément « dépendants du contexte ». C'est ainsi pour les Journées nationales de vaccination, qui sont un modèle voyageur largement célébré, organisées et financées à grands frais chaque année par le Fonds Gavi dans tous les pays d'Afrique, et présentées mondialement comme de grands succès sur la base de statistiques faisant état d'une augmentation spectaculaire de la couverture vaccinale. Elles ont de très nombreux effets pervers, entre autres dus au fait qu'elles fonctionnent depuis des années sur un mécanisme de type PBF (rémunérer les vaccinations à la performance) : désorganisation des services de santé (les agents de santé délaissent les activités de routine pour courir derrière les primes), multi-vaccinations systématiques et falsification des chiffres (pour « gonfler » les résultats), fausses missions des cadres (liées aux « stratégies d'appropriation de la rente » par la hiérarchie sanitaire)...

PARTIR DES NORMES PRATIQUES, POUR INDUIRE DES CHANGEMENTS : À LA QUÊTE DES INNOVATIONS ET DES RÉFORMATEURS DE L'INTÉRIEUR

Quelles alternatives se présentent face aux modèles voyageurs ? Ce domaine reste très mal connu et à explorer systématiquement de façon empirique.

Une des pistes possibles consiste à partir des normes pratiques, pour induire un changement progressif de celles-ci, plutôt que d'importer encore et toujours de nouvelles normes officielles standardisées, au fil des interventions qui se succèdent et s'empilent sans guère modifier les comportements routiniers et sans stratégies crédibles d'appropriation et de pérennisation. Parmi les normes pratiques en cours dans des maternités, lesquelles peuvent être amendées, modifiées, améliorées, ou même valorisées ? Lesquelles doivent et peuvent être abandonnées, et comment, au profit de quelles autres ? Comment peut-on introduire de meilleures normes pratiques, et les pérenniser ou les institutionnaliser ? Cette perspective privilégie le « sur-mesure » plutôt que le « prêt-à-porter ». Mais, en outre, les normes pratiques peuvent aussi être parfois positives, innovantes. Elles ne sont pas toujours au service de stratégies opportunistes, conformistes ou égoïstes, et peuvent au contraire permettre de se « débrouiller », de « bricoler » des solutions, d'inventer des pratiques « palliatives » dans l'intérêt des patientes, de gérer la pénurie, de tenter des formes adaptées de leadership...

Nous avons en effet rencontré des sages-femmes ou des gynécologues « réformatrices », qui tentent d'améliorer la qualité des services de santé, à partir des contextes réels, à partir des problèmes du terrain, sans appliquer pour autant intégralement les interventions standardisées, loin d'une logique de l'observance stricte des modèles voyageurs. Leurs initiatives sont discrètes, éparpillées, en général quasi invisibles, et méritent d'être connues et documentées.

Le cas d'une sage-femme réformatrice

Pour proposer un exemple allant dans ce sens, nous évoquerons une étude de cas, qui porte sur une sage-femme directrice de maternité « réformatrice » au Niger[9]. Sur divers points elle a réussi à modifier les normes pratiques des

9. Voir Souley Issoufou (2015). Cette enquête a été menée dans le cadre d'un mémoire du master d'anthropologie de la santé de l'Université Abdou Moumouni.

personnels dans sa maternité, sans toutefois recourir aux normes officielles (et en restant toujours à l'écart de celles-ci).

Les retards

L'horaire officiel de travail des agents de santé est de 7 h 30 à 16 h 30 avec une heure de pause déjeuner. Mais les sages-femmes arrivent vers 9 heures et partent vers 13 heures (sauf lorsqu'elles sont de garde). Pour tenter de faire respecter les horaires, le Ministère a récemment tenté une intervention : il oblige les formations sanitaires à tenir un cahier de présence, avec une ligne rouge à 8 heures. On ne s'étonnera pas de ce que, partout, les personnels continuent à arriver comme d'habitude vers 9 heures, mais reportent sur le cahier une heure d'arrivée fictive antérieure à 8 heures. La directrice de la maternité S. n'utilise pas le cahier officiel, elle sait qu'il est inutile. Par contre, elle arrive elle-même à 8 heures, et fait alors le tour de tous les services, pour saluer les personnels, qui se sentent donc obligés d'être présents. La directrice, parce qu'elle donne elle-même l'exemple, et grâce à un contrôle « soft », fait mieux que la mesure bureaucratique imposée officiellement par le Ministère, mais sans respecter les normes officielles (début à 7 h 30, tenue du cahier).

Les hémorragies

L'hémorragie post-partum est le plus souvent liée à une faute de la sage-femme en charge de l'accouchement. Mais, au Niger, personne n'utilise les sanctions légales prévues pour les fautes professionnelles. La directrice de la maternité n'utilise pas non plus les sanctions légales. Mais elle a « inventé » une sanction locale (une norme pratique qu'elle a imposée) : en cas d'hémorragie, la sage-femme doit accompagner elle-même la parturiente jusqu'au centre de référence. Pour la sage-femme en cause ce sera une perte de temps (et d'argent) et, pire, une honte : les agents du centre de référence savent qu'il y a eu faute si on leur amène une hémorragie, et voient la fautive face à eux…

CONCLUSION

Il existe bien sûr au Niger – comme dans tous les pays – d'autres sages-femmes réformatrices que la directrice de cette maternité. Certes, elles constituent une minorité invisible, mais pourquoi ne pas tenter de les mettre en réseau, et de s'appuyer sur elles pour définir diverses pistes d'amélioration des maternités ? Elles pourront ainsi, à partir des réalités quotidiennes très concrètes qu'elles connaissent, à la différence des experts de bureau, répondre à des questions telles que : que faire du partogramme, si on part de la réalité du terrain ? Le modifier, l'abandonner, le remplacer (et par quoi ?) ?

Identifier et documenter empiriquement toutes les innovations à « faible bruit » (ou même silencieuses) qui prennent place au sein même des systèmes de santé et du « monde réel » est une des tâches prioritaires qu'on peut assigner à la socio-anthropologie de la santé.

BIBLIOGRAPHIE DES SOURCES CITÉES

ANCELOVICI M., JENSON J., 2012. « La standardisation et les mécanismes du transfert transnational », *Gouvernement et Action Publique*, 1, 1, 37-58

BARRETT S., 2004. « Implementation Studies: Time for a Revival? Personal Reflections on 20 Years of Implementation Studies », *Public Administration*, 87, 938-954

BASINGA P., GERTLER P.J., BINAGWAHO A., SOUCAT A.L., STURDY J., VERMEERSCH C.M., 2011. « Effect on Maternal and Child Health Services in Rwanda of Payment to Primary Health-Care Providers for Performance: an Impact Evaluation », *The Lancet*, 377, 9775, 1421-1428

BEHRENDS A., PARK S.J., ROTTENBURG R., 2014. *Travelling Models in African Conflict Management. Translating Technologies of Social Ordering*, Leyden, Brill.

BONNECASE V., 2012. « À quoi servent les indicateurs nutritionnels ? », *Cahiers Agriculture*, 21, 311-317

BUNCE A.E., DAVIS J.V., MCMULLEN C.K., MERCER M., NELSON C., 2014. « Ethnographic Process Evaluation in Primary Care: Explaining the Complexity of Implementation », *BMC Health Services Research,* 14, 607

DE HERDT T., OLIVIER DE SARDAN J.-P., 2015. *Governance and practical norms in Sub-Saharan Africa. The game of the rules*, London, Routledge.

ELSTER J., 1989. *Nuts and Bolts for the Social Sciences*, Cambridge, Cambridge University Press.

ELWERT G., BIERSCHENK T., 1988. « Development Aid as an Intervention in Dynamic Systems. An Introduction », *Sociologia Ruralis*, 28, 2-3, 99-112

ERASMUS E., GILSON L., 2008. « How to Start Thinking About Investigating Power in the Organizational Settings of Policy Implementation », *Health Policy and Planning*, 23, 361-368

FASSIN D., 1986. « La vente illicite de médicaments au Sénégal. Économies "parallèles", État et société », *Politique Africaine*, 23, 123-130

FASSIN D., 2001. « Le culturalisme pratique de la santé publique. Critique d'un sens commun ». In : J.-P. DOZON, D. FASSIN (dir.), *Critique de la santé publique*, Paris, Balland, p. 181-207

FIXSEN D.L., NAOOM S.F., BLASÉ K.A., FRIEDMAN R.M., WALLACE F., 2005. *Implementation Research: A Synthesis of the Literature*, Tampa, FL, University of South Florida, The National Implementation Research Network, FMHI Publication #231

GLASER B., STRAUSS A., 1973. *The Discovery of Grounded Theory. Strategies for Qualitative Research*. Chicago, Eldin.

HEDSTRÖM P., SWEDBERG R., 1998. *Social Mechanisms. An Analytical Approach to Social Theory*, Cambridge, Cambridge University Press.

HIBOU B., 2012. *La bureaucratisation du monde à l'ére néo-libérale*, Paris, La Découverte.

JAFFRÉ Y., 2012. « Towards an Anthropology of Public Health Priorities: Maternal Mortality in Four Obstetric Emergency Services », *Social Anthropology*, 20, 1, 3-18

JAFFRÉ Y., DIALLO Y., VASSEUR P., GRENIER-TORRÈS C., 2009. *La bataille des femmes. Analyse anthropologique de la mortalité maternelle dans quelques services d'obstétrique d'Afrique de l'Ouest*, Descartes, Les Éditions Faustroll.

JAFFRÉ Y., OLIVIER DE SARDAN J.-P., 2003. *Une médecine inhospitalière. Les difficiles relations entre soignants et soignés dans cinq capitales d'Afrique de l'Ouest*, Paris, Karthala.

JEWKES R., NAEEMAH A., ZODUMO M., 1998. « Why do Nurses Abuse Patients? Reflections From South African Obstetric Services », *Social Science and Medicine*, 47, 11, 1781-1795

JORDAN SMITH D., 2003. « Patronage, per diems and the "workshop mentality": the practice of family planning programs in Southeastern Nigeria », *World Development*, 31, 4, 703-715

KALK A., AMANI PAUL F., GRABOSCH E., 2009. « 'Paying For Performance' in Rwanda: Does it Pay Off? », *Tropical Medicine & International Health*, 15, 2, 181-190

KONÉ M. 2003. « 'Contexte' et 'gombo' dans les formations sanitaires ». In : Y. JAFFRÉ, J.-P. OLIVIER DE SARDAN, *Une médecine inhospitalière. Les difficiles relations entre soignants et soignés dans cinq capitales d'Afrique de l'Ouest*, Paris, Karthala, p. 237-261

LANNES L., MEESSEN B., SOUCAT A., BASINGA P., 2016. « Can Performance-Based Financing Help Reaching the Poor With Maternal and Child Health Services? The Experience of Rural Rwanda », *The International Journal of Health Planning and Management*, 31, 3, 309-348

LASCOUMES P., LE GALÈS P., 2004. *Gouverner par les instruments*, Paris, Presses de la Fondation Nationale des Sciences Politiques.

LASCOUMES P., LE GALÈS P., 2007. *Sociologie de l'action publique*, Paris, Armand Colin.

MACDONALD M., PAULY B., WONG G., SCHICK-MAKAROFF K., VAN ROODE T., WILSON STROSHER H., KOTHARI A., VALAITIS R., MANSON H., O'BRIAIN W., CARROLL S., LEE V., TONG S., DICKENSON SMITH K., WARD M., 2016. « Supporting Successful Implementation of Public Health Interventions: Protocol for a Realist Synthesis », *Systematic Reviews*, 5, 54

MARCHAL B., VAN BELLE S., VAN OLMEN J., HOERÉE T., KEGELS G., 2012. « Is realist evaluation keeping its promise? A review of published empirical studies in the field of health systems research », *Evaluation*, 1, 2, 192-212

MEESSEN B., MUSANGO L., KASHALA J.P.I., LEMLIN J., 2006. « Reviewing Institutions of Rural Health Centers: The Performance Initiative in Butare, Rwanda », *Tropical Medicine and International Health*, 11, 8, 1303-1317

MILLER S., SLOAN N.L., WINIKOFF B., LANGER A., FIKREE F.F., 2003. « Where Is the "E" in MCH? The Need for an Evidence-Based Approach in Safe Motherhood », *Journal of Midwifery & Women's Health*, 48, 1

MOUSSA H., 2003. « Niamey : le complexe sanitaire de Boukoki [Niamey: The Health Complex of Boukoki] ». In : Y. JAFFRÉ, J.-P. OLIVIER DE SARDAN, *Une médecine inhospitalière. Les difficiles relations entre soignants et soignés dans cinq capitales d'Afrique de l'Ouest*, Paris, Karthala, p. 361-385

MOUSSA H., 2004. « La pratique de la planification familiale en milieu rural : cas du district de Kollo », *Études et Travaux du LASDEL*, 23, Niamey.

MUMTAZ Z., LEVAY A., BHATTI A., SALWAY S., 2015. « Good on Paper: the Gap Between Programme Theory and Real World Context in Pakistan's Community Midwife Programme », *BJOG: An International Journal of Obstetrics and Gynaecology*, 122, 2, 249-258

NAUDET J.D., 1999. *Trouver des problèmes aux solutions : 20 ans d'aide au Sahel*, Paris, OCDE.

NILSEN P., STAHL C., ROBACK K., CAIRNEY P., 2013. « Never the twain shall meet ? A comparison of implementation science and policy implementation research », *Implementation Science*, 8, 63

OLIVIER DE SARDAN J.-P., 1988. « Peasant Logics and Development Projects Logics », *Sociologia Ruralis*, 28, 2-3, 216-226

OLIVIER DE SARDAN J.-P., 2015a. « Africanist Traditionalist Culturalism: Analysis of a Scientific Ideology and a Plea for an Empirically Grounded Concept of Culture Encompassing Practical Norms ». In : T. DE HERDT, J.-P. OLIVIER DE SARDAN, *Governance and practical norms in Sub-Saharan Africa. The game of the rules*, London, Routledge.

OLIVIER DE SARDAN J.-P., 2015b. « Practical norms: informal regulations within public bureaucracies (in Africa and beyond) ». In : T. DE HERDT, J.-P. OLIVIER DE SARDAN, *Governance and practical norms in Sub-Saharan Africa. The game of the rules*, London, Routledge, p. 19-62

OLIVIER DE SARDAN J.-P., BAKO ARIFARI N., MOUMOUNI A., 2007. « La corruption dans le domaine de la santé ». In : G. BLUNDO, J.-P. OLIVIER DE SARDAN (dir.), *État et corruption en Afrique. Une anthropologie comparative des relations entre fonctionnaires et usagers (Bénin, Niger, Sénégal),* Paris, Karthala, p. 79-117

OLIVIER DE SARDAN J.-P., BAKO ARIFARI N., 2011. « La référence obstétricale au Bénin, Étude socio-anthropologique », *Études et Travaux du LASDEL*, 97

OLIVIER DE SARDAN J.-P., DIARRA A., MOHA M., 2017. « Travelling models and the challenge of pragmatic contexts and practical norms: the case of maternal health », *Health Research Policy and Systems*, 15, suppl. 1, 60, 71-87

PAWSON R., 2006. *Evidence-Based Policy: A Realist Perspective*, Thousand Oaks, Sage.

PÉREZ D., VAN DER STUYFT P., DEL CARMEN ZABALA M., CASTRO M., LEFÈVRE P., 2016. « A Modified Theoretical Framework to Assess Implementation Fidelity of Adaptive Public Health Interventions », *Implementation Science*, 11, 91

PETERS D., TRAN N., ADAM T., 2013. *Implementation Research in Health: A Practical Guide*, Genève, WHO.

PRESSMAN J., WILDAVSKY A., 1973. *Implementation: How Great Expectations in Washington Are Dashed in Oakland*, Berkeley, Los Angeles, London, University of California Press.

RIDDE V., 2009. « Policy Implementation in an African State: an Extension of the Kingdon's Multiple-Streams Approach », *Public Administration*, 87, 938-954

RIDDE V., 2016. « Need for More and Better Implementation Science in Global Health », *BMC Global Health*, 1, e000115

ROBSON C., 2002. *Real World Research: A Resource for Social Scientists and Practitioner-Researchers*, Oxford, Blackwell.

ROTTENBURG R., 2007. *Far-Fetched Facts. A Parable of Development Aid*, Cambridge, MIT Press.

SANDEFUR J., GLASSMAN A., 2014. « The Political Economy of Bad Data: Evidence From African Survey & Administrative Statistics », *Inclusive Growth in Africa: Measurement, Causes, and Consequences*, March, 37-41, Center for Global Development, Working Paper 373

SARRIOT E., SACKS E., LARSON L., 2016. « Self-organization And Emergence In Global Health. Insights From Practice, Blind Spots And Possible Contributions From Complexity », *Science International Journal of Design & Nature and Ecodynamics*, 11, 4, 644-653

SCHAAF M., FREEDMAN L., 2013. « Unmasking the open secret of posting and transfer practices in the health sector », *Health Policy and Planning*. http://dx.doi.org/10.1093/heapol/czt091

SHEIKH K., FREEDMAN L., GHAFFAR A., MARCHAL B., EL-JARDALI F., MCCAFFERY J., OLIVIER DE SARDAN J.-P., DAL POZ M., FLORES W., GARIMELLA S., SCHAAF M., 2015. « Posting and transfer: key to fostering trust in government health services », *Human Resources for Health*, 13, 82. DOI: 10.1186/s12960-015-0080-9

SOETERS R., HABINEZA C., PEERENBOOM P.B., 2006. « Performance-Based Financing and Changing the District Health System: Experience from Rwanda », *Bulletin of the World Health Organization*, 84, 11, 884-889

SOULEY A., 2001. « Interactions entre personnels de santé et usagers à Niamey », *Niamey : Études et Travaux du LASDEL*, 2

SOULEY A., 2003. « Un environnement inhospitalier ». In : Y. JAFFRÉ, J.-P. OLIVIER DE SARDAN, *Une médecine inhospitalière. Les difficiles relations entre soignants et soignés dans cinq capitales d'Afrique de l'Ouest*, Paris, Karthala, p. 105-155

SOULEY ISSOUFOU M.S., 2015. « Écarts aux normes officielles dans deux maternités du Niger », *Études et Travaux du LASDEL*, 115, 79 p.

THOMAS J., GRINDLE M., 1990. « After the decision: implementing policy reforms in developing countries », *World Development*, 18, 8, 1163-81

TIMMERMANS S., BERG M., 2003. *The Gold Standard. The Challenge of Evidence-Based*, Philadelphia, Temple University Press.

TURCOTTE-TREMBLAY A.M., SPAGNOLO J., DE ALLEGRI M., RIDDE V., 2016. « Does Performance-Based Financing Increase Value for Money in Low-and Middle-Income Countries? A Systematic Review », *Health Economics Review*, 6, 1, 30

WALT G., GILSON L., 1994. « Reforming the health sector in developing countries. The central role of policy analysis », *Health Policy and Planning*, 9, 353-370

PARTIE II
OFFRES THÉRAPEUTIQUES, ENTRE TRADITION ET GLOBALISATION

La médecine traditionnelle malgache
Situation actuelle et politique de valorisation

Carole Pierlovisi *

Introduction

Classée parmi les pays les plus riches en faune et en flore endémiques, Madagascar est l'île la plus vaste de l'océan Indien. Elle s'inscrit dans un contexte multiethnique à l'origine d'une grande diversité de savoirs et de savoir-faire locaux.

Selon l'OMS, 70 à 80 % des populations des pays en voie de développement ont recours à la médecine traditionnelle [1]. À Madagascar, si la biomédecine est très présente dans les villes, l'accès aux soins demeure encore difficile dans certaines zones reculées. La richesse en biodiversité de l'île, associée aux savoirs transmis de génération en génération entre les guérisseurs locaux, a permis à la médecine traditionnelle de perdurer. Celle-ci constitue une thérapeutique plus accessible en termes économiques et géographiques, et propose une réponse culturellement adaptée à la conception du malheur et de la maladie des populations locales (Rakotomalala, 2002).

En 2007, le gouvernement malgache a officialisé le statut de la médecine traditionnelle en la reconnaissant comme complémentaire des thérapeutiques conventionnelles. Cette nouvelle législation vise à favoriser les échanges de connaissances entre guérisseurs et médecins diplômés d'État afin d'améliorer la couverture sanitaire du pays. Le gouvernement s'engage ainsi à la structuration et à la professionnalisation de ce secteur en tentant de l'intégrer au système de soins moderne.

Nous rapportons ici la synthèse d'une étude menée pendant trois mois (avril-juin 2013) dans le Sud-Est de Madagascar (Pierlovisi, 2013). Au cours de cette recherche, 19 guérisseurs malgaches, issus de six ethnies différentes et

---

* Pharmacien et anthropologue, chargée d'affaires internationales au Muséum national d'histoire naturelle, Paris, France.

1. OMS, 2008. Aide-mémoire n° 134 sur la médecine traditionnelle.

exerçant dans plusieurs types d'agglomérations (depuis Antananarivo à des villages enclavés), ont été interrogés. Parmi eux, seuls cinq avaient un statut officiel. Nous décrirons ici premièrement les pratiques observées lors de cette étude, puis deuxièmement le cadre juridique règlementant la médecine traditionnelle à Madagascar et la perception qu'en ont les guérisseurs enquêtés.

PRATIQUÉS DE LA MÉDECINE TRADITIONNELLE OBSERVÉES

À l'inverse des savoirs populaires, les savoirs médicaux traditionnels sont détenus par un nombre restreint d'individus, les guérisseurs. On rencontre plusieurs types de guérisseurs à Madagascar : herboristes, masseurs, accoucheuses traditionnelles, devins, astrologues... Leur catégorisation est souvent difficile car les noms et les fonctions varient selon les régions et les sociétés (Lorre, 2006). Respectés par leur communauté, certains ont un caractère plus ambigu car ils sont capables de guérir le mal comme d'en être à l'origine : on les qualifie alors de *sorciers* (Rakotomalala, 2006).

Dans ce chapitre, nous décrirons principalement les pratiques observées lors d'entretiens avec des *ombiasy*. Le terme d'*ombiasy* est généralement réservé au devin-guérisseur traditionnel. Il signifie *olona be hasina,* « l'homme qui possède beaucoup de *hasina* » (Dahl, 2006). Le *hasina* ou *masina* est une force invisible et surnaturelle :

> *[...] dont sont pourvus tous les êtres, en particulier les chefs, les aînés, les ancêtres, surtout les ancêtres des rois, les lieux naturels où résident les esprits (eaux, plantes), et que l'on entretient par des rituels pour s'en assurer le bénéfice.*
>
> (Blanchy, 2006 : 13)

Certains personnages dont le statut est particulier dans la communauté (chef religieux, guérisseur...) sont réputés pour posséder beaucoup de *hasina.* Celui-ci leur confère un pouvoir issu des ancêtres, les *razana.*

L'acquisition des savoirs : transmission, apprentissage et rituel

Les savoirs médicaux traditionnels se transmettent dans un cadre strictement familial. Tout membre de la fratrie peut en être le détenteur s'il décide de les recevoir. Parfois, un enfant est désigné pour succéder au guérisseur du village, soit dès son plus jeune âge en fonction de son *vintana* (destin), soit au moment de l'adolescence s'il développe un trait de caractère singulier qui le différencie des autres. L'*ombiasy* peut aussi acquérir son savoir au cours de sa vie d'adulte : on parle alors de don. Celui-ci se manifeste par l'apparition d'une série d'évènements et de symptômes étranges qui ne disparaissent que si l'individu accepte de le recevoir. Il pourra alors communiquer avec des esprits au travers de pratiques telles que la possession (*tromba* ou *bilo*) ou la divination par le *sikidy.*

Si la plupart des guérisseurs préfèreraient mourir avec leurs secrets plutôt que les dévoiler à des étrangers, certains acceptent exceptionnellement de les partager hors du lignage : dans ce cas, une incorporation symbolique ritualisée de l'individu au sein de la famille est nécessaire. Le maintien de ce savoir dans le lignage s'explique par le fait qu'il s'agit d'un *hova,* un héritage légué par les ancêtres familiaux et devant être transmis à un descendant direct.

L'apprentissage de la médecine traditionnelle se fait principalement par l'observation. Certains *ombiasy* ont aussi recours au rêve pour enrichir leurs savoirs : l'espace onirique est alors une interface où le monde des esprits entre en contact avec celui des hommes, permettant aux ancêtres de se manifester pour dispenser leur enseignement. D'autres, enfin, effectuent des voyages initiatiques dans l'île pour échanger leurs connaissances. Aujourd'hui, la médecine traditionnelle s'enrichit aussi des savoirs modernes, en particulier dans les villes où les guérisseurs ont accès à un grand nombre d'informations *via* des livres, des reportages, des formations… On assiste aujourd'hui à une incorporation de ces savoirs dans les pratiques traditionnelles (réinterprétation de l'étiologie des maladies, traitements associant allopathie et soins traditionnels…).

L'apprentissage des savoirs se clôture généralement par un rituel qui atteste des capacités de l'*ombiasy* et de sa légitimité. Son déroulement dépend de la fonction occupée dans le village, en particulier de l'importance sociale et religieuse qui lui sera accordée. Le rituel peut réunir l'ensemble des villageois ou bien se dérouler dans l'intimité du cadre familial. Il peut prendre plusieurs formes : échange de volailles, sacrifice de zébu, bain purificateur, échange de salive… Les rituels font appel à des symboles reconnus par la société qui les utilise : chaque élément a une signification précise, réfère à un concept particulier ou véhicule un message. Ce rituel de transmission correspond à une nouvelle naissance non pas biologique mais sociale, et fait sens pour la population qui y assiste. Il présente le guérisseur sous sa nouvelle apparence aux membres du monde visible et invisible, afin qu'il soit reconnu par la communauté des hommes, comme par celle des ancêtres.

Les fonctions du guérisseur

L'*ombiasy* a pour fonction de veiller sur les membres de sa communauté, à titre individuel et collectif. Il est le détenteur d'un pouvoir qui lui permet de rétablir l'ordre naturel dont la rupture s'est traduite par une maladie ou un malheur. Pour cela, il ne reçoit généralement pas de rémunération fixe mais une gratification en fonction de la satisfaction du malade.

Le guérisseur soigne régulièrement les maladies simples, consécutives à un dérèglement biologique, grâce à ses connaissances de la pharmacopée locale. Mais c'est surtout dans le traitement de maladies complexes, attribuées à des causes surnaturelles (ruptures de *fady,* attaques sorcellaires, possession par un *vazimba*[2]...), que son rôle est indispensable puisque la médecine moderne est perçue comme inefficace, voire aggravante. Les remèdes traditionnels, élaborés à partir des plantes médicinales locales, sont administrés le plus souvent par voie orale (décoctions), ou bien sous forme de bains de vapeur, de massages, de pâtes ou d'onguents appliqués localement. L'*ombiasy* peut aussi recourir à certaines plantes pour leur vertu symbolique, ou encore à des objets spécifiques chargés d'accroître l'efficacité du traitement. Leur usage est réservé à des maladies graves d'origine surnaturelle dont le traitement est délicat. La qualité du guérisseur s'exprime alors dans sa capacité à maîtriser des objets puissants, dont la manipulation peut s'avérer dangereuse.

Les connaissances en géomancie et en astrologie permettent au guérisseur d'intervenir régulièrement dès qu'un nouvel évènement touche la communauté : compatibilité entre de futurs époux, emplacement favorable pour bâtir une maison... Son action est ainsi *préventive* en veillant à ce que les actes des hommes ne viennent pas troubler l'ordre du monde invisible. L'*ombiasy* est aussi chargé d'identifier et de résoudre les problèmes collectifs auxquels on attribue une origine surnaturelle (famine, épidémie...). Il soigne alors l'entité collective que représente le village comme s'il s'agissait d'un seul individu. Sa fonction, dans ce cas *curative,* consiste à comprendre comment l'équilibre a été rompu et à agir pour le rétablir.

La maladie est un « événement élémentaire » (Augé, 1984) perçu comme un dérèglement biologique consécutif à un dérèglement social du monde visible ou invisible. À Madagascar, le rôle du guérisseur illustre la perméabilité qui existe entre le thérapeutique, le social et le sacré. On remarque que l'aspect thérapeutique tend à prendre de plus en plus d'importance, en particulier dans les villes. Par exemple, on rencontre à Antananarivo des cabinets de médecine traditionnelle malgache calqués sur le modèle des hôpitaux modernes. Les guérisseurs, qui n'ont alors plus de fonction sociale ou religieuse, répondent ici à un besoin de la population citadine qui est marquée, dans sa conception de l'efficacité du soin, par le modèle occidental.

---

2. Selon les croyances, les *vazimba* sont des êtres invisibles néfastes qui peuvent hanter des buissons ou des portions de rivières.

La prégnance du symbolisme et du sacré dans l'acte thérapeutique

Certains éléments ont pour fonction d'activer symboliquement le remède afin qu'il devienne « opérant » et acquière son efficacité (Pourchez, 2005). La salive du guérisseur est un élément clé du processus de guérison à Madagascar : considérée comme sacrée, elle est une matérialisation du *hasina* et sert « d'activateur » du traitement. Tout au long de l'acte thérapeutique, l'*ombiasy* a des gestes et des paroles précis dont l'objectif est de *charger* son remède en *hasina* afin de le rendre actif. Ce n'est donc pas seulement la plante qui est efficace mais c'est le *hasina* transmis par le guérisseur qui lui donne son pouvoir de guérison. Le remède est donc double, à la fois matériel car les plantes qui le composent sont le fruit d'un long apprentissage, et aussi spirituel car ces plantes ne sont efficaces qu'après avoir été activées par le *hasina*.

La frontière entre le sacré et la thérapeutique est poreuse dans la médecine traditionnelle (Benoist, 1993 ; Pourchez, 2005). À Madagascar, celle-ci se plie aux règles précises de la cosmogonie locale, peuplée d'êtres invisibles, bénéfiques ou néfastes. Ces pratiques sont ainsi le reflet d'une conception de la maladie et de sa transmission qui est dictée par les croyances. Elles soulignent l'impact du monde invisible sur les affaires humaines et, réciproquement, la possibilité pour les hommes d'agir, par l'intermédiaire du devin, sur le monde des esprits.

Au cours du soin, prières et bénédictions sont adressées aux ancêtres familiaux, au Dieu unique *Zanahary,* aux esprits des rois... En faisant appel à ses ancêtres familiaux, l'invocation replace le guérisseur dans son histoire familiale. De plus, en conviant *tous* les ancêtres de l'île, le rituel place le soignant et le soigné dans un contexte global plus large, où intervient toute la cosmogonie malgache. L'acte thérapeutique devient alors un processus complexe, sans limite temporelle, géographique ou sociale, où *tous* les ancêtres, esprits et divinités de l'île sont invités à participer au soin. L'usage de rhum local contribue aussi à cette volonté de réunion : offert aux hommes (bu au cours de la séance) et aux ancêtres (jeté au nord-est de la maison), le *toaka gasy,* élément fondamental qui réfère au partage et à la sociabilité, est une façon pour l'*ombiasy* d'inviter les êtres du monde invisible à partager un moment de la vie des hommes, le temps du soin.

Certains actes au cours du soin traditionnel témoignent d'un passage du profane au sacré (Douglas, 2005). À Madagascar, l'association d'interdits (*fady*) est un élément récurrent du processus de guérison. Il s'agit d'aliments qui ont une valeur symbolique dans les croyances populaires : aliments dits *chauds* (piments, gingembre, alcool…), sel (condiment associé aux *vazimbas*), viande de porc (perçue comme impure dans la tradition islamique)… Les *ombiasy* respectent des *fady* permanents qui répondent à des valeurs familiales, morales et religieuses, et témoignent de leur lien constant avec les ancêtres. Pour les malades, le respect des interdits est un acte purificatoire temporaire qui leur permet de pénétrer, le temps du traitement, dans la sphère du sacré.

Madagascar s'est rapidement transformé au contact de la culture occidentale. La médecine traditionnelle n'est pas figée : tout en se référant au passé, elle ne cesse de se renouveler dans le présent en fonction du contexte socioculturel. Sa valorisation, à travers la nouvelle règlementation, participe aussi à cette évolution : il convient alors de s'interroger sur la manière dont est perçue cette législation et sur son éventuel impact sur l'avenir de ces pratiques.

LA MÉDECINE TRADITIONNELLE FACE À LA POLITIQUE DE VALORISATION

La société malgache se caractérise par un pluralisme d'offres de soins parmi lesquelles la biomédecine, la médecine traditionnelle malgache (ou *médecine indigène*), les Médecines complémentaires et parallèles (MCP) et les guérisons miraculeuses prônées par les nouveaux mouvements chrétiens.

Depuis 1980, la médecine traditionnelle a connu un regain d'intérêt sur la scène nationale malgache. Dans ce contexte et suite à la conférence internationale d'Alma-Ata en 1978, plusieurs décisions politiques furent prises par le gouvernement. En 2007, un décret ministériel a légalisé l'exercice de la médecine traditionnelle, permettant aux tradipraticiens d'exercer leurs pratiques librement et ouvertement, dans la mesure où ils ont effectué les démarches nécessaires [3]. L'objectif de ce décret est de valoriser cette forme de soin pour qu'elle soit utilisée de manière sûre et efficace, et de favoriser sa cohabitation avec la médecine moderne dans les centres de soins publics.

Dans cette perspective, deux structures ont été mises en place. Le Service de la pharmacopée et de la médecine traditionnelle (SMPT) travaille depuis 2008, au sein du Ministère de la santé publique, à l'intégration de la médecine traditionnelle dans le système de santé. Pour cela, il collabore étroitement avec l'Association nationale des tradipraticiens de Madagascar (ANTM), une association indépendante créée en 1996, chargée du recensement et du recrutement de la totalité des guérisseurs exerçant sur l'île, des zones urbaines aux villages les plus reculés.

---

3. Selon le Décret n° 2007-805 portant sur la reconnaissance de l'exercice de la médecine traditionnelle à Madagascar, il faut entendre par *tradipraticien* toute personne qui pratique la médecine traditionnelle selon les principes énoncés dans ledit décret. Il peut s'agir d'accoucheuse traditionnelle, de tradithérapeute, d'herboriste ou de *médico-droguiste* (terme employé dans les textes officiels, mais non entendu sur le terrain).

D'autres acteurs (IMRA [4], laboratoires privés, ONG...) interviennent, directement ou indirectement, dans la mise en place de ce cadre législatif en participant à l'orientation des politiques de santé sur la médecine traditionnelle.

Inscription à l'ANTM

On estime à 60 000 le nombre de guérisseurs traditionnels exerçant à Madagascar : en 2013, seuls 2 000 étaient inscrits sur le registre de l'ANTM. L'inscription d'un guérisseur ne peut se faire à titre individuel : il doit au préalable appartenir à une association locale elle-même membre de l'ANTM. Cette situation peut parfois être problématique et freiner l'adhésion de certains guérisseurs qui seraient en conflit avec l'association locale du village.

L'inscription à l'ANTM nécessite d'effectuer certaines démarches (dossier, courriers, prise de contact avec les institutions...). Elle fait intervenir deux structures administratives : le Comité communal consultatif (CCC), constitué par des membres choisis et respectés de la communauté chargés d'évaluer la légitimité du guérisseur à travers sa reconnaissance sociale et sa réputation, et le Comité national consultatif (CNC), situé à Antananarivo, qui valide officiellement les dossiers d'adhésion. Une fois son dossier accepté, le tradipraticien sera inscrit dans le registre national de l'ANTM qui lui attribuera un numéro et une carte professionnelle. Il devra s'acquitter d'une cotisation annuelle.

Ces procédures d'inscription sont fastidieuses, notamment dans les zones où les CCC ne sont pas encore mis en place. Elles appartiennent à un registre qui n'est pas familier aux tradipraticiens, en particulier à ceux vivant en zone rurale. Ces derniers s'appuient alors souvent sur des structures occidentales (ONG, centres de recherche...) qui fournissent une aide logistique et financière. Cette situation peut ainsi favoriser une certaine dépendance des guérisseurs envers ces organismes.

Analyse du cadre législatif

La législation malgache relative à l'exercice de la médecine traditionnelle s'appuie sur l'article 2 du Décret n° 2007-805. Son analyse laisse apparaître certaines faiblesses, en particulier l'absence de critères précis permettant d'évaluer la légitimité des tradipraticiens et d'identifier les « charlatans ». Une grande subjectivité est donc laissée aux décideurs qui peuvent être influencés par des valeurs morales, des rivalités, des enjeux, ou par le simple fait que chacun a ses propres critères pour distinguer les *vrais* guérisseurs des *faux*. Si la

---

4. L'IMRA est l'Institut malgache de recherche appliquée

reconnaissance sociale d'un guérisseur est difficile à *quantifier*, l'établissement de critères fiables et objectifs est néanmoins essentiel.

Par ailleurs, la législation actuelle réunit sous la même appellation de *médecine traditionnelle* la médecine traditionnelle indigène (issue de la tradition malgache) et la médecine complémentaire et parallèle (issue de traditions étrangères). Or, ces deux formes de soins mettent en jeu des composantes symboliques très différentes. Il convient alors de s'interroger sur la signification réelle de la *médecine traditionnelle de Madagascar*, autrement dit à quelle tradition se réfère-t-on exactement ? Cet amalgame pourrait expliquer la difficulté de certains guérisseurs à se reconnaître dans cette règlementation.

Enfin, l'absence d'une législation rigoureuse sur les droits de propriété intellectuelle constitue un obstacle sérieux à la valorisation de la médecine traditionnelle. Ce constat est inquiétant étant donné les cas de biopiraterie régulièrement dénoncés. Les guérisseurs sont généralement mal informés sur ce sujet, en particulier dans les zones reculées. Pour certains, ce concept est inconnu et ne génère qu'indifférence mais, pour d'autres, les droits de propriété intellectuelle constituent une réelle préoccupation car ils redoutent le vol de leurs savoirs. Cette peur est souvent alimentée par des rumeurs qui circulent et qui entretiennent un climat de méfiance envers les représentants du monde occidental. Ces visions différentes, résultant d'une mauvaise information, s'ajoutent au vide juridique qui existe encore à Madagascar sur cette question.

Perception des acteurs

La mise en place progressive de cette règlementation est accueillie de diverses manières par les guérisseurs : certains y voient une évolution bénéfique répondant à leurs attentes, d'autres la considèrent avec plus de méfiance.

L'officialisation des tradipraticiens a généré un fort sentiment de reconnaissance sociale et participe à revaloriser progressivement une médecine traditionnelle trop souvent dévaluée par sa consœur occidentale. Cette nouvelle législation leur confère alors une légitimité soutenue par les autorités gouvernementales. Celle-ci est plus marquée dans les villes que dans les campagnes où les guérisseurs bénéficient déjà d'une grande reconnaissance émanant de l'autorité traditionnelle. Par ailleurs, cette règlementation permet aux guérisseurs d'exercer une pratique génératrice de revenus.

Cependant, cette officialisation s'oppose à certains concepts de la médecine traditionnelle. La notion de secret par exemple est un élément fondamental dans la pratique de nombreux tradipraticiens qui exercent « avec discrétion » : leur inscription à l'ANTM est alors perçue comme une contradiction avec l'enseignement des ancêtres. Ou encore le processus thérapeutique, de l'élaboration du diagnostic jusqu'à la préparation et l'administration du remède (voire après la guérison), qui se justifie par la présence du *hasina* et la bénédiction des ancêtres : la commercialisation de plantes sèches conditionnées à l'avance est alors perçue par certains guérisseurs comme un acte malhonnête qui propose au malade un remède inefficace puisque non « activé ».

De plus, l'organisation du cadre législatif semble parfois mieux adaptée à l'exercice des tradipraticiens dans les villes plutôt que dans les campagnes. En zone rurale, la médecine traditionnelle est rarement une source de revenus. L'officialisation devient alors une charge financière importante puisque, en plus des frais engagés lors des démarches d'enregistrement à l'ANTM, les guérisseurs doivent chaque année s'acquitter d'une double cotisation : une pour l'association locale et l'autre pour l'ANTM. En outre, cette inscription leur donne droit à des formations pour renforcer leurs compétences mais celles-ci sont organisées dans la capitale : ils n'ont pas les moyens financiers d'y assister même s'ils le souhaitent. Cette situation est à l'origine d'un manque d'intérêt de certains guérisseurs envers une législation dont ils devraient être les premiers bénéficiaires et risque de créer un phénomène de marginalisation. L'intégration des problématiques des populations rurales, bien que complexe et onéreuse, ne doit pas être négligée par le gouvernement malgache au risque de générer une scission entre médecine traditionnelle *des villes*, soutenue par la législation, et médecine traditionnelle *des campagnes*, pourtant capitale en termes d'effectifs et d'offre de soins aux populations locales.

Enfin, notons que l'enregistrement officiel du guérisseur l'oblige à tenir un registre de son activité, un devoir qui le propulse brusquement de la tradition orale à la tradition écrite.

Conséquences sur la médecine traditionnelle

La collaboration entre médecine traditionnelle et moderne est un des principaux objectifs du SMPT. Elle permettrait d'améliorer la couverture sanitaire du pays et d'assister à un changement des rapports sociaux entre les différents acteurs de la santé afin que médecins et praticiens traditionnels se considèrent comme des *confrères* et non comme des *concurrents*.

Actuellement, de nombreux médecins restent sceptiques envers les pratiques médicales traditionnelles fondées sur un savoir empirique qui s'éloigne des concepts rationnels de la science. Beaucoup reconnaissent l'intérêt pharmacologique des plantes médicinales mais peinent à accepter la dimension spirituelle de ces pratiques comme un élément fondamental du processus de guérison. De leur côté, les tradipraticiens sont partagés : certains éprouvent une grande fierté à l'idée de collaborer avec des représentants de la biomédecine, y trouvant la reconnaissance du modèle scientifique dominant, alors que d'autres redoutent cette collaboration de crainte d'être dévalorisés ou dépouillés de leurs savoirs.

La médecine traditionnelle est au cœur de multiples enjeux (économiques, sociaux, culturels, patrimoniaux, sanitaires…) et le brusque changement de contexte législatif n'est pas sans conséquences sur son évolution. Les politiques de valorisation nécessitent de nombreuses précautions au moment de leur mise en place dans la mesure où elles peuvent parfois être détournées de leur objectif premier (Dozon, 1987 ; Fassin, 1990 ; Faye, 2001 ; Epelboin, 2002) et favoriser un processus de réduction. Malgré la volonté du SMPT de promouvoir une médecine traditionnelle globale, dans toute sa complexité, les discours et orientations politiques valorisent majoritairement son aspect pharmacologique au détriment de sa dimension socioculturelle. Par ailleurs, l'amalgame que la législation fait entre médecine traditionnelle indigène et médecine complémentaire et parallèle reflète une vision réductrice où toutes les médecines traditionnelles se confondraient et ne se définiraient plus que par leur seule opposition au modèle biomédical dominant.

Ces processus de réduction sont préoccupants dans la mesure où ils peuvent favoriser une transformation en valorisant l'aspect pharmacologique et scientifique de ces pratiques au détriment de leur dimension sociale et religieuse. Or, occulter la part magico-religieuse et culturelle du soin traditionnel malgache revient à le dénaturer en l'amputant d'un de ses éléments fondamentaux qui fait sens pour une grande partie de la population. Aujourd'hui, il n'est pas rare de rencontrer, surtout en ville, des guérisseurs qui se définissent comme « traditionnels » seulement parce qu'ils utilisent des plantes de la pharmacopée locale. Ceci n'est pas le cas en zone rurale où la fonction socioculturelle du guérisseur reste fondamentale. Un décalage commence donc à apparaître entre la médecine traditionnelle valorisée par le gouvernement et celle qui est pratiquée dans l'île, en particulier dans les zones rurales et enclavées où les guérisseurs sont très nombreux.

CONCLUSION

Le travail présenté ici constitue une première analyse de l'impact de la nouvelle législation sur la médecine traditionnelle moins de 10 ans après sa reconnaissance par l'État. Le paysage médical de Madagascar s'est façonné au cours de son histoire, subissant tour à tour l'influence des vagues migratoires successives qui ont peuplé l'île, du christianisme, de la colonisation française et de la mondialisation. Aujourd'hui, la politique de valorisation de la médecine traditionnelle constitue une nouvelle étape de cette transformation.

À Madagascar, les outils anthropologiques ont mis en évidence des faiblesses du cadre institutionnel qui peuvent expliquer la difficulté de certains guérisseurs à trouver leurs repères dans cette nouvelle législation. La prise en compte de ces problèmes par les institutions publiques est importante et permettrait d'améliorer l'impact sanitaire et social de ces politiques en améliorant la cohérence entre les décisions prises au niveau national et la réalité locale. L'implication des *ombiasy* est essentielle à la réussite de ces politiques de valorisation, et si les attentes de ceux exerçant en zone rurale sont parfois complexes à intégrer, faute de moyens financiers, elles ne doivent cependant pas être négligées au risque de délaisser une partie des guérisseurs.

Par ailleurs, le contexte actuel a révélé l'émergence d'un processus de réduction de la médecine traditionnelle. Pour lutter contre ce phénomène, le positionnement du gouvernement est déterminant. L'établissement de collaborations avec d'autres Ministères, par exemple le Ministère du patrimoine et de la culture ou celui de l'environnement, permettrait à la médecine traditionnelle, outre de bénéficier de nouveaux financements publics, d'être valorisée dans toute sa globalité, à la fois thérapeutique, mais aussi socioculturelle.

Bibliographie des sources citées

AUGÉ M., 1984. « Ordre biologique, ordre social : la maladie, forme élémentaire de l'événement ». In : M. AUGÉ, C. HERZLICH (dir.), *Le sens du mal. Anthropologie, histoire, sociologie de la maladie,* Paris, Éditions des archives contemporaines, p. 35-91

BENOIST J., 1993. « Anthropologie médicale en société créole », Paris, PUF/Les champs de la santé, 285 p.

BLANCHY S., 2006. « Introduction ». In : S. BLANCHY, J.A. RAKOTOARISOA, P. BEAUJARD, C. RADIMILAHY (dir.), *Les dieux au service du peuple*, Paris, Karthala/Collection Religions contemporaines, p. 7-60

DAHL Ø., 2006. « Signes et significations à Madagascar. Des cas de communication interculturelle », Paris, Présence africaine, 309 p.

DOUGLAS M., 2005. « De la souillure. Essai sur les notions de pollution et de tabou », Paris, La Découverte, 192 p.

DOZON J.-P., 1987. « Ce que valoriser la médecine traditionnelle veut dire », *Politique Africaine*, 28, 9-20

EPELBOIN A., 2002. « Médecine traditionnelle et coopération internationale », *Bulletin Amades*, 50. http://amades.revues.org/900

FASSIN D., 1990. « Maladie et médecine ». In : D. FASSIN, Y. JAFFRÉ (dir.), *Sociétés, développement et santé*, Paris, Ellipses/Médecine tropicale, p. 38-49.

FAYE S. N., 2001. *Médecine traditionnelle et dynamiques interculturelles : les implications socio-anthropologiques de la formalisation de la tradithérapie à « l'Hôpital Traditionnel » de Keur Massar*, Mémoire de maîtrise, Université Gaston Berger, Saint Louis, SN, 124 p.

LORRE I., 2006. *Un regard sur l'évolution de la médecine traditionnelle malgache*, Thèse de doctorat, Faculté de pharmacie, Nancy, 179 p.

PIERLOVISI C., 2013. « *Lova navelan'ny razana,* l'héritage des ancêtres. Les pratiques médicales traditionnelles au cœur d'une politique de valorisation », Mémoire de master 2, Muséum national d'histoire naturelle, Paris, 106 p.

POURCHEZ L., 2005. « De quelques métissages autour de la santé. Thérapies et religion à l'Île de La Réunion ». In : L. PORDIÉ (dir.), *Panser le monde, penser les médecines. Traditions médicales et développement sanitaire,* Paris, Karthala/Soins d'ici, soins d'ailleurs, p. 287-306.

RAKOTOMALALA M., 2002. « Les cultes autochtones et leur contribution au développement d'une conscience transethnique ». In : F. RAISON-JOURDE, S. RANDRIANJA (dir.), *La nation malgache au défi de l'ethnicité*, Paris, Karthala, p. 305-314

RAKOTOMALALA M., 2006. « À la découverte de quelques éléments de la sorcellerie en Imerina (Madagascar) », *TALOHA,* 14-15. http://www.taloha.info/document.php?id=161

Les « matrones » à Madagascar
Reconnaissance locale, déni institutionnel et collaborations avec des professionnels

Dolorès Pourette [*]

Introduction

La question des « accoucheuses traditionnelles » ou des « matrones » est un sujet sensible et épineux dans de nombreux pays du Sud ; elle est l'objet de débats dans ces pays et au niveau des instances internationales depuis de nombreuses décennies. Les questions qui traversent ces débats portent notamment sur la place de ces praticiennes au sein de systèmes de santé où la prise en charge de la grossesse et de la naissance est en voie d'être médicalisée : doit-on les intégrer ou au contraire les exclure de cette prise en charge, et comment (Hancart-Petitet, 2011a) ? En 1987, l'OMS a formulé la recommandation de former les matrones afin de lutter contre la mortalité maternelle. Constatant les échecs de ces formations en termes de réduction des taux de mortalité maternelle, les experts ont préconisé leur interruption (Hancart-Petitet, 2011b).

Les pratiques, savoirs et statuts des matrones ont fait l'objet d'une abondante littérature anthropologique internationale [1], mais peu d'écrits portent sur les matrones ou *reninjaza* [2] à Madagascar (Quashie *et al.*, 2014 ;

---

* Anthropologue, chargée de recherche, CEPED, IRD, Université Paris Descartes, INSERM, Paris, France.

1. Voir notamment l'ouvrage dirigé par P. Hancart Petitet (2011a) et les numéros 2 3 et 4 intitulés « Midwifery Part I » et « Midwifery Part II » du volume 20 de la revue *Medical Anthropology* (2001).

2. *Reninjaza* (littéralement « mère de l'enfant ») est le terme malgache désignant la « matrone » ou, dans sa dénomination institutionnelle, l'« accoucheuse traditionnelle ». Il s'agit d'une tradipraticienne (ou plus rarement d'un tradipraticien), sans formation médicale, prenant en charge les soins aux femmes enceintes, l'accouchement, et les premiers soins à la mère et au nouveau-né.

Ravololomanga, 1992). Cette littérature internationale a montré la diversité des pratiques et statuts des matrones et des modalités de rencontre avec le secteur biomédical. Elle a notamment analysé comment ces savoirs et pratiques font l'objet de contestation, réappropriation, modification, « reconfiguration » (Hancart-Petitet, 2011a), et parfois d'intégration dans le système biomédical (Cosmimksy, 2001 ; Lavra, 2011).

À Madagascar, le taux de mortalité maternelle est estimé à 478 décès pour 100 000 naissances vivantes en 2012 (INSTAT, 2013), plaçant le pays parmi ceux où le risque de décéder de causes liées à la maternité reste élevé. On estime que 57 % des femmes malgaches ont accouché à domicile en 2012, seules ou avec une *reninjaza* (80 % dans la région Vatovavy Fitovinany) (INSTAT, 2013). Si les directives nationales préconisent que les femmes accouchent avec un personnel qualifié, la faiblesse du système de santé publique, ainsi que l'enclavement et l'appauvrissement d'une grande partie de la population malgache, s'opposent à leur mise en pratique. Une évaluation des soins obstétricaux d'urgence à Madagascar a ainsi montré qu'aucune région ne dispose du nombre recommandé de structures de santé pour les Soins obstétricaux et néonataux d'urgence (SONU) (Vice Primature chargée de la santé publique *et al.*, 2010). Cependant, les représentants des autorités sanitaires et certains professionnels de santé pointent régulièrement l'activité des *reninjaza* pour expliquer la persistance d'un taux de mortalité maternelle élevé dans le pays.

L'objet de ce texte est, en premier lieu, de proposer une analyse des discours produits à l'égard des *reninjaza* et des initiatives développées à leur égard, et de montrer en quoi ces discours contradictoires tendent à produire une image faussée et stéréotypée des *reninjaza* tout en créant une « catégorisation » voire une hiérarchisation entre elles. Il s'agira en second lieu de montrer qu'il existe de multiples formes non officielles et informelles de collaboration entre *reninjaza* et professionnels de santé.

Ce texte se base sur des enquêtes ethnographiques menées entre 2013 et 2015 dans le cadre du programme de recherche « Risques et enjeux sociaux de la reproduction à Madagascar »[3] dans plusieurs régions : Alaotra Mangoro (en milieu rural et urbain), Vatovavy Fitovinany (en milieu rural), Menabe (en milieu rural), et dans la capitale Antananarivo. Des observations et des entretiens semi-directifs ont été réalisés auprès de 35 professionnels de santé et membres des autorités sanitaires, de 60 *reninjaza* et d'une centaine d'individus, 65 femmes et 35 hommes. La participation à des rencontres régulières entre

3. Programme de recherche dirigé par D. Pourette (partenariat IRD, Université catholique de Madagascar, Institut Pasteur de Madagascar).

responsables de programmes liés à la santé mère-enfant, ONG et membres de la société civile a également donné lieu à des observations qui nourrissent ce texte.

AMBIVALENCE DES AUTORITÉS SANITAIRES À L'ÉGARD DES *RENINJAZA*

À Madagascar, la question de la place accordée aux matrones dans le « système de naissance » est loin d'être résolue et reste sensible. En effet, l'évocation des *reninjaza* rend toujours mal à l'aise nos interlocuteurs des autorités sanitaires. Le message qu'ils délivrent invariablement consiste à dire que le Ministère de la santé publique « ne veut pas impliquer les matrones » dans la prise en charge de la grossesse et de la naissance. Certains vont plus loin en affirmant que les *reninjaza* sont responsables de la mortalité maternelle. Cependant, l'analyse des textes officiels montre une tout autre disposition à l'égard de ces praticiennes. Objet de discours dévalorisants qui la présentent comme responsable de la mortalité maternelle, la *reninjaza* est parfois aussi valorisée comme une tradipraticienne détentrice de savoirs ancestraux.

Une figure responsable de la mortalité maternelle : l'exemple des formations

> *Les matrones retiennent les femmes chez elles. Certaines matrones causent des complications car elles ne savent pas reconnaître les signes.*

Ces discours parmi tant d'autres ont été recueillis auprès de représentants des autorités sanitaires et de professionnels de santé.

Afin de lutter contre la mortalité maternelle, dont les *reninjaza* sont tenues responsables, des « formations » leur ont été dispensées au cours des années 1990 et 2000, de manière ponctuelle et localisée, dans plusieurs régions du pays. Ces formations ont été initiées par le Ministère de la santé publique, en collaboration avec des associations et des ONG internationales, dont le Fonds des Nations-unies pour la population (FNUAP). Les dernières vagues de « formations », au milieu des années 2000, ont été interrompues au motif qu'elles n'avaient pas d'impact sur la mortalité maternelle, à l'instar d'autres pays (Hancart-Petitet, 2011b). Revenir sur le contenu et l'organisation de ces « formations » permet d'entrevoir les incohérences de ces initiatives et surtout les enjeux de pouvoir sur lesquelles elles reposaient.

En premier lieu, au vu du nombre important de femmes qui pratiquent des accouchements à Madagascar et qui peuvent être qualifiées de *reninjaza*, il était impossible de former l'ensemble des *reninjaza* d'un même district sanitaire. Une sélection a, de fait, dû être opérée. Certaines *reninjaza* ont été exclues des

« formations » parce qu'elles étaient absentes au moment des recensements des *reninjaza*, d'autres n'ont pas été choisies pour être « formées » en raison de leur âge (jugé trop avancé), de leur analphabétisme ou d'autres critères [4] laissés à l'appréciation des médecins chefs de Centres de santé de base (CSB), chargés du recensement et de l'identification des *reninjaza* à « former ».

En second lieu, l'organisation et le contenu de ces formations relevaient d'une certaine « inadéquation pédagogique » (Carton & Zerbo, 2011). Il s'agissait en effet de réunir, pendant quelques jours, plusieurs *reninjaza* du district, afin de leur délivrer des conseils et informations et parfois du petit matériel (gants, alcool, bougie). Les *reninjaza* n'étaient pas toujours rétribuées pour leur participation à ces « formations ». Les informations délivrées portaient sur la « reconnaissance des signes de dangers » au cours de la grossesse et pendant l'accouchement ; l'hygiène (l'apprentissage des « trois propres » : les mains, le matériel, le local) ; le déroulement des Consultations prénatales (CPN) au CSB (nombre de CPN recommandé, conseils sur l'alimentation, supplémentation en fer, vaccination) ; et enfin la référence nécessaire des femmes enceintes au centre de santé pour l'accouchement.

On peut noter l'ambiguïté de la terminologie utilisée pour désigner ces initiatives. Il était question de « formation » alors qu'il s'agissait en réalité d'ateliers organisés sur quelques jours, dont le contenu ne permettait pas d'acquérir une formation ni une qualification médicale. Ces initiatives étaient destinées à des « accoucheuses traditionnelles », selon la dénomination institutionnelle, alors que leur objectif était justement qu'elles cessent de pratiquer les accouchements et qu'elles réfèrent les femmes vers les centres de santé.

Quant aux *reninjaza*, elles sont satisfaites d'avoir participé à ces « formations », et celles qui n'en ont pas bénéficié le regrettent. Celles qui ont suivi une « formation » sont cependant déçues du caractère ponctuel de l'initiative et déplorent qu'elle n'ait pas été suivie d'ateliers réguliers pour réactualiser ou renforcer le contenu de la « formation ». Certaines affirment que ces séances de formation leur ont été utiles à court terme, mais qu'il aurait été nécessaire qu'elles soient renouvelées afin d'être profitables sur le long terme : par exemple, elles pensent que cela leur aurait donné la possibilité de poser des questions en cas d'incompréhension ou de doute face à une situation rencontrée. En l'état actuel, participer à une seule formation ne pouvait pas leur permettre d'appliquer les conseils qui leur étaient délivrés. Il ne s'agit pas en effet du seul problème de manque de connaissances. En matière d'hygiène par exemple, même si elles savent que la propreté de leurs mains, du matériel et de l'espace

4. Par exemple, le fait de ne pas « collaborer » avec le médecin ou la sage-femme du centre de santé, c'est-à-dire de ne pas leur référer les femmes enceintes pour l'accouchement.

utilisés est requise, elles ne peuvent pas assurer cette propreté : l'accès à l'eau et au savon n'est pas toujours garanti, le matériel utilisé est rudimentaire et fourni par la femme, et l'accouchement se déroule parfois chez la femme ou dans sa famille, parfois chez la *reninjaza*, parfois – de manière plus exceptionnelle – aux champs ou au bord d'un chemin. Les *reninjaza* ne peuvent donc pas toujours contrôler l'hygiène des lieux. Si d'autres séances avaient été organisées, elles auraient pu aborder le problème et une discussion collective aurait pu aboutir à des solutions concrètes, dans un contexte où la prise de parole publique est soumise à un fort contrôle social, notamment dans des situations d'inégalités statutaires (Dahl, 2006). Par ailleurs, les *reninjaza* ne peuvent pas appliquer la recommandation de référer les femmes enceintes pour accoucher au CSB car ce ne sont pas elles qui décident du lieu d'accouchement de la femme. Elles jouent un rôle important pendant la grossesse ou au moment de l'accouchement pour repérer une situation inquiétante ou anormale et orienter la femme vers le CSB ou préférentiellement à l'hôpital. Mais si elles n'ont pas d'argument concret pour référer une femme dans un centre de santé, elles ne peuvent tout simplement pas le faire, au risque d'être décrédibilisées, et, même si elles le faisaient, elles ne seraient pas écoutées. Là encore, des séances complémentaires auraient peut-être permis aux *reninjaza* d'aborder cette question.

Du point de vue des autorités, ces « formations » n'ont pas eu les effets escomptés en matière de diminution de la mortalité maternelle – alors qu'il est reconnu que la mesure de la réduction de la mortalité maternelle est particulièrement difficile (Hancart-Petitet, 2011b). Elles ont cependant eu d'autres effets. En effet, la participation à ce type de « formation » a induit une certaine catégorisation, voire une hiérarchisation entre les *reninjaza* « formées » et celles qui ne l'ont pas été. Comme souligné plus haut, dans un même district, certaines *reninjaza* étaient choisies pour participer aux « formations » tandis que d'autres en étaient exclues. Près d'une décennie après l'organisation de ces formations, les *reninjaza* « formées » se distinguent des autres dans leurs discours, mais également dans leurs pratiques. Ainsi, les formations leur ont procuré une certaine reconnaissance officielle, qu'elles peuvent mettre à profit pour valoriser leurs pratiques et se faire valoir aux yeux de l'anthropologue, et aux yeux de la communauté. Ainsi, il arrive qu'une *reninjaza* formée soit plus exigeante que les autres envers leurs patientes, notamment en termes de rétribution. Par ailleurs, les résultats de nos terrains montrent que ce sont ces *reninjaza* « formées » qui sont davantage sollicitées par les médecins chefs de CSB pour « collaborer », et auxquelles ils accordent plus facilement leur confiance, les autres *reninjaza* leur inspirant davantage de méfiance.

Si les *reninjaza* sont l'objet de discours stigmatisants de la part des autorités sanitaires et d'une partie des professionnels de santé, elles sont cependant reconnues comme tradipraticiennes détentrices de savoirs locaux.

Une tradipraticienne détentrice de savoirs locaux

À Madagascar, le Ministère de la santé publique reconnaît officiellement et valorise la médecine traditionnelle (Pierlovisi & Pourchez, 2014). Au sein du Ministère, la Direction de la pharmacie, du laboratoire et de la médecine traditionnelle (DPLMT), qui abrite le Service de la pharmacopée et de la médecine traditionnelle (SPMT), est en charge de promouvoir et intégrer les aspects « positifs » de la pharmacopée et de la médecine traditionnelle dans les services de santé. Le SPMT reconnaît les *reninjaza* comme tradipraticiennes. À ce titre, on leur reconnaît des savoirs et des compétences ancestrales, qui sont le plus souvent passés sous silence par nos interlocuteurs relevant des autres services du Ministère. En tant que tradipraticiennes, les *reninjaza* sont incitées à adhérer à l'Association nationale des tradipraticiens malgaches (ANTM), ce qui suppose l'adhésion à une association membre de l'ANTM (voir le chapitre de C. Pierlovisi dans cet ouvrage).

L'adhésion à une association de tradipraticiens induit une nouvelle catégorisation et une différenciation entre les *reninjaza* de la capitale, Antananarivo, et le reste du pays. D'une part, l'ANTM et les associations de tradipraticiens ont très peu d'écho et de reconnaissance dans les provinces. Ainsi, les *reninjaza* enquêtées en province ne connaissent pas l'ANTM. D'autre part, à Antananarivo, toutes les *reninjaza* n'ont pas les ressources financières et sociales pour adhérer à une association membre de l'ANTM. Ainsi, les entretiens réalisés dans la capitale font référence aux *reninjaza* « légales » et « illégales » pour distinguer celles qui adhèrent à l'ANTM et celles qui n'y adhèrent pas, introduisant une nouvelle notion d'illégitimité et une hiérarchisation dans un contexte où la pratique de l'accouchement est de toute façon illégale pour toute personne non qualifiée. Notons que les *reninjaza* de la capitale qui adhèrent à l'ANTM sont plutôt issues de milieux favorisés et mettent en avant d'autres pratiques que celles liées à l'accouchement : don de voyance, don pour traiter la stérilité, etc. Certaines disent que des femmes de statut social très élevé font appel à elles pour accoucher. Leur niveau de vie les distingue nettement des *reninjaza* vivant en milieu rural. Ces praticiennes détiennent les ressources pour, par exemple, suivre des formations para-médicales leur permettant d'être accréditées par l'État et ouvrir un cabinet de naturopathe ou de massage, au sein duquel il leur arrive de pratiquer des accouchements. Notons que ces *reninjaza* « aisées » représentent une infime part des *reninjaza* malgaches.

Il est intéressant de noter qu'en dehors des associations de tradipraticiens, il n'existe pas à notre connaissance d'association ou de collectif de *reninjaza*, ce qui souligne l'absence de corporatisme lié à leur activité, à la différence d'autres pays (Koller, 2011).

Ces discours hétérogènes à l'égard des matrones tendent finalement à produire une figure stéréotypée de la *reninjaza*, comme une tradipraticienne dotée d'un certain pouvoir sur les femmes et d'un certain statut lui permettant par exemple de « retenir les femmes chez elle pour l'accouchement », ce dont elle tirerait des bénéfices sociaux ou financiers. Ces discours et initiatives ont été produits alors que les pratiques, statuts, motivations des *reninjaza* ont été peu questionnés et investigués, et alors que les facteurs qui motivent les femmes à accoucher avec une *reninjaza* ont été peu analysés (Pourette *et al.*, 2015), et dans un contexte sanitaire où l'offre de soins ne permet pas à toutes les femmes malgaches d'accoucher dans une structure de santé, soulignant l'échec de la médicalisation de la naissance pour une grande partie de la population malgache.

En réalité, qui sont les reninjaza *?*

Il s'agit principalement de femmes (et exceptionnellement d'hommes) qui font partie de la communauté villageoise et qui ont été désignées par elle pour prendre soin des femmes enceintes, les accompagner au moment de l'accouchement, et accueillir les nouveau-nés. Elles sont généralement choisies pour exercer cette fonction, soit parce que leur mère, grand-mère ou un membre de la famille était déjà *reninjaza*, et qu'on les considère comme les héritières d'un savoir familial ou ancestral, soit parce qu'elles possèderaient un don de Dieu, dont elles ont déjà fait preuve, par exemple en aidant une femme à accoucher. Toutes les femmes interviewées soulignent qu'elles n'ont pas choisi d'être *reninjaza*, mais qu'il s'agit pour elles d'une obligation vis-à-vis de la communauté. Les savoirs et savoir-faire des *reninjaza* bénéficient donc d'une forte reconnaissance sociale locale. Cependant, elles n'ont aucune reconnaissance professionnelle ni économique. Être *reninjaza* ne constitue pas leur activité principale et ne leur permet pas de vivre. Ce sont avant tout des agricultrices, des vendeuses, etc. Elles sont peu ou pas rémunérées pour les soins qu'elles prodiguent. Lorsque les femmes ont suffisamment de moyens, elles leur donnent une modique somme d'argent ou, le plus souvent, une rétribution en nature (légumes, poulet). Mais, dans la majorité des cas, les *reninjaza* ne sont pas rétribuées pour cette activité, et elles n'ont pas la possibilité d'imposer une rétribution minimale (hormis les rares *reninjaza* officiant dans des cabinets privés de la capitale).

Par ailleurs, en évoquant seulement l'accouchement, la désignation « accoucheuse traditionnelle » utilisée par les institutions est très réductrice par rapport à la pluralité des soins dispensés par la *reninjaza*. Elle est en effet sollicitée tout au long du processus de la reproduction, depuis la conception jusqu'aux jours suivant la naissance. En amont de la grossesse, on la consulte pour favoriser la survenue d'une grossesse. Au début de la grossesse, on la consulte pour confirmer celle-ci. Si la femme perçoit certains signes lui faisant penser qu'elle peut être enceinte (arrêt des règles, nausées), elle doit s'assurer que ces symptômes ne sont pas ceux d'une maladie et que, si la grossesse est confirmée, elle attend bien un enfant et pas « autre chose » [5]. Au cours de la grossesse, la *reninjaza* est sollicitée pour soulager les douleurs (dos, ventre) par des massages et des *tambavy* (tisanes), donner des conseils autour de la nutrition, et pratiquer des rituels pour la protection de la femme enceinte et du bébé. Au moment de la naissance et dans les jours qui suivent, elle rend visite à la mère et au nouveau-né, prodigue des conseils pour l'allaitement et l'alimentation, veille à la bonne santé de la femme et de l'enfant. Il s'agit aussi souvent d'un relai important pour conseiller aux femmes enceintes d'effectuer au moins une consultation prénatale au cours de la grossesse dans un centre de santé, et pour y orienter celles qui rencontrent des complications au moment de l'accouchement. Il faut noter que les savoirs et pratiques des *reninjaza* ne recouvrent pas un champ uniforme. Ils sont particulièrement diversifiés, varient d'une région à une autre, et d'une *reninjaza* à une autre.

Si les *reninjaza* sont décriées par une partie des professionnels de santé et jugées responsables de la mortalité maternelle, il n'en demeure pas moins que ceux exerçant dans les provinces et les zones enclavées reconnaissent qu'ils ne peuvent pas prendre en charge tous les accouchements. Pour eux, l'activité des *reninjaza* est importante et nécessaire. De fait, de nombreuses formes de collaboration entre professionnels et *reninjaza* existent. Elles ont été mises au jour dans toutes les régions enquêtées.

COLLABORATIONS ENTRE *RENINJAZA* ET PROFESSIONNELS DE SANTÉ

Ces collaborations ne sont généralement pas institutionnalisées. Il s'agit plutôt d'initiatives isolées mises en place à la suite des « formations » qui ont permis aux médecins chefs de CSB de prendre contact avec des *reninjaza*, ou, dans les zones où de telles « formations » n'ont pas eu lieu, d'initiatives personnelles impulsées par un médecin ou une sage-femme. Ces collaborations ne suivent pas un cadre formel, elles reposent parfois sur des relations de proximité entre une sage-femme et une *reninjaza* qui partagent des informations sur une patiente ou échangent des conseils sur sa prise en charge.

Plusieurs formes de collaboration ont été identifiées. Un premier type de collaboration indirecte est à l'initiative des *reninjaza*, lorsqu'elles conseillent aux femmes enceintes de se rendre au CSB pour effectuer une ou plusieurs consultations prénatales. Certaines *reninjaza* affirment même qu'elles refusent

5. L'« autre chose », appelée *biby* (animal), désigne le fœtus de nature non humaine, et que les femmes peuvent observer lors des fausses couches.

de prendre en charge les femmes enceintes qui ne se rendent à aucune CPN. Ce type de collaboration permet aux praticiennes de se protéger d'éventuelles représailles des autorités en cas de complications graves au moment de l'accouchement, et d'une éventuelle dépréciation sociale.

Une autre forme de collaboration consiste à accompagner certaines femmes au CSB au moment de l'accouchement : les femmes dont l'accouchement présente des complications, ou les femmes jugées jeunes ou au contraire âgées, qui risqueraient de rencontrer des difficultés selon la *reninjaza*. Dans ce cas, elle joue un rôle d'accompagnatrice, au même titre qu'une personne de la famille, et n'intervient pas dans le déroulement de l'accouchement. Dans certains centres de santé, ce rôle d'accompagnatrice se double d'un rôle d'assistante : le médecin ou la sage-femme confie à la *reninjaza* certaines « petites tâches » qui ne nécessitent pas de savoir technique (lavage du matériel par exemple). Dans l'un des centres de santé enquêtés, la collaboration va jusqu'à une prise en charge complète de l'accouchement par la *reninjaza* lorsque le médecin est absent (deux jours par semaine). La clé du CSB est laissée à la disposition de deux *reninjaza* du *fokontany*[6] de manière à ce qu'elles puissent pratiquer les accouchements au CSB en l'absence du médecin. Il y a là une délégation des tâches, mais celle-ci n'est pas officielle et ne remet donc pas en cause la hiérarchisation du savoir médical.

Une dernière forme de collaboration, qui semble relativement fréquente, émane de sages-femmes qui reconnaissent aux *reninjaza* un certain savoir-faire qu'elles seraient les seules à détenir en matière de massage des femmes enceintes. Il est fréquent que, en cas de mauvais positionnement du fœtus en vue de l'accouchement ou en cas de doute sur sa position, des sages-femmes orientent les femmes enceintes concernées vers les *reninjaza* afin qu'elles prodiguent des massages destinés à corriger la position du fœtus.

Ces différentes formes de collaboration, non institutionnelles et informelles, souvent passées sous silence, ne remettent pas en cause le pouvoir médical, qui s'appuie pourtant bien sur les *reninjaza* pour assurer la prise en charge des femmes enceintes, des parturientes et des accouchements. Ces collaborations sont peu visibles, elles ne sont pas évoquées dans les discours publics, et ne sont pas prises en compte par les autorités en charge de la santé mère-enfant. Elles ne sont pas généralisées : certaines sages-femmes perçoivent les *reninjaza* comme des concurrentes et refusent tout contact avec elles, dans un contexte où le pouvoir médical est déjà mis en question par la population (Mattern & Pourette,

6. Le *fokontany* désigne la plus petite unité administrative à Madagascar. Une commune est constituée de plusieurs *fokontany*.

2018), et fragilisé par les autorités sanitaires (faible rémunération, affectation des personnels médicaux dans des zones éloignées ou isolées).

En marge des collaborations avec les professionnels de santé, des collaborations entre les autorités et les *reninjaza* sont aussi observées. Une partie des *reninjaza* enquêtées remplissent, pour les accouchements qu'elles effectuent, un cahier où sont mentionnés la date de naissance de l'enfant, le nom des parents, et éventuellement le prénom de l'enfant [7]. Ce document est remis au chef de *fokontany* afin de procéder à la déclaration de naissance des enfants.

Ces exemples de collaboration montrent toute la complexité des enjeux de pouvoir au sein de la sphère médicale et notamment autour de la naissance, et toute la complexité de l'articulation et de l'intrication des pratiques de santé, biomédicales, traditionnelles et néo-traditionnelles à Madagascar.

CONCLUSION

La Feuille de route 2015-2019 pour l'accélération de la réduction de la mortalité maternelle et néonatale à Madagascar mentionne peu les *reninjaza*. Elle prévoit cependant de :

> *[...] renforcer les compétences des Agents de santé, des Agents communautaires et des matrones en matière de SONU (Soins obstétricaux et néonataux d'urgence) de base, de SMN (Santé maternelle et néonatale), de prise en charge des violences sexuelles, de prévention et PEC (Prise en charge) du cancer du col utérin et en matière de SR (Santé de la reproduction) en situation humanitaire.*
>
> (Ministère de la santé publique, 2014 : 36)

S'agissant des *reninjaza*, l'objectif est que, en 2019, 80 % des *reninjaza* « réfèrent et accompagnent les parturientes à l'hôpital et contribuent aux soins à domicile des nouveau-nés » (Ministère de la santé publique, 2014). Aucun document à notre connaissance ne définit les moyens mis en œuvre pour atteindre ces objectifs, et nous n'avons pas obtenu d'informations à ce sujet. Si ces objectifs sont tout à fait louables, ils nécessitent une refonte en profondeur du système de santé et notamment l'amélioration notable du système de prise en charge de l'accouchement, en termes de capacités matérielles, en personnels soignants et en intrants.

Les différentes formes de collaboration entre *reninjaza* et professionnels de santé observées à Madagascar suggèrent une complémentarité possible des approches biomédicale et traditionnelle dans le champ de la naissance à

7. Selon les régions, le prénom de l'enfant n'est pas toujours donné le jour de sa naissance.

Madagascar, comme dans d'autres contextes culturels (Cosmimksy, 2001). Dans leurs discours, les *reninjaza* ne s'opposent pas aux professionnels de santé et ne remettent pas en question leur pratique de la médecine. Elles savent au contraire qu'elles ne sont pas capables de prendre en charge certaines pathologies et les complications de la grossesse et de l'accouchement. Mais elles offrent des soins complémentaires, qui n'appartiennent pas au même registre que les soins médicaux, et qui les complètent. Lorsque les femmes expliquent pourquoi elles accouchent avec une *reninjaza*, elles soulignent aussi qu'elles préféreraient accoucher dans une structure médicale, mais que les structures existantes accessibles ne correspondent pas à leurs attentes, notamment en termes de qualité d'accueil et relationnels (Pourette *et al.*, 2015). Les femmes un peu mieux dotées d'un point de vue financier choisissent d'accoucher à domicile avec une sage-femme de leur réseau de connaissances, qu'elles rémunèrent davantage qu'une *reninjaza* et qui allie les qualités relationnelles de la *reninjaza* et des compétences médicales. Le fait d'accoucher à domicile plutôt qu'en structure de santé répond aussi à un enjeu social important : la présence des proches pour prendre en charge la mère et l'enfant, et les tâches afférentes à sa venue au monde.

BIBLIOGRAPHIE DES SOURCES CITÉES

CARTON M., ZERBO R., 2011. « Des matrones face à la "maternité sans risque", le cas de Barsalogho, Burkina Faso ». In : P. HANCART-PETITET (dir.), *L'art des matrones revisité. Naissances contemporaines en question*, Descartes, Faustroll, p. 143-67

COSMIMKSY S., 2001. « Midwifery across the generations: A modernizing midwife in Guatemala », *Medical Anthropology*, 20, 4, 345-78

DAHL Ø., 2006. *Signes et significations à Madagascar. Des cas de communication interculturelle*, Paris, Présence Africaine.

HANCART-PETITET P., 2011a. *L'art des matrones revisité. Naissances contemporaines en question*, Descartes, Faustroll.

HANCART-PETITET P., 2011b. « Les matrones et la réduction de la mortalité maternelle, une contribution au débat », *Global Health Promotion*, 18, 4, 31-4

KOLLER P.M., 2011. « Que font les matrones en temps de guerre ? Études de cas dans le Chiapas mexicain et au Burundi ». In : P. HANCART-PETITET (dir.), *L'art des matrones revisité. Naissances contemporaines en question*, Descartes, Faustroll, p. 259-291

INSTAT, 2013. « Enquête nationale sur le suivi des OMD 2012-2013 », Antananarivo, Madagascar, 208 p.

LAVRA P., 2011. « Portraits de matrones en Martinique et construction sociale et symbolique des pratiques de soins ». In : P. HANCART-PETITET (dir.), *L'art des matrones revisité. Naissances contemporaines en question*, Descartes, Faustroll, p. 83-112

MATTERN C., POURETTE D., 2018. « Défiance et défaillance : des stratégies en marge de l'offre de soins publique. Recours aux matrones et au marché informel du médicament à Madagascar », In : M. GAIMARD (dir.), *Actes du colloque international : Vulnérabilités et territoires*, 27es journées scientifiques de la Société d'écologie humaine, Dijon, 2016.

MINISTÈRE DE LA SANTÉ PUBLIQUE, 2014. « Feuille de route pour l'accélération de la réduction de la mortalité maternelle et néonatale à Madagascar 2015-2019 », Antananarivo, Madagascar, 62 p.

PIERLOVISI C., POURCHEZ L., 2014. « Traditional Medicine in Madagascar – Current Situation and the Institutional Context of Promotion », *Health, Culture and Society*, 7, 1, 16-27

POURETTE D., PIERLOVISI C., RANDRIANTSARA R., 2015. *Étude anthropologique : Santé reproductive, itinéraires thérapeutiques et recours aux soins dans la région de Morondava-Menabe, Rapport final*, Antananarivo, Institut de recherche pour le développement, Louvain Développement Coopération, Institut Pasteur de Madagascar, Université catholique de Madagascar, Madagascar, 39 p.

QUASHIE H., POURETTE D., RAKOTOMALALA O., ANDRIAMARO F., 2014. « Tradithérapie, biomédecine et santé maternelle à Madagascar : Paradoxes et pouvoirs autour des savoirs et pratiques des *reninjaza* », *Culture, Health & Society*, 7, 1, 1-15

RAVOLOLOMANGA B., 1992. *Être femme et mère à Madagascar*, Paris, L'Harmattan.

VICE PRIMATURE CHARGÉE DE LA SANTÉ PUBLIQUE, UNFPA, UNICEF, WHO, AMDD, MSIS, 2010. *Évaluation des besoins en matière de soins obstétricaux et néonatals d'urgence à Madagascar, Rapport final*, Antananarivo, UNFPA, Madagascar, 220 p.

LES ENJEUX DE LA FABRICATION ET DE LA DIFFUSION DES REMÈDES DE PHYTOTHÉRAPIE À MADAGASCAR

Pierrine Didier *

INTRODUCTION

À Madagascar, comme dans de nombreux pays, les pratiques de « médecine traditionnelle » côtoient la médecine conventionnelle, pratiquée dans les dispensaires et les hôpitaux. À chacune de ces catégories de soins, sont rattachés des remèdes spécifiques, comme les plantes médicinales brutes ou transformées d'un côté, et les médicaments pharmaceutiques industriels de l'autre. Ces catégories sont, dans les faits, plus perméables que leur représentation dichotomique. On trouve des remèdes *hybrides* qui s'inscrivent à la frontière de ces catégories, comme les remèdes à base de plantes médicinales, les phytoremèdes, aussi appelés « médicaments néo-traditionnels » (Simon & Egrot, 2012), « nouveaux médicaments "traditionnels" » (Pordié & Gaudillière, 2013).

Le développement de ces phytoremèdes, précédé par les recherches sur les plantes médicinales, s'inscrit dans une dynamique d'encadrement de la médecine traditionnelle sous l'impulsion de l'OMS dès la fin des années 1970 [1]. Depuis les années 1990, le gouvernement malgache a engagé des réformes visant à réglementer les pratiques de soins non conventionnelles, notamment avec la création du Service de la pharmacopée et de la médecine traditionnelle (SPMT) en 1992 et de l'Association nationale des tradipraticiens de Madagascar (ANTM) en 1997. Plusieurs organismes et institutions de recherche et de formation ont été créés sous la tutelle du Ministère de l'éducation nationale et de la recherche scientifique pour agir dans le domaine des plantes médicinales : l'Institut national de santé publique et communautaire (INSPC, Filière médecine

---

* Anthropologue, post-doctorante INRA/Groupe ESA, Angers, France.

1. Notamment la déclaration d'Alma-Ata de 1978.

traditionnelle) [2], le Centre national d'application pharmaceutique (CNARP) [3], l'Institut malgache des recherches appliquées (IMRA) [4] et le Centre national de recherche sur l'environnement (CNRE) [5]. En 2007, le gouvernement a procédé à l'autorisation juridique et à la reconnaissance officielle de l'exercice de la médecine traditionnelle à Madagascar.

L'objectif affiché de cet encadrement est de faire de la médecine traditionnelle une pratique acceptable pour la biomédecine [6], dans une volonté d'amélioration des soins de santé primaire, objectif global visé dans les programmes de l'OMS de « Santé pour tous en l'an 2000 ». Il s'agit de tendre à l'amélioration de la santé pour des populations ayant difficilement accès à des dispositifs de soins biomédicaux pour des raisons d'ordre socio-économique et matériel. Qu'en est-il des recherches sur les plantes médicinales permettant le développement des phytoremèdes ? Quelle législation entoure leur fabrication et leur vente ? Quels sont les enjeux et les problématiques liés à leur fabrication et leur diffusion à Madagascar ?

Cet article propose de questionner, dans un premier temps, les dynamiques économiques, politiques et de développement dans lesquelles s'insèrent la recherche, la fabrication et la commercialisation des phytoremèdes en Afrique et à Madagascar. Quelle place est laissée aux individus détenteurs des savoirs vernaculaires sur les plantes médicinales ? Dans un deuxième temps, je développerai les circuits de diffusion des Remèdes traditionnels améliorés (RTA) autorisés par le gouvernement malgache ainsi que les problématiques et les tensions qui sous-tendent leur prescription et leur consommation.

MÉTHODOLOGIE

Les éléments ethnographiques présentés dans cet article ont été recueillis lors d'enquêtes multi-situées à Madagascar, sur une période de 17 mois, de 2011 à 2013, dans le cadre de ma recherche de doctorat en anthropologie, puis en 2016, lors d'un retour sur le terrain dans le cadre de la restitution de la thèse. Dans une approche qualitative et *emic*, des entretiens semi-directifs ont été

2. Devenu INSPC en 2002, cet institut portait auparavant le nom de Centre de formation spécialisée en santé publique et communautaire (CFSSPC) qui avait été officialisé par le Décret n° 98-146 du 12 février 1998.

3. Créé en 1976.

4. Créé à la fin des années 1950.

5. Créé en 1989.

6. Cette pratique devrait idéalement remplir cinq critères fixés par l'OMS à savoir : l'innocuité, l'efficacité, la qualité, l'accès et l'usage rationnel (OMS, 2002).

réalisés avec les responsables d'institutions politiques publiques (service spécialisé du Ministère, association de tradipraticiens) ainsi qu'avec des associations et ONG participant à la mise en place de la médecine intégrative par leur programme de développement. J'ai également rencontré des vendeurs de plantes médicinales, de médicaments, des praticiens de médecine traditionnelle (guérisseurs, matrones, masseurs) et de biomédecine (médecins, sages-femmes, infirmiers, personnel soignant) et des consommateurs de ces thérapeutiques. Les enquêtes ont été conduites dans la capitale Antananarivo et ses environs, notamment dans le district d'Ankadikely Ilafy, ainsi que dans la région Analanjirofo, en particulier à Fénérive-Est et dans une zone rurale environnante.

Encadrement des savoirs

À Madagascar, la consommation de plantes médicinales est très répandue, que ce soit à titre préventif ou curatif. Les plantes peuvent être consommées aussi bien en automédication (cueillette, achat au marché, conseils de la famille, etc.) que chez les guérisseurs ou les matrones (avec souvent une dimension magico-religieuse qui accompagne cette prescription et cette consommation). Les *tambavy mangidy*, les décoctions amères, sont consommées quotidiennement, souvent par les hommes, en fin de journée, pour combattre la fatigue (physique, sexuelle). Dans le champ de la santé maternelle et infantile, les phytoremèdes sont consommés (en décoction ou en bain) pour favoriser la fertilité (masculine et féminine) ou pour les soins post-accouchements. Les plantes médicinales sont accessibles aussi bien dans les zones rurales qu'en ville où elles sont vendues sur les étals des marchés. Elles sont souvent perçues, dans les représentations populaires, sociales et culturelles, comme des produits *naturels*, *sains* et *inoffensifs*, par opposition directe aux médicaments allopathiques, perçus comme *chimiques*. Comme le remarque M. Egrot :

> *La référence aux plantes permet parfois d'affirmer, sans justification aucune, l'absence d'effet toxique, l'inexistence d'interaction, ou encore l'innocuité pour les femmes enceintes et les enfants.*
>
> (Egrot, 2015 : 179)

Des recherches commencent cependant à être menées à Madagascar sur les risques d'insuffisances rénales liés à une consommation répétée de tisanes amères (Didier, 2015 : 356). En 2012, 119 États membres de l'OMS sur 184 possèdent des réglementations nationales sur les médicaments à base de plantes (OMS, 2013 : 21). Moins d'une dizaine de pays ont une réglementation concernant l'Autorisation de mise sur le marché (AMM) de ces médicaments (Pousset, 2006 : 606).

À Madagascar, la régulation de l'utilisation et de la commercialisation des plantes médicinales s'est faite dès le début du XIXe siècle, sous le règne du Roi Andrianampoinimerina, afin de « protéger la santé et l'individu » [7]. Mais à partir de 1896, date de la colonisation française, les plantes médicinales et les pratiques traditionnelles de soins de santé ont été sévèrement écartées du système de santé [7], parallèlement au développement de la médecine occidentale et des hôpitaux. Un siècle plus tard, des décrets ont vu le jour pour répondre aux attentes internationales d'encadrement de la médecine traditionnelle, notamment sur la vente des plantes médicinales et la fabrication des médicaments à base de plantes (Décret n° 2003-1097 du 25 novembre 2003). En septembre 2006, les politiques publiques et sanitaires malgaches ont autorisé l'intégration des RTA [8] produits à Madagascar et possédant une Autorisation de mise sur le marché (AMM) dans les formations sanitaires publiques (pharmacies des centres de santé de base de niveaux I et II et pharmacies des hôpitaux).

La vente des plantes médicinales et des phytoremèdes n'ayant pas obtenu d'AMM est tolérée par la loi malgache et un décret est en cours d'élaboration pour limiter la vente de plantes non transformées [9]. Les tradipraticiens adhérant à l'ANTM sont autorisés à vendre leurs phytoremèdes s'ils ne sortent pas de la sphère privée où ils exercent. En 2005, la Convention cadre signée entre le Ministère de la santé malgache et l'Association nationale des tradipraticiens de Madagascar précisait que les tradipraticiens devaient s'engager à « n'employer que les plantes médicinales autorisées à être utilisées sur la liste arrêtée par le Ministère de la santé et du planning familial » et à « n'utiliser que les plantes médicinales mises en circulation », conformément au décret sus-cité. L'AMM est théoriquement nécessaire pour la vente publique, cependant, nombreux sont les phytoremèdes n'en possédant pas qui sont vendus sur les étals des marchés. Le hiatus important existant entre les décisions prises au niveau du gouvernement et la connaissance et l'application des textes de lois ne permet pas d'informer les premiers concernés par ces réformes, à savoir les tradipraticiens eux-mêmes.

---

7. Andriantsiferana R., 2002. « Madagascar : plantes médicinales et la médecine traditionnelle », http://fr.groups.yahoo.com/group/Reseau-Phytomedica/message/243

8. L'expression « Médicaments traditionnels améliorés » (MTA) souvent usitée en Afrique, ne se retrouve pas dans la littérature malgache, qui lui préfère celle de « Remèdes traditionnels améliorés » (RTA). L'emploi du mot « remède » permet de le distancier de la biomédecine et de ses « médicaments » pour le rapprocher sensiblement de la médecine traditionnelle.

9. Rasoanaivo A., 2012. « Madagascar : OMS - Médecine traditionnelle – Besoin d'une normalisation », *Midi Madagasikara.*

Vers plus d'équité avec l'Accès partage des avantages ?

Les tradipraticiens sont peu, voire pas, intégrés aux processus de recherche et de fabrication des phytoremèdes bien qu'ils soient considérés comme des informateurs privilégiés pour l'accès à ces savoirs locaux sur les plantes médicinales. Depuis quelques années cependant, et de façon de plus en plus prégnante, les recherches ethnobotaniques sont accompagnées de législation sur les droits des populations qui détiennent le savoir, surtout lorsque ces plantes sont commercialisées.

Madagascar a ratifié en 1992 la Convention sur la diversité biologique (CDB) qui :

> *[...] devait permettre aux communautés autochtones et locales de tirer profit de l'exploitation commerciale et industrielle de leurs savoirs traditionnels.*
>
> (Collot, 2007 : 203)

Comme l'ont constaté des chercheurs travaillant sur la problématique de l'encadrement des savoirs :

> *[...] La reconnaissance des savoirs traditionnels passe par la consultation des communautés autochtones elles-mêmes.*
>
> (Pinton & Grenand, 2007 : 164)

Les projets de recherche et de développement mettent généralement un point d'honneur à exclure toute activité s'apparentant à du biopiratage. À Madagascar, un avant-projet de loi a été rédigé en 2013, sur l'accès aux ressources biologiques de Madagascar et sur le partage des avantages issus de leurs utilisations. Ce texte vise à donner une place aux populations qui sont longtemps restées démunies face à un pillage orchestré de leurs richesses naturelles. L'Accès partage des avantages (APA) est cependant un processus difficile à mettre en place, par les ONG ou les chercheurs des firmes pharmaceutiques, en ce qui concerne l'implication des tradipraticiens et de la communauté locale. De nombreuses réunions sont nécessaires pour informer, mobiliser et obtenir un consentement avant de procéder à des enquêtes, ce qui représente souvent un temps considérable, dont ne bénéficient pas toujours les projets de développement. Une des premières étapes réalisée aujourd'hui par les associations qui travaillent sur ces questions [10] est de répertorier les tradipraticiens et de les constituer en associations. Légiférer sur la propriété des savoirs revient à se poser la question de l'appartenance de ces savoirs. Dans une communauté qui utilise des plantes médicinales depuis des générations,

10. Notamment l'ONG L'homme et l'environnement.

comment déterminer l'origine des connaissances qui permettent leur utilisation ? Si l'APA était appliqué, cela reviendrait à devoir partager au sein de la communauté des savoirs détenus par un ou quelques individus seulement. Dans le cas où un RTA serait développé à partir d'une plante présente dans une forêt exploitée et protégée par une ONG locale ou étrangère, les bénéfices reviendraient donc à cette ONG et non aux tradipraticiens qui la connaissent et la consomment (Randriantsara, 2015).

LES RTA À MADAGASCAR, DES MÉDICAMENTS ESSENTIELS ?

Il existe aujourd'hui 43 RTA [11] ayant reçu une AMM à Madagascar. Trois laboratoires pharmaceutiques malgaches les fabriquent actuellement. Il s'agit d'Homéopharma [12], une compagnie privée fondée en 1990 qui possède 45 boutiques sur toute la Grande Île et produit 29 RTA [13] ; l'IMRA, Institut malgache de recherches appliquées, une compagnie semi-privée reconnue d'utilité publique depuis 2012, fondée par le Pr. Rakoto Ratsimamanga à la fin des années 1950, qui a conduit les premières recherches sur les plantes médicinales malgaches, et qui produit 13 RTA [14] ; et, depuis 2014, le Laboratoire plante-santé de la Communauté du cœur immaculé de Marie (LPS-CIM) basé à Fianarantsoa, qui a reçu une AMM pour le Cimopar, une solution buvable hépatoprotectrice. Les RTA développés se présentent sous forme de baumes, d'huiles de massage, d'huiles essentielles, de crèmes, de lotions, de sachets de tisanes, de sirops, de lotion bucco-dentaire, etc. Les indications pour ces remèdes sont diverses ; elles concernent notamment la circulation sanguine,

---

11. Ce nombre pourrait monter jusqu'à une soixantaine, car le laboratoire Homéopharma déclare plus d'une cinquantaine de ces produits ayant reçu l'AMM. Les chiffres sont différents selon qu'ils viennent du Ministère ou du laboratoire.

12. Homéopharma commercialise au total environ 500 produits sous trois gammes : compléments alimentaires, infusions et phytoremèdes, produits cosmétiques.

13. Le baume Helichryse, le baume Ravintsara, le baume Niaouli cicatrisant, le baume Katrafay, le baume Calophyllum, le baume Circulation, le baume Articulation, le baume Ranomena, le baume Saro, l'huile Relax, l'huile Katrafay, l'huile Calophyllum, le Vahona au miel, le Mandravasarotra, l'Eau Élixir, la lotion Polyarom Antimoustique, l'Ody Fana Evoka, le Phyto Foie, le Phyto Prostate, le Phyto Gras, le Phyto Calculs, le Phyto Fanazava, les huiles essentielles Allergarome, Gripparome, Algicarome, Immunarome, Soins intimes, le spray Katrafay Arnica, Evoka ranomena. Pour chaque produit, présenté dans la brochure Homéopharma, est donnée la composition (les plantes médicinales), les indications, la posologie (du type trois fois par jour) et l'administration ainsi que les contre-indications.

14. Le Madéglucyl, un antidiabétique ; le Madétussyl, un antitussif ; le Madétoxyl utilisé pour les insuffisances hépatiques ; le Madétonyl, un antiasthénique ; l'Ody Fery, un pansement gastrique ; l'Ody vato ; Madedentyl lotion bucco-dentaire, gel dentaire et pâte dentaire ; Masy Tsimena en poudre et infusettes ; Fanazava en poudre et infusettes.

les encombrements des bronches, la cicatrisation, les calculs rénaux, la perte de poids, le foie, les allergies, le renforcement du système immunitaire, les articulations, la santé dentaire, la toux, le diabète, les insuffisances hépatiques, l'estomac, la fatigue, etc.

Les procédures d'obtention de l'AMM sont « allégées » par rapport à celles des médicaments allopathiques. Moins longues et moins coûteuses, elles prennent environ trois années et sont délivrées par trois instances décisionnaires à Madagascar : le Service de la pharmacopée et de la médecine traditionnelle du ministère de la santé, le CNARP et l'Agence du médicament de Madagascar. Le dossier de demande d'AMM doit contenir des informations sur le nom de la plante, la procédure de fabrication du produit et les produits ajoutés, ainsi qu'un dossier pharmacologique avec les documents bibliographiques relatifs à la plante, si elle a déjà été étudiée. Des analyses chimiques en laboratoire peuvent ensuite être réalisées sur des extraits bruts ou semi-purifiés, suivies de tests d'efficacité et de toxicité, ainsi qu'éventuellement de tests cliniques sur les animaux et plus rarement sur l'homme [15].

Une partie de ces RTA fabriqués à Madagascar figure sur la liste des médicaments essentiels du pays (huit pour l'IMRA [16], 29 pour Homéopharma et un pour LPS-CIM). Ils peuvent donc être prescrits par les médecins et le personnel soignant et se vendre en pharmacie. Ils sont également vendus sans ordonnance dans les boutiques spécialisées (Homéopharma) ou sur les étals des marchés (IMRA). Madagascar n'est pas le seul pays où s'est faite l'intégration des RTA sur la liste des médicaments essentiels. En 2012, dans la zone Afrique, plusieurs pays avaient inscrit des phytoremèdes sur leur Liste de médicaments essentiels – mais Madagascar reste le pays qui en compte le plus –, ce sont : le Burkina Faso (cinq phytoremèdes employés comme antitussifs, antipaludéens, laxatifs et antiasthéniques) [17] ; le Mali (sept phytoremèdes : antitussifs, antiamibiens, antiulcéreux, hépatoprotecteurs, laxatifs, antipaludiques et antimycosiques) [18] ; la Guinée-Bissau (six phytoremèdes : antitussifs,

15. Le protocole de ces essais cliniques n'est pas comparable – dans la durée et la pertinence – avec celui des médicaments allopathiques.

16. Ces huit RTA représentent quatre produits différents, certains étant déclinés sous plusieurs formes : poudre, tisane, gel, etc.

17. MS/SG/DGPML, Ministère de la santé, Secrétariat général, Direction générale de la pharmacie, du médicament et des laboratoires, 2012. *Liste nationale des médicaments et consommables médicaux essentiels (LNMCE) du Burkina Faso*, Burkina Faso, 81 p.

18. Ministère de la Santé, Secrétariat général, 2008. *Liste nationale des médicaments essentiels par niveau Mali 2008*, 23 p.

antidiarrhéiques et laxatifs)[19] ; la République démocratique du Congo (cinq produits : un antitussif, deux antidiarrhéiques, deux antipaludiques)[20]. L'objectif de l'intégration des RTA sur la Liste des médicaments essentiels du pays est de répondre à des problèmes d'accessibilité des médicaments au niveau géographique et financier. À Madagascar, ces produits sont moins chers à la vente lorsqu'ils passent par le circuit d'approvisionnement de la centrale d'achat SALAMA (Centrale d'achat de médicaments essentiels et matériel médical de Madagascar) et se retrouvent dans les pharmacies des formations sanitaires, que lorsqu'ils sont vendus dans les boutiques spécialisées.

Cependant, d'après les observations effectuées sur la côte Est de Madagascar en milieu rural et semi-rural, les RTA sont peu, voire pas, prescrits par les médecins et on les trouve rarement dans les pharmacies des dispensaires et des hôpitaux. D'après un responsable d'Homéopharma, seulement 10 à 20 % de leur production de RTA passe par le circuit SALAMA. Le reste est vendu dans leurs boutiques spécialisées. Le personnel soignant avec lequel j'ai pu m'entretenir, notamment dans la région d'Analanjirofo, éloignée de près de 600 kilomètres de la capitale, constate un problème d'approvisionnement de ces produits dans les pharmacies à l'instar des problèmes d'approvisionnement des médicaments industriels. Cette faible consommation réside-t-elle alors en une difficulté d'approvisionnement initiale de la part du laboratoire pharmaceutique, d'un non-renouvellement des stocks ou vient-elle également de la réticence des personnels soignants à les prescrire ? Pour un responsable du service spécialisé au sein du Ministère de la santé (SPMT), le problème de non-consommation de ces RTA vient des « médecins et dispensateurs [qui] laissent les produits se périmer sans les utiliser, parce qu'il n'y a pas de formation sur leur utilisation ».

Cette péremption représenterait, d'après ce responsable, plus de deux tiers des stocks. Les médecins prescriraient peu de RTA par défaut d'information et de sensibilisation, mais également par manque d'intérêt pour ces produits. Le laboratoire pharmaceutique a pour objectif à court terme d'envoyer des commerciaux démarcher et former les prescripteurs, comme le font les autres laboratoires avec les médicaments allopathiques. Pour pallier les pertes engendrées par ces invendus, le gouvernement et des responsables de la centrale d'approvisionnement des RTA pourraient envisager la diminution du budget de leur production et donc de leur approvisionnement réduisant ainsi d'office les possibilités de consommation. Devant ce faible approvisionnement en RTA,

19. MSP/DGSP/DSP, Ministère de la santé publique, Direction générale de la santé publique, Direction des services pharmaceutiques, 2008. *Liste nationale des médicaments essentiels Guinée-Bissau*, Guinée-Bissau, 13 p.

20. République démocratique du Congo, Ministère de la santé publique, 2010. *Liste nationale des médicaments essentiels*, 146 p.

plusieurs de mes interlocuteurs ont témoigné de la mise en place d'un commerce parallèle de ces produits par les médecins qui sont enclins à les prescrire. Ces derniers se les procurent dans les boutiques spécialisées, en ville, pour ensuite les revendre à leurs patients après les leur avoir prescrits.

Bien que pouvant être considérés comme des remèdes *hybrides* ou *néo-traditionnels*, il semblerait que les RTA, dans le discours des médecins, soient essentiellement perçus comme des produits issus de la médecine traditionnelle malgache. Selon un médecin exerçant dans un centre de santé de district dans les environs de la capitale, le développement et la reconnaissance officielle des « remèdes des tradipraticiens » ont permis à un grand nombre de gens, notamment des « gens aisés ou qui ont de l'argent », de se tourner « vers la médecine traditionnelle » à laquelle ils n'accédaient pas auparavant, à cause des représentations négatives que cette thérapeutique véhiculait. Pour les firmes pharmaceutiques et le gouvernement, la « quête de légitimité » (Egrot, 2015) des RTA tend à les placer dans une catégorie équivalente, ou du moins approchante, à celle des médicaments allopathiques. Les firmes pharmaceutiques souhaitent exporter ces remèdes au niveau international afin d'accroître leur légitimité et par conséquent leur rentabilité économique. D'après un responsable du groupe Homéopharma, la compagnie a pour objectif principal d'augmenter ses exportations d'huiles essentielles à l'étranger pour les années futures. En 2016, 80 % des ventes se font localement à Madagascar, contre 20 % pour l'exportation en gros. Les phytoremèdes ayant obtenu l'AMM peuvent être exportés vers la France, la Russie, certains pays d'Afrique et d'Asie dans un packaging légèrement modifié afin de mieux s'adapter au marché international.

CONCLUSION

Les RTA représentent un intérêt économique non négligeable pour les quelques laboratoires qui possèdent l'agrément officiel pour les produire. Par une reconnaissance officielle et une labellisation qui reprend les codes et les formules des médicaments allopathiques (AMM, tests en laboratoire, posologie, galénique, etc.), ces laboratoires acquièrent une légitimité au plan international. Cela leur permet d'exporter leurs produits sous leurs marques, qu'ils possèdent ou non l'AMM. Bien qu'étant produits dans une logique de développement qui promeut l'amélioration de la santé des populations, les RTA ne bénéficient au final pas, ou très peu, à la population malgache (non prescription, non approvisionnement, prix plus élevés que certains médicaments allopathiques). Malgré quelques tentatives associatives éparses ciblant l'intérêt et le bénéfice des populations, la tendance générale vise le profit plutôt que l'amélioration de la santé. La collaboration avec les praticiens qui résulte de cette dynamique globale a tendance à ne se faire qu'à sens unique et pour un intérêt non réciproque.

La mise en place de la fabrication, de la distribution et de la vente des RTA s'inscrit dans une dynamique de valorisation des pratiques de médecine traditionnelle à Madagascar comme dans d'autres pays en Afrique. Cette dynamique officielle vient pallier le manque de moyens matériels et humains consacrés au développement de la médecine conventionnelle. Les critères de bonnes pratiques de fabrication et de production des phytoremèdes sont revus « à la baisse » afin de répondre à des objectifs de développement pour des populations se trouvant déjà en détresse sanitaire. Est-il alors éthiquement acceptable d'encourager en Afrique des pratiques traditionnelles qui ne « sont pas reconnues officiellement dans les pays développés » et dont le « service rendu [est jugé] insuffisant » (Lefèvre, 2008 : 47) ? Les plantes médicinales, patrimoine naturel national, sont entraînées « dans le flux de la pharmaceuticalisation » (Egrot, 2015 : 181), pour servir des intérêts privés, en freinant peut-être la nécessité qu'aurait le gouvernement à développer des réponses à des besoins sanitaires présents et de plus en plus préoccupants.

BIBLIOGRAPHIE DES SOURCES CITÉES

COLLOT P.-A., 2007. « La protection des savoirs traditionnels, du droit international de la propriété intellectuelle au système de protection sui generis », *Droit et cultures*, 53, 181-209

DIDIER P., 2015. *Médecine traditionnelle et « médecine intégrative » à Madagascar : entre décisions internationales et applications locales*, Thèse de doctorat en anthropologie sociale-ethnologie, Bordeaux, Université de Bordeaux, 597 p.

EGROT M., 2015. « Produits frontières, légitimité, confiance et automédication : interférences autour de quelques médicaments néo-traditionnels circulant en Afrique de l'Ouest ». In : C. BAXERRES, V. GUIENNE, R. HOUNGNIHIN, C. MARQUIS (dir.), *L'automédication et ses déterminants : Actes des Rencontres scientifiques Nord/Sud à Cotonou,* Cotonou, Bénin, p. 166-184

LEFÈVRE G., 2008. « Les discours sur la médecine traditionnelle à Madagascar. Entre idéologie coloniale, salut de l'âme, raison économique, et pouvoir biomédical », *Revue des Sciences Sociales,* 39, 46-59

ORGANISATION MONDIALE DE LA SANTÉ, 2002. *Stratégie de l'OMS pour la médecine traditionnelle pour 2002-2005*. Genève, Suisse, 78 p.

ORGANISATION MONDIALE DE LA SANTÉ, 2013. *Stratégie de l'OMS pour la médecine traditionnelle pour 2014-2023,* Genève, Suisse, 72 p.

PINTON F., GRENAND P., 2007. « Savoirs traditionnels, populations locales et ressources globalisées ». In : C. AUBERTIN, F. PINTON, V. BOISVERT (dir.), *Les marchés de la biodiversité,* Paris, France, Institut de recherche pour le développement, p. 165-294

PORDIÉ L., GAUDILLIÈRE J.-P., 2013. « Industrialiser les médicaments ayurvédiques : les voies indiennes de l'innovation pharmaceutique », *Autrepart*, 63, 123-143

POUSSET J.-L., 2006. « Place des médicaments traditionnels en Afrique », *Médecine Tropicale,* 66, 6, 606-609

RANDRIANTSARA R.F., 2015. *Processus de valorisation et d'intégration des savoirs et ressources en médecine dans le cadre de l'APA. Approche anthropologique*, Université d'Antananarivo, L'homme et l'environnement, 49 p.

SIMON E., EGROT M., 2012, « "Médicaments néo-traditionnels" : une catégorie pertinente ? », *Sciences sociales et santé,* 30, 2, 67-91

Une pathologie courante qui échappe à l'automédication Les soins domestiques des parasitoses intestinales infantiles à Antananarivo

Chiarella Mattern *

Le recours aux soins est une thématique largement explorée depuis les années 1980 en anthropologie de la santé (Baxerres & Le Hesran, 2004 ; Desclaux, 2015 ; Fainzang, 1985, 2004, 2010 ; Franckel & Lalou, 2008 ; Tremblay, 1982 ; Rode, 2010 ; Souley, 2003). Les premières analyses portaient principalement sur les zones rurales et mettaient en évidence les obstacles à l'accès aux soins liés à l'enclavement des populations. Les villes apparaissaient mieux loties que les villages en termes d'offre de soins, les disparités d'accès aux lieux de soins en zone urbaine n'ont été étudiées que plus tard (Olvera *et al.*, 2011 ; Parizot *et al.*, 2005). Or le regard porté à une échelle urbaine montre un pluralisme thérapeutique et une offre de soins spatialement mal répartie et souvent peu accessible (Nikiema *et al.*, 2015).

Dans cet article, nous traiterons du recours aux soins pour les ménages d'Antananarivo et plus spécifiquement en cas de maladie infantile. Nous interrogerons les modalités d'acquisition et d'usage des médicaments pharmaceutiques industriels [1]. L'hypothèse qui nous guide ici est qu'au regard des pratiques de recours aux soins pour les adultes, majoritairement caractérisées par l'autoconsommation de médicaments pharmaceutiques (Mattern & Pourette, 2018), les pratiques pour les enfants en bas âge diffèrent.

* Anthropologue, Institut Pasteur de Madagascar, Antananarivo, Madagascar, et CEPED, IRD, Université Paris Descartes, INSERM, Paris, France.

1 Notre travail de thèse porte exclusivement sur les médicaments dits « pharmaceutiques ». Le terme « médicament » sera donc utilisé pour y référer, sauf indication contraire de notre part.

MÉTHODOLOGIE

Les données présentées ici sont issues d'un corpus de 23 entretiens approfondis réalisés entre avril et août 2015 dans le cadre de mes recherches doctorales en anthropologie [2]. Douze entretiens ont été réalisés avec des mères et des pères de familles populaires, résidant au sein des *bas quartiers* [3] de la capitale et 11 avec individus issus de la catégorie moyenne tananarivienne. Dans la suite de ce texte, nous caractériserons par le terme « populaire » les sujets issus des *bas quartiers*, ou quartiers populaires situés dans la *Ville Basse* (Wachsberger, 2006) au nord-ouest de la ville. À Madagascar, les groupes sociaux populaires résident majoritairement en milieu rural et représentent une majorité écrasante de la population. En effet, en 2013, 72 % de la population malgache vivait sous le seuil de pauvreté national [4]. L'appartenance à la catégorie socio-économique « moyenne » a été identifiée sur la base du niveau des diplômes (de l'enseignement supérieur) et des emplois occupés par les enquêtés.

L'ensemble des personnes interviewées sont âgées de 25 à 53 ans et ont entre zéro et 9 enfants [5]. Le niveau le plus élevé de scolarité parmi les ménages populaires est le CM2, le plus bas étant « aucune scolarité ». La majorité des répondants ne dispose pas de couverture santé. L'ensemble des personnes issues des *bas quartiers* mènent des activités journalières informelles : *lavandières* pour les femmes et *porteurs* pour les hommes. Ces activités s'exercent sur la base d'un réseau de clientèle, et peuvent relever de demandes inattendues et ponctuelles ou être plus organisées. Secteurs d'anciens marécages, les *bas quartiers* sont fréquemment inondés durant la saison des pluies qui s'étend de novembre à mars. Les habitants de ces quartiers sont donc exposés de manière récurrente aux maladies infectieuses ou diarrhéiques (Randremanana *et al.*, 2001). Les entretiens auprès des familles résidant dans ces quartiers ont été menés avec une interprète au domicile des ménages. L'accès au terrain a été facilité par deux travailleuses sociales employées d'une ONG œuvrant dans ces quartiers.

---

2 Ma thèse intitulée *Le marché informel du médicament à Madagascar : une revanche populaire* a été soutenue à l'Université catholique de Louvain le 13 décembre 2017.

3. Terme utilisé par les Malgaches pour désigner les quartiers populaires, en opposition aux quartiers plus riches situés dans la Haute Ville.

4. INSTAT, 2012-2013.

5. Trois interlocuteurs issus de la catégorie moyenne n'avaient pas d'enfants au moment de l'enquête. Bien que portant sur les pratiques de recours aux soins du jeune enfant, cet article exploite en partie les données issues de ces entretiens, sur la thématique de l'automédication notamment.

Les ménages issus de la catégorie moyenne ont été identifiés dans mon entourage puis par effet « boule de neige ». Les entretiens ont été menés majoritairement en français, sans interprète et sur le lieu de travail des personnes interviewées. Une majorité de ces personnes dispose d'un diplôme du niveau d'enseignement supérieur. Elles occupent des emplois à contrats indéterminés et bénéficient pour la plupart d'une couverture santé (remboursement des frais de consultations et médicaments).

ENTRE CIRCUITS OFFICIELS ET INFORMELS : LES OFFRES DE SOINS À ANTANANARIVO

Le système de soins [6] malgache est constitué de trois secteurs : le privé, le public et l'informel [7]. Selon Nsarhaza (1998) [8], les réponses informelles en matière de santé couvrent plusieurs réalités : soins à domicile, corruption dans les services médicaux publics, distribution de médicaments, alimentation et nutrition, planification familiale, solidarité face aux risques liés à la santé.

À Antananarivo, le circuit public est constitué des Centres de santé de base (CSB) et centres hospitaliers. À tous les niveaux de la pyramide sanitaire publique, les formations disposent de leurs propres pharmacies approvisionnées majoritairement par la SALAMA (Centrale d'achat en médicaments génériques). Concernant l'offre de soins publics, de nombreux dysfonctionnements ont été mentionnés par l'ensemble de nos enquêtés : temps d'attente trop long, mauvaise qualité de l'accueil et des soins dispensés, ruptures de stock de médicaments. Pour les individus issus de la catégorie moyenne, ces structures revêtent une image négative, associée à la pauvreté. Pour les ménages populaires, les ruptures d'approvisionnement en médicaments des pharmacies des formations sanitaires publiques constituent un obstacle important à la consultation dans ces centres, car cela implique l'achat des médicaments manquants dans les pharmacies privées, à un prix plus élevé. Cette variabilité des prix est à l'origine d'une défiance généralisée à l'égard du système de santé

6. Terminologie empruntée à la santé publique (Desclaux & Lévy, 2003).

7. Le terme « informel » est l'expression généralement choisie en anthropologie pour désigner les pratiques de vente et d'achat de médicaments qui se déroulent hors du cadre formel imposé par l'État et par le système de santé biomédical qui prévaut dans un pays (Baxerres, 2015). Sur le terrain malgache, les termes *marché noir, parallèle, illicite* sont communément utilisés par les populations, médias, professionnels de la santé pour référer à ce phénomène.

8. Nsarhaza K., 1998. *Comprendre le secteur informel de la santé (SIS). Concepts, techniques de collecte des données et structure pour l'analyse*, Document technique Organisation mondiale de la santé, Série Macroéconomie, santé et développement, 31.

public, observée dans d'autres contextes (Olivier de Sardan & Jaffré, 2003 ; Ramay *et al.*, 2016). Le secteur public n'est pas un recours de choix pour les personnes interrogées [9].

Le circuit de soins privé regroupe d'une part les cabinets et hôpitaux/cliniques privés et d'autre part les dispensaires confessionnels. Ces centres de soins disposent de pharmacies approvisionnées *via* les grossistes répartiteurs privés ou par des dons en produits pharmaceutiques. Le prix de la consultation et des médicaments varie. Certaines de ces cliniques dispensent des soins principalement à destination de la catégorie moyenne/aisée malgache et d'autres sont exclusivement fréquentées par les ménages populaires. C'est le cas, par exemple, de certains dispensaires confessionnels qui prodiguent des soins gratuits et offrent les médicaments en contrepartie d'une somme symbolique ou à crédit.

Enfin, le secteur de l'offre de soins informels compte les *docteurs libres* [10] qui pratiquent dans l'informalité. Certains cabinets privés informels disposent de médicaments, pour la majorité achetés par les praticiens sur le marché informel. Le prix des consultations varie et est souvent fixé par le soignant en fonction des revenus du ménage. Face aux nombreux dysfonctionnements du système public, les ménages préfèrent se référer aux *médecins libres* qui constituent des recours connus et familiers.

En marge de ces recours pluriels, on a noté des pratiques de « non-recours » (Rode, 2010) qui se caractérisent par l'absence de consultation médicale pendant une période donnée et par la pratique de l'automédication sur la base de l'utilisation de médicaments pharmaceutiques, remèdes traditionnels améliorés (RTA) [11] et remèdes traditionnels [12]. Les difficultés d'accès des groupes sociaux populaires aux services de santé se traduisent soit par un renoncement aux soins, soit par des recours aux soins qui s'orientent vers les services gratuits ou considérés comme moins onéreux, ou encore vers l'automédication, pour

---

9. Si l'offre de soins publics semble être faiblement sollicitée en cas de maladie, les ménages populaires y ont systématiquement recours pour deux moments spécifiques : la vaccination et les consultations prénatales. Ces deux activités sont rarement prises en charge par d'autres soignants.

10. Terme communément utilisé par les Malgaches pour désigner des médecins pratiquant en privé et non inscrits à l'Ordre des médecins.

11. Pour plus d'informations concernant ces RTA voir les travaux de P. Didier (2015).

12. Nos résultats montrent l'utilisation fréquente des *fanafody gasy*, soit les remèdes traditionnels et les RTA ; leur utilisation est souvent couplée à l'utilisation de médicaments industriels. Nous avons volontairement choisi pour nos travaux comme objet de recherche le médicament pharmaceutique, cela n'exclut aucunement les usages fréquents de *fanafody gasy*.

soigner les symptômes connus et jugés bénins, comme dans d'autres pays africains.

L'AUTOMÉDICATION AU CŒUR DES PRATIQUES DE SOINS : « J'AI PEUR QUAND JE FAIS LE DOCTEUR POUR MES ENFANTS »

Les pratiques d'automédication ont été étudiées dans différents contextes (Baxerres *et al.*, 2015 ; Desclaux, 2015 ; Fainzang, 2010 ; Mahamé & Baxerres, 2015 ; Van der Geest, 1987). Des variations de modalités dans la pratique de l'automédication ont été notées. La base de l'automédication est la reproduction d'un traitement qui a fonctionné pour la personne (son expérience) ou pour un membre de son entourage (les informations ou conseils reçus) [13]. Ce qui diffère, c'est le cadre dans lequel cette pratique a lieu (cadre formel ou informel), l'entité tierce qui oriente le choix (entourage, soignant, épicier, pharmacien, vendeur) et la personne pour qui/par qui est faite l'automédication (quand un parent décide pour son enfant par exemple).

En cas de maladie, plusieurs voies sont empruntées par les ménages d'Antananarivo. Les quêtes de soins sont caractérisées pour les deux groupes socio-économiques analysés par un enchevêtrement de soins formels et informels. Dans un premier temps, peu importe le niveau de richesse du ménage, les familles gèrent les épisodes de maladie de façon domestique [14], à l'instar de ce qui a été observé ailleurs (Baxerres & Le Hesran, 2004). Cela est d'autant plus vrai quand les maux sont reconnus et considérés comme bénins et simples à traiter. Les produits de l'automédication sont divers : médicaments pharmaceutiques industriels, plantes et remèdes traditionnels, produits néo-traditionnels.

Si l'autoconsommation de produits pharmaceutiques est banalisée pour les individus des deux groupes socio-économiques étudiés, les lieux d'acquisition des médicaments diffèrent. Les individus plus aisés puisent dans leur pharmacie familiale ou recourent à une officine pharmaceutique. Pour les ménages populaires, les médicaments pharmaceutiques sont presque exclusivement achetés dans le secteur informel (en épicerie). Dans les deux cas, la pratique d'automédication est limitée pour les jeunes enfants. En cas de maladie infantile, la tendance est d'aller chez un soignant. Quand il s'agit de la santé des enfants, les récits des ménages sont systématiquement ponctués de phrases normatives

13. J.-P. Olivier de Sardan, 2015. *Les services de santé sont les meilleurs propagandistes de l'automédication*, communication orale, Rencontre Nord/Sud de l'automédication et de ses déterminants, Cotonou, Bénin.

14. On entend par là sans recours à un soignant pour poser un diagnostic.

soulignant la nécessité d'aller chez le docteur : « C'est toujours mieux d'aller chez le docteur », « Quand il s'agit des enfants il faut aller chez le docteur ». Ces discours témoignent d'une part de l'exposition aux messages de sensibilisation dispensés aux mères lors des consultations prénatales et séances de vaccinations au CSB. D'autre part, ils témoignent de l'existence d'une norme communément admise et non dépendante du statut socio-économique autour de l'évitement de l'automédication dans le cas de la prise en charge de la santé des enfants. L'entourage a un rôle clé dans la définition des orientations thérapeutiques choisies.

« J'ai peur de faire le docteur pour mes enfants » nous dit une mère des *bas quartiers*. Cette peur naît de plusieurs constats. La principale raison de l'évitement de l'automédication pour cette catégorie d'individus est l'incapacité de poser un diagnostic pour un enfant qui ne peut pas encore exprimer ses maux, et « qu'on ne connaît pas encore bien ». La fragilité des enfants a également été évoquée.

> *E (Enquêteur) : Et si Sitraka [un mois et demi] ne se sent pas bien est-ce que vous achetez les médicaments à l'épicerie ?*
> *R (Répondante) : Je n'ose pas car elle est trop petite. Vous pouvez penser que c'est un simple mal de tête alors que ça peut être autre chose. [...] Il est très difficile de deviner quel médicament lui est adapté alors il faut aller chez le docteur.*
> *E : À partir de quel âge on peut donner les médicaments de l'épicerie ?*
> *R : C'est quand l'enfant commence à être conscient qu'il ne se sent pas bien, qu'il est malade. Comme l'âge de Luc [six ans].*
>
> (Hoby, 26 ans, lavandière, deux enfants)

À travers les discours sur la santé des enfants se cristallise une forme de méfiance à l'égard des médicaments du marché informel qui « usent la santé », « ne sont pas garantis », « affectent les enfants quand c'est périmé ». L'efficacité perçue des médicaments pharmaceutiques disponibles en épicerie est relative et dépend notamment de l'état de santé de l'usager.

> *Si quelqu'un est fort, le médicament de l'épicerie lui suffira mais quelqu'un de faible, il doit forcément acheter les médicaments en pharmacie.*
>
> (Lalaïna, 34 ans, huit enfants, lavandière, mère célibataire)

Les perceptions de la qualité des médicaments de pharmacie et d'épicerie s'opposent autour de la notion de « garantie » qui renvoie principalement au respect de la date de péremption et des conditions de stockage et de conservation des médicaments. En épicerie, les médicaments sont « laissés juste comme ça », à l'opposé des médicaments en pharmacie où « tout est calculé avec la température dont le médicament a besoin ». De nombreuses rumeurs circulent sur la falsification de la date de péremption des médicaments du marché informel. Les épiciers sont l'objet de suspicion, ainsi que les personnes en charge de l'approvisionnement en médicaments des lieux de vente. Si les campagnes de lutte contre le marché informel portées par le Ministère de la santé publique [15] sont rares (un seul passage durant l'année précédant l'enquête et des spots radio), les messages concernant les dangers du recours aux médicaments informels sont restés inscrits dans les mémoires. En outre, la consommation de médicaments hors prescription, pouvant conduire à une surconsommation, fait l'objet de précautions. Si le pays de provenance du médicament inquiète peu les ménages, la date de péremption des médicaments acquis *via* les épiceries est généralement vérifiée.

Parmi les ménages de catégorie moyenne, nous avons observé une autre forme d'automédication, « par consultation à distance » (souvent par téléphone). L'usager s'enquiert auprès d'un soignant (collègue ou ami médecin, membre de la famille qui est médecin) pour confirmer le diagnostic pressenti et la prescription médicamenteuse associée. Comme nous le dit une mère dans l'extrait suivant, la place dans la fratrie joue un rôle également dans la pratique ou non de l'automédication.

> *Pour le premier enfant j'ai régulièrement consulté un médecin qui me prescrivait des médicaments à titre répétitif. On commence à comprendre : quand il s'agit de telle maladie, on prend tel médicament. Donc pour mon deuxième enfant, j'ai fait tout de suite l'automédication.*
>
> (Mbola, 40 ans, analyste programmateur en informatique)

LE CAS SPÉCIFIQUE DES VERMIFUGES

Parmi les pathologies du quotidien, les parasitoses intestinales bénéficient d'un recours spécifique par acquisition des antihelminthiques *via* des voies officielles [16]. La spécificité ne réside pas dans le choix du lieu d'achat (en l'occurrence la pharmacie ou les formations sanitaires), car le médicament n'est généralement pas disponible en épicerie [17]. Elle réside plutôt dans le fait que, au regard d'autres maladies dont les traitements ne sont pas disponibles en épicerie

---

15. Dans les souvenirs des populations interrogées, ces campagnes de sensibilisation visaient la « lutte contre les médicaments périmés ».

16. Pour cette partie, nous nous basons sur le corpus d'entretiens réalisés avec le groupe social populaire.

17. Deux femmes ont mentionné avoir acheté les vermifuges sur le marché informel au prix de 400 ar (soit 0,10 centimes d'euro). La première auprès d'un vendeur ambulant, la seconde à Ambohipo, un quartier de la capitale malgache spécialisé dans la vente informelle de médicaments (Mattern, 2015).

et pour lesquelles aucun traitement n'est apporté, celle-là implique pour la majorité des personnes interviewées une prise en charge (achat du médicament en pharmacie), une anticipation financière (épargne de la somme nécessaire pour acheter les vermifuges), une prise périodique du traitement (respect du calendrier de prise trimestrielle pour les enfants sans dépasser les trois prises par an). Dans un souci de respect du calendrier de prise des vermifuges, et si les lieux d'achats habituels font défaut (rupture en approvisionnement au sein d'une pharmacie, distribution gratuite retardée), les ménages trouvent d'autres voies pour acquérir les médicaments.

Si cette maladie touche quasiment toutes les personnes interrogées, adultes et enfants confondus, le traitement n'est acheté que pour les enfants jusqu'à un certain âge [18]. Les impératifs financiers des ménages populaires, couplés à une méconnaissance des modalités de la transmission des helminthiases (notamment par le biais des parents non traités [19]), conduisent à une prise en charge par les ménages uniquement des enfants de moins de cinq ans. Cette priorisation pourrait s'expliquer notamment par l'orientation des messages de sensibilisation plus spécifiquement vers ces cibles.

> *E (Enquêteur) : Vous, vous prenez aussi les médicaments contre les vers ?*
> *R (Répondante) : Non, je n'en prends pas. Je n'avais même pas pensé en prendre. C'est lorsque j'étais en consultation prénatale que le docteur m'a dit que je devais en prendre. Mais depuis, je n'en n'ai plus pris. C'est vraiment un problème financier, on sait que les adultes aussi doivent en prendre mais c'est vraiment l'argent donc il vaut mieux qu'on sauve les enfants d'abord parce que les enfants ne se sentent pas bien si on ne leur enlève pas les vers tous les trois mois.*
>
> (Felana, 32 ans, deux enfants et un à naître, profession non connue)

Le nom du vermifuge ou de la pathologie qu'il guérit n'est pas connu. Généralement, le terme utilisé pour y référer est *ody-kakana* (littéralement le « remède pour les vers »). La cause principalement identifiée est le manque d'hygiène des enfants qui jouent dans les ruelles des quartiers et qui consomment des aliments sans se laver les mains.

La première raison évoquée pour expliquer les soins spécifiques relatifs à cette parasitose est le côté palpable de la maladie et la répulsion dont elle fait l'objet : les vers sont visibles dans les selles, ils peuvent être « longs, ils

18. Durant la grossesse, les femmes bénéficient gratuitement de ces médicaments au cours des consultations prénatales.

19. Il est recommandé de traiter tous les membres de la famille en même temps : http://www.who.int/mediacentre/factsheets/fs366/fr

pendouillent » et « sont présents en grand nombre ». L'efficacité du traitement est tangible : si les vers sortent après consommation du médicament, il est considéré comme efficace. En second lieu, a été évoqué également l'impact des parasitoses sur la santé globale des enfants. D'une part, elles entraînent des démangeaisons désagréables, d'autre part, il a été noté par les enquêtés que les enfants atteints de vers sont plus fragiles et plus exposés à d'autres maladies. Les vermifuger régulièrement serait donc une manière d'éviter la fragilisation des enfants et un investissement en termes de santé, les enfants étant supposés être moins malades à l'avenir. Une autre raison motivant ces soins spécifiques est l'accessibilité des vermifuges à un moindre coût et par différentes voies formelles : distributions gratuites dans les *bas quartiers* pour les enfants de un à cinq ans associées à la vitamine C, distributions gratuites au sein des établissements scolaires [20] et au sein des CSB (100 ar soit 0,03 euros), disponibilité en pharmacie (le prix varie entre 200 et 500 ar soit entre 0,06 et 0,14 euros) où, contrairement aux autres produits pharmaceutiques, l'achat à dose unique est possible. Et, les pharmaciens et agents responsables des distributions (campagnes au sein des *bas quartiers* et au sein des CSB) dispensent généralement des conseils (prise de vermifuges au moment d'un repas, adaptation de la dose en fonction de l'âge de l'enfant) et offrent la possibilité de peser les enfants. Enfin, le ventre étant le point de départ et la source où peuvent se développer une série de maladies bénignes et plus graves, les soins ayant pour objectif de « laver » le ventre sont essentiels. L'usage des vermifuges apparaît donc dans un contexte particulièrement propice à son appropriation, puisqu'il possède un effet proche des remèdes dits *traditionnels*, dont l'objectif est la *purge* de l'intérieur ou le lavement intestinal.

L'analyse des recours en cas de parasitoses intestinales chez l'enfant illustre l'idée d'une quête de soins singulière concernant les maladies infantiles. Cette étude de cas autour des vermifuges démontre également l'influence des modes de distribution pharmaceutiques sur les usages des médicaments. En effet, l'automédication *via* le marché informel est rendue moins nécessaire de par la disponibilité à moindre coût des vermifuges par des voies formelles. Les précautions qui entourent la prise de vermifuges au sein des voies de distribution formelle (pesée de l'enfant, adaptation de la posologie en fonction de l'âge) tendent à rassurer les parents tout en conférant aux parasitoses intestinales un statut particulier pour lequel l'automédication n'est pas une option. Si la prise de paracétamol en épicerie tend à être banalisée et normalisée (« Tout le monde le fait »), l'acquisition de vermifuge *via* les voies informelles est rare et considérée comme dangereuse : « Il ne faut pas faire n'importe quoi avec les médicaments

---

20. Un déparasitage périodique est intégré dans le programme de santé scolaire de certains établissements de la capitale.

contre les vers ». Pour ce qui est des vermifuges, les discours normatifs sur la nécessité de recourir aux moyens formels d'acquisition des *ody-kakana* et les recours réellement mis en œuvre concordent puisque ces traitements sont quasiment exclusivement acquis par les modes de distribution formels de médicaments.

CONCLUSION

Dans un contexte de pluralité de l'offre thérapeutique disponible à Antananarivo, nos résultats soulignent l'importance de la gestion domestique des maladies pour l'ensemble des ménages interrogés. Si la pratique d'automédication est commune à tous nos informateurs, les lieux d'acquisition des médicaments diffèrent – le marché informel pour les ménages populaires, la pharmacie domestique ou un point de vente formel pour les familles de catégorie moyenne. De part et d'autre, des stratégies sont mises en œuvre par les ménages pour minimiser les risques liés à cette pratique d'automédication : confirmation du traitement par un ami médecin pour les ménages plus aisés et attention particulière portée à la date de péremption lors de l'achat des médicaments sur le marché informel pour les ménages populaires.

La gestion des maladies infantiles présente un consensus pour l'ensemble des sujets : l'automédication est évitée ainsi que le recours aux médicaments issus du secteur informel. Les raisons renvoient souvent à l'incapacité du jeune enfant à formuler l'origine de ces maux ainsi que sa vulnérabilité face aux médicaments pharmaceutiques, dont l'usage erroné pourrait produire sur lui des effets secondaires nocifs. L'analyse de l'utilisation rigoureuse des anti-helminthiques par les ménages populaires illustre l'attention spécifique portée à l'enfant s'agissant de l'usage de médicaments pharmaceutiques. Cette étude de cas souligne que les pratiques de recours aux traitements dépendent de modes de distribution pharmaceutique. En effet, les « aménagements » spécifiques visant à rendre les vermifuges à la fois accessibles et disponibles (les modalités de distribution, la disponibilité du traitement en dose unique, la dispensation de conseils, la possibilité de peser l'enfant pour adapter le traitement) ainsi que les précautions qui entourent sa consommation dans la distribution au sein des voies formelles (la dispensation de conseils) agissent comme des facilitateurs, encourageant les familles à recourir aux voies formelles de distribution pharmaceutique pour la prise en charge de cette maladie spécifique.

BIBLIOGRAPHIE DES SOURCES CITÉES

BAXERRES C., 2015. « Contrefaçon pharmaceutique : la construction sociale d'un problème de santé publique », In : A. DESCLAUX, M. EGROT (dir.), *Anthropologie du médicament au sud. La pharmaceuticalisation à ses marges*, L'Harmattan, Paris, p. 129-146

BAXERRES C., GUIENNE V., HOUNGNIHIN R., MARQUIS C., 2015. *L'automédication et ses déterminants : Actes des Rencontres scientifiques Nord/Sud à Cotonou*, Mars 2015, Cotonou, Bénin.

BAXERRES C., LE HESRAN J.-Y., 2004. « Recours aux soins en cas de fièvre chez l'enfant en pays Sereer au Sénégal entre contrainte économique et perception des maladies », *Sciences sociales et santé*, 22, 4, 5-23

DESCLAUX A., 2015. « L'automédication comme pratique collective. Pratiques et fonctions dans la vente de compléments nutritionnels au Sénégal », *Actes des Rencontres Nord/Sud de l'automédication et de ses déterminants*, p. 11-23

DESCLAUX A., LÉVY J.-J., 2003. « Présentation : cultures et médicaments. Ancien objet ou nouveau courant en anthropologie médicale ? », *Anthropologie et sociétés*, 27, 2, 5-21

DIDIER P., 2015. « Phytoremèdes et équité dans l'accès aux traitements à Madagascar », In : B. MAMADOU, A. DESCLAUX (dir.), *Nouveaux enjeux éthiques autour du médicament en Afrique*, Dakar, L'Harmattan-Sénégal, p. 265-282

FAINZANG S., 1985. « La "maison du Blanc" : la place du dispensaire dans les stratégies thérapeutiques des Bisa du Burkina », *Sciences sociales et santé*, 3, 3-4, 105-128

FAINZANG S., 2004. « Entre pratiques symboliques et recours thérapeutiques. Les problématiques d'itinéraire de recherche », *Anthropolitica, Revue d'anthropologie et de sciences politiques du Brésil*, 15, 20-38

FAINZANG S., 2010. « L'automédication. Une pratique qui peut en cacher une autre », *Anthropologie et Sociétés*, 34, 1, 115-133

FRANCKEL A., LALOU R., 2008. « Health-seeking behaviour for childhood malaria: Household dynamics in rural Senegal », *Journal of Biosocial Science*, 41, 1, 1-19

MAHAMÉ S., BAXERRES C., 2015. « Distribution grossiste du médicament en Afrique : fonctionnement, commerce et automédication. Regards croisés Bénin-Ghana », *Actes des Rencontres Nord/Sud de l'automédication et de ses déterminants*, p. 24-34

MARC-ADÉLARD T., 1982. « L'anthropologie de la santé en tant que représentation », *Recherches sociographiques*, 23, 253-273

MATTERN C., 2015. « Les circuits de distribution des médicaments pharmaceutiques industriels à Madagascar. Le cas du marché informel d'Ambohipo », *L'automédication et ses déterminants. Actes des Rencontres scientifiques Nord/Sud à Cotonou, Bénin 2015*, <hal-01336870>, 35-45

MATTERN C., POURETTE D., 2018. « Défiance et défaillance : des stratégies en marge de l'offre de soins publique. Recours aux matrones et au marché informel du médicament à Madagascar », In : M. GAIMARD (dir.), *Actes du colloque international : Vulnérabilités et territoires*, 27es journées scientifiques de la Société d'écologie humaine, Dijon, 2016

NIKIEMA A., BONNET E., GISÈLE S.N., KOUANDA S., 2015. « Des médicaments pour tous mais pas partout. Approche géographique de l'offre pharmaceutique à Ouagadougou (Burkina Faso) », In : B. MAMADOU, A. DESCLAUX (dir.), *Nouveaux enjeux éthiques autour du médicament en Afrique*, L'Harmattan, Dakar, p. 58-73

OLIVIER DE SARDAN J.-P., JAFFRÉ Y., 2003. *Une médecine inhospitalière. Les difficiles relations entre soignants et soignés dans cinq capitales d'Afrique de l'Ouest*, Paris, Karthala.

OLVERA L.D., PLAT D., POCHET P., 2011. « Se déplacer pour se soigner. Pratiques et obstacles à Conakry et Douala », *Cahier de géographie du Québec*, 55, 156, 555-573

PARIZOT I., RAKOTOMANANA F., RAZAFINDRAKOTO M., WACHSBERGER J., RAZAFINDRAKOTO M., 2005. « Santé, inégalités et ruptures sociales à Antananarivo. Premiers résultats de l'enquête SIRS 2003 », *Documents de travail DIAL*, 19, 70 p.

RAMAY B., MÉNDEZ L., CERON A., 2016. « Characterizing the pharmaceutical nexus of self-medication with antibiotics in Guatemala », *L'automédication en question. Un bricolage socialement et territorialement situé*, p. 125-136

RANDREMANANA R., MIGLIANI R., RAKOTOMANGA S., JEANNE I., 2001. « Système d'Information Géographique et Santé : application à la ville d'Antananarivo », *Archives Institut Pasteur de Madagascar*, 67, 1 et 2, 74-78

RODE A., 2010. *Le « non-recours » aux soins des populations précaires. Constructions et réceptions des normes*, Thèse de doctorat, Université Pierre Mendès France, Grenoble II.

SOULEY A., 2003. « Un environnement inhospitalier ». In : Y. JAFFRÉ, J.-P. OLIVIER DE SARDAN (dir.), *Une médecine inhospitalière. Les difficiles relations entre soignants et soignés dans cinq capitales d'Afrique de l'Ouest*, Karthala, Paris, p. 105-155

TREMBLAY M.A., 1982. « L'anthropologie de la santé en tant que représentation », *Recherches sociographiques*, 23, 3, 253-273

VAN DER GEEST S., 1987. « Self-care and the informal sale of drugs in south Cameroon », *Social Science & Medicine*, *25*, 3, 293-305

WACHSBERGER J.-M., 2006. « Les quartiers pauvres à Antananarivo : enfermement ou support ? », *Document de travail DIAL*, 5, 21 p.

PARTIE III

SOINS ET SAVOIRS PROFANES

Entretien avec Bodo Ravololomanga, sage-femme et ethnologue

Dolorès Pourette *, Christine Bellas Cabane **, Chiarella Mattern ***

Après une formation initiale de sage-femme, Bodo Ravololomanga a réalisé une thèse d'ethnologie sur la naissance et la maternité chez les *Tanala d'Ifanadiana* (côte Est de Madagascar). Elle a soutenu sa thèse en 1983 à l'École des hautes études en sciences sociales à Paris (Ravololomanga, 1983). Depuis, elle a été chercheure associée au Centre d'anthropologie généralisée (Université de La Réunion, 1997-1999) puis chargée de cours à l'Université de Toamasina (Madagascar, 2000-2008). Depuis 2000, elle est chercheure associée à l'Institut de civilisations - Musée d'art et d'archéologie de l'Université d'Antananarivo. Au cours de ces années, elle a notamment travaillé sur les enfants défavorisés à Madagascar, les migrations entre Madagascar et La Réunion, le rituel du *Sambatra* (circoncision) à Mananjary (côte Est de Madagascar).

Elle revient avec nous sur des observations effectuées depuis les années 1970 sur la santé des femmes et des enfants, les avancées, les stagnations, les reculs.

Bodo, pourrais-tu nous parler de tes expériences de recherche dans les années 1970 ?

À l'époque, il y a 35 ans, les conditions n'étaient pas toujours favorables, ne serait-ce que les moyens de transport pour parvenir sur les terrains de recherche, loin des routes principales. Fort heureusement il y avait le courage et surtout la compréhension, pour une sage-femme qui voulait faire une étude en anthropologie dont le thème a été centré sur la femme et l'enfant et désirait

* Anthropologue, chargée de recherche, CEPED, IRD, Université Paris Descartes, INSERM, Paris, France.

** Pédiatre et anthropologue. Conseillère régionale santé, Ambassade de France à Madagascar (2013-2017).

*** Anthropologue, Institut Pasteur de Madagascar, Antananarivo, Madagascar, et CEPED, IRD, Université Paris Descartes, INSERM, Paris, France.

discuter avec les tradipraticien(ne)s, particulièrement les accoucheuses traditionnelles.

Pourrais-tu nous en dire plus sur les « accoucheuses traditionnelles » ?

Les accoucheuses traditionnelles appelées sous le nom de *reninjaza* « mère des enfants » (responsable de la santé de la mère et de l'enfant), ou *ampanavanana* « celle qui est adroite », tenaient une certaine notoriété dans la société, dans les villages, surtout là où il n'y avait pas de centre de santé avec un service de maternité. À part leur connaissance sur la santé de la mère et de l'enfant, elles devaient faire preuve d'une bonne conduite.

Actuellement, des femmes résidant en milieu rural ou même dans des villes secondaires vont encore auprès des *reninjaza* pour accoucher, surtout à partir du deuxième enfant, parfois par habitude ou par affinité. À cela s'ajoute l'appréhension des violences verbales de la part de certains agents hospitaliers. Les *reninjaza* sont réputées avoir une bonne connaissance des massages et beaucoup d'expérience. Par ailleurs, les femmes ne vont pas à l'hôpital à cause de la pauvreté : impossibilité d'achat de couverture pour la mère, de langes et de couches pour le nouveau-né. Elles ont honte d'étaler leur pauvreté à l'hôpital alors que les *reninjaza* se déplacent vers elles pour l'accouchement.

Que représente le fait d'avoir des enfants pour les Malgaches ?

Autrefois, le meilleur souhait à formuler au couple, lors du rituel de mariage, était d'engendrer sept garçons et sept filles, le chiffre sept indique ici la symbolique de la plénitude. À l'époque, avoir beaucoup d'enfants était un signe de bénédiction. Quoi qu'il en soit, faire un souhait à un couple d'engendrer sept garçons et sept filles se présente actuellement comme une ironie. On le fait encore par taquinerie. Le plus grand souci de la majorité des parents malgaches, aussi bien en milieu urbain que rural, est désormais d'avoir des enfants sains, scolarisés, capables de trouver un travail ultérieurement pour être autonomes.

Par ailleurs, les enfants représentent l'assurance vieillesse des géniteurs, une assurance psychologique et aussi économique pour les assister dans leurs vieux jours et accomplir pour eux les rituels funéraires décents. En cas de grave maladie de l'un des leurs, surtout d'un proche parent âgé, ils font des efforts pour que ce dernier ne se sente pas seul mais entouré, surtout à l'approche de la mort et à l'agonie. Et en cas de décès, aussi bien les uns que les autres se donnent du courage. C'est le moment qui marque le plus la cohésion du groupe. Ainsi avoir beaucoup de descendants est primordial pour les Malgaches bien qu'on désire en limiter le nombre au sein de la famille nucléaire actuellement.

Si les Malgaches en milieu traditionnel acceptaient que, pour procréer, il fallait les relations sexuelles entre l'homme et la femme, n'empêche qu'ils considéraient que la procréation ne pourrait se réaliser sans la volonté divine et ancestrale. Le liquide séminal était censé donner de la force à l'enfant *in utero*.

Ainsi le nouveau-né moribond était appelé *zaza tsy ampy lahy* (enfant dont la mère n'a pas reçu assez de liquide séminal). En cas d'absence prolongée pour une obligation de travail, le mari dont la femme était enceinte pouvait lui donner l'autorisation d'avoir des rapports sexuels avec un autre homme pour la force et la santé de l'enfant à naître, tout en respectant la prohibition de l'inceste. Une telle conduite n'était pas considérée comme un acte adultérin.

Par ailleurs, lorsqu'un couple n'arrivait pas à avoir d'enfants, l'épouse était taxée d'être à la source de la non-procréation. C'est encore vrai aujourd'hui. En effet, à Madagascar comme dans de nombreuses sociétés, on dit que l'homme n'est jamais stérile (*ny lehilahy tsy mba momba*) ! Ainsi, c'est toujours la femme qui doit se faire traiter au sein du couple stérile ; on considère que l'homme acquiert sa fécondité par sa virilité, à la suite du rituel de circoncision. Après la circoncision, on compare l'enfant à un zébu avec des cornes longues et aiguës, à l'image phallique. Soulignons que le zébu représente l'une des principales richesses des Malgaches.

Existait-il des méthodes traditionnelles pour limiter les naissances ?

Pour la limitation des naissances, certaines femmes en milieux urbains et suburbains recouraient parfois à l'avortement par l'utilisation des plantes comme les feuilles de *nifinakanga* pilées, aux substances abortives, à introduire dans le vagin mais avec des conséquences imprévisibles comme les infections, les obstructions des trompes provoquant la stérilité et les hémorragies utérines souvent mortelles. Actuellement, certaines femmes se trouvant devant une grossesse non désirée recourent encore à ce genre d'injections intra-vaginales, toujours avec les mêmes conséquences fâcheuses.

Pour planifier les naissances, grâce à la sensibilisation, des femmes vont actuellement dans des centres de santé pour l'utilisation des méthodes contraceptives. Les méthodes les plus acceptées sont le PilPlan (pilule contraceptive) et les injections. L'aide des agents communautaires en qui les femmes ont confiance est importante car ce sont eux qui font le rappel des dates des injections ou de l'ablation de l'implant contraceptif marquées dans le carnet de santé des femmes. En revanche, les ovules à introduire dans le vagin sont encore rejetés, aussi bien par le mari que l'épouse en milieu traditionnel, car considérés comme gênants et supposés provoquer des maladies intra-vaginales, voire utérines. L'utérus appelé *tranon-jaza* (maison de l'enfant) ne doit pas être agressé par des objets étrangers, selon leur opinion.

As-tu observé des changements dans la prise en charge de la grossesse et de l'accouchement ?

La femme enceinte restait très discrète et n'annonçait l'installation de la grossesse que lorsqu'elle entendait bouger le fœtus dans son ventre. D'une façon évasive, elle en parlait à une accoucheuse traditionnelle ou à une proche parente beaucoup plus âgée avec un geste d'humilité car on ne sait pas comment va évoluer la grossesse. Dans de telles situations, on ne devance pas la volonté divine *(Zanahary)* et ancestrale. Actuellement, il arrive que, dès l'arrêt des règles, la femme se confie à un agent communautaire qui la sécurise dans une atmosphère de confiance. L'agent communautaire lui dresse une fiche nominative dans le carnet de santé pour les visites prénatales au CSB (Centre de santé de base), suivre l'évolution de la grossesse et faire les vaccinations contre le tétanos et la prévention du paludisme.

Si des anomalies se présentent au cours de la grossesse (menace d'avortement), la femme enceinte doit se reposer et faire l'objet de beaucoup d'attention du groupe féminin de sa famille. En cas d'avortement spontané, elle est dirigée vers un centre de santé beaucoup plus spécialisé. Mais face à la pauvreté, au manque de moyens financiers, les membres de la famille amènent la femme auprès d'une accoucheuse traditionnelle.

Malheureusement, on observe encore beaucoup de cas de femmes qui décèdent au moment de l'accouchement. En cas de complications, les familles sont souvent dans l'impossibilité d'évacuer la parturiente vers des centres hospitaliers pour une opération de césarienne. À la rigueur on évacue la femme vers un centre de santé du district mais avec des moyens de transport rudimentaires. Il n'est pas rare actuellement de voir des femmes enceintes torturées par les contractions utérines, allongées sur des petites charrettes (*varamba*) poussées par des hommes sur des routes cahoteuses et boueuses ou allongées sur une sorte de brancard (*talaboka*) tenu par deux hommes, trottinant sur plusieurs kilomètres. Parfois, elles meurent en cours de route. Un tel tableau est désolant !

Fort heureusement, il existe des ONG œuvrant pour la santé qui viennent au secours des gens en détresse. Toutefois, ces ONG ne peuvent pas couvrir tout Madagascar, et, même là où elles interviennent, elles ne peuvent pas se rendre dans les espaces reculés et inaccessibles.

Si, par chance, l'évacuation peut se faire, il se pose encore les problèmes d'hébergement des accompagnateurs des malades, du coût de l'opération césarienne et des suites opératoires. Ainsi, parfois, par manque de moyens et d'autres solutions, les familles préfèrent faire appel aux accoucheuses traditionnelles ou d'autres tradipraticiens qui font des incantations, de *fafirano* « aspersion d'eau » pour soulager la parturiente ou l'enfant malade. Un tel geste représente souvent un soutien psychologique, aussi bien pour les malades que leur entourage.

Pourrais-tu nous parler de la santé des enfants ?

Dans les années 1970, les différentes maladies infantiles, sans traitement adéquat, étaient susceptibles d'entraîner la mort, voire la disparition de la descendance dans une famille. Fort heureusement, actuellement, une telle situation s'améliore grâce aux campagnes de vaccination, à la sensibilisation faite par les agents hospitaliers, les différentes ONG, et surtout conjointement avec les agents communautaires ayant le sens de la communication, et qui se déplacent dans les zones les plus reculées pour faire du « porte-à-porte ». Les agents communautaires servent de « charnière » entre la population et le centre de santé. Il est souhaitable qu'on tienne compte de la place et du rôle qu'ils occupent pour la santé de la mère et de l'enfant.

Autrefois, le paludisme tuait beaucoup d'enfants et d'adultes. Il n'y avait que la prise de nivaquine dans des centres de santé souvent éloignés des villages. Ainsi des familles usaient des moyens se trouvant à leur portée en brûlant des plantes ou des herbes à forte odeur comme le *romba,* l'*eucalyptus*, au seuil de la porte, dans le but d'empêcher les moustiques de s'introduire dans la maison et de piquer les gens dans leur sommeil.

Actuellement, l'usage des moustiquaires avec des insecticides à effets prolongés, à la suite de don ou d'achat, dans les zones paludéennes, est salutaire. Toutefois certaines zones considérées non paludéennes, voire quelques quartiers en ville mais se trouvant à proximité des dépôts d'ordures, de broussailles, de marais, de lacs avec des eaux stagnantes, présentent des risques. Les familles défavorisées qui vivent près de ces endroits ne font pas encore usage de moustiquaires par manque de moyens ou d'absence de sensibilisation.

Pour la question de l'eau, beaucoup d'enfants mouraient en bas âge en buvant de l'eau sale non bouillie, suite à des diarrhées et vomissements. Malheureusement le problème existe encore aujourd'hui. Dans certaines régions (en Androy par exemple), par manque de points d'eau à cause de la sècheresse, des enfants boivent des eaux stagnantes ou de l'eau des rivières. La malnutrition est aussi un problème important à Madagascar.

Quels sont les soins domestiques effectués sur le nouveau-né et la maman après la naissance ?

Les suites de couches étaient des moments privilégiés pour la femme. Elle faisait l'objet de beaucoup d'attention. Allongée sur un lit ou sur un matelas à côté du feu, parfois dans une sorte d'alcôve, une parente expérimentée s'occupait d'elle et du nouveau-né. C'est là qu'on lui apportait à manger une « soupe de riz » (*vary sosoa*) et un bouillon de poulet ou un « bouillon de crevettes » (*ro-patsa*), censés favoriser la montée de lait. Appelée *mpifana* (« celle qui se met au chaud »), la femme restait confinée pendant trois mois. Actuellement, le *mifana* (période de confinement) existe toujours, mais il a tendance à être plus court. Par ailleurs, par l'éducation sanitaire, on conseille aux parturientes de se lever le lendemain de l'accouchement et de ne pas rester longtemps allongées et confinées, afin d'éviter la phlébite, accident autrefois fréquent.

Pour la première mise au sein, il était interdit, dans les villages, de donner les premières sécrétions de lait (colustrum) appelées *tain-dronono* « excréments » ou « déchets de lait » au nouveau-né. On ne donnait que de l'eau au nouveau-né jusqu'à ce que la montée de lait soit effective et que le colostrum disparaisse. Actuellement, dans certaines régions, ces premières sécrétions de lait ayant comme nouvelle dénomination *ranom-batsiny* (« provision d'eau ») sont données au nouveau-né dès la naissance, grâce à la sensibilisation et l'éducation sanitaire.

La venue au monde de jumeaux nécessite parfois des rituels particuliers. Lorsqu'il s'agit de jumeaux de sexes différents, certaines sociétés malgaches font appel à un rituel de purification pour la levée du tabou de l'inceste. Ayant vécu nus dans le ventre de leur mère, un rituel de purification est nécessaire pour assurer leur bon développement. Chez les Antambahoaka, groupe ethnique du Centre-Est, les jumeaux de même sexe ou de sexes différents sont considérés comme tabous. Autrefois, on les laissait mourir. Actuellement, des centres d'accueil les prennent en charge dès la naissance. Quelques-uns sont adoptés au pays ou à l'étranger. Certaines mères, encore minoritaires, gardent leurs jumeaux après un rituel de levée du tabou.

Un mot pour conclure ?

Comme nous venons de le voir, la place de la mère et de l'enfant est importante à Madagascar, quelle que soit l'époque. Il n'y a rien d'étonnant à ce que la société accorde une attention particulière à leur santé. Si des efforts ont été réalisés au niveau national, il reste encore l'amélioration de l'accès aux soins, la prévention des maladies, l'accès à l'eau propre et potable, la sensibilisation à l'hygiène, le développement des latrines, la lutte contre la malnutrition. Concernant les femmes enceintes, il faut continuer à les inciter à effectuer des consultations prénatales au centre de santé pour suivre l'évolution de la grossesse, détecter les éventuelles anomalies et y remédier à temps. Les consultations prénatales permettent également de vacciner les femmes enceintes et de promouvoir les vaccinations pour l'enfant dès la naissance. Mes deux fonctions – de sage-femme et d'ethnologue – se rejoignent ainsi dans ces propos.

BIBLIOGRAPHIE INDICATIVE :

RAVOLOLOMANGA B., 1983. *Naître et grandir chez les Tanala d'Ifanadiana, Madagascar*, Thèse de doctorat en ethnologie, Paris, EHESS, 318 p.

RAVOLOLOMANGA B., 1991. « Pour la beauté et la santé de l'enfant à naître, chez les Tanala d'Ifanadiana, Madagascar ». In : S. LALLEMAND (dir.), *La grossesse et la petite enfance en Afrique noire et à Madagascar*, Paris, L'Harmattan, p. 61-74

RAVOLOLOMANGA B., 1992. *Être femme et mère à Madagascar*, Paris, L'Harmattan.

RAVOLOLOMANGA B., 1996. *Le Lac bleu (contes bilingues malgaches/français)*, Paris, L'Harmattan.

RAVOLOLOMANGA B., 2015. *Le Sambatra Antambahoaka à Mananjary, FombandRazana Mampiray sy Mampihavana. Rituel de Cohésion et de Réconciliation*, auto-édition.

RAVOLOLOMANGA B., à paraître. *Alliances et Résistance (Immigrations Malgaches à La Réunion de 1663 à 1930)*, Paris, L'Harmattan.

LE RÔLE DE LA GRAND-MÈRE DANS LES SOINS DE LA FEMME ENCEINTE ET DE L'ENFANT

Elliot Rakotomanana *, Chiarella Mattern **, Dolorès Pourette ***

Dans nombre de sociétés, les femmes âgées ou les grands-mères sont reconnues en tant que modèles, conseillères et gardiennes de la tradition (Aubel *et al.,* 2004) par les populations. Elles détiennent un rôle singulier particulièrement autour de la maternité : durant la grossesse, l'accouchement et le post-partum (Van Esterik, 1995 ; Aubel *et al.,* 2004). Au cours de cette période, elles transmettent aux jeunes femmes et mères les connaissances et savoir-faire locaux autour de la maternité. À Madagascar, la moitié des jeunes filles âgées de 18 ans sont primipares ou primigestes (INSTAT & ICF Macro, 2010) [1]. Pour ces jeunes femmes, la première expérience de grossesse et de maternité est pleine de défis qui requièrent plusieurs types de soutien social (Aubel *et al.,* 2004). Ainsi, à Madagascar comme ailleurs, la grand-mère, figure d'autorité reconnue au sein des communautés, détient un rôle important dans la transmission d'un savoir-faire fondé sur son expérience et ses connaissances.

Ce texte analysera les deux facettes complémentaires du rôle que jouent les grands-mères, d'une part, dans la transmission de conseils (notamment concernant l'alimentation de la femme enceinte et le choix du lieu et des modalités de l'accouchement) et, d'autre part, dans les activités de soins de la femme enceinte et de soins postnataux de la mère et du jeune enfant. Nous mettrons en évidence comment ces conseils et soins délivrés par la grand-mère peuvent avoir un impact sur la croissance de l'enfant. Nous verrons que l'impact

---

* Socio-anthropologue spécialiste en Santé en Nutrition, Institut Pasteur de Madagascar, Antananarivo, Madagascar

** Anthropologue, Institut Pasteur de Madagascar, Antananarivo, Madagascar, et CEPED, IRD, Université Paris Descartes, INSERM, Paris, France.

*** Anthropologue, chargée de recherche, CEPED, IRD, Université Paris Descartes, INSERM, Paris, France.

1. L'entrée dans la vie féconde passe de 8 % à 15 ans à 49,8 % à 18 ans en 2008-2009 (INSTAT & ICF Macro, 2010).

de la grand-mère sur le statut nutritionnel de l'enfant est substantiel et résulte d'une part des soins dispensés à l'enfant et d'autre part des conseils transmis aux jeunes mères. Dans la littérature internationale, la question de l'impact du rôle de la grand-mère sur le statut nutritionnel de l'enfant est rarement abordée et les résultats des rares études existantes sont peu concluants. Une étude en Inde a souligné que la présence ou l'absence de la grand-mère n'implique aucune différence sur l'état nutritionnel et de santé de l'enfant (Sharma & Kanani, 2006). En revanche, une étude menée au Sénégal a montré que l'inclusion des grands-mères dans l'éducation nutritionnelle a entraîné une nette amélioration sur les « bonnes » pratiques autour de l'alimentation des jeunes enfants et pendant la grossesse de la mère (Aubel *et al.*, 2004).

COLLECTE D'INFORMATIONS ET ZONES D'ENQUÊTE

Les données sur lesquelles se base ce chapitre reposent sur un corpus de 153 entretiens semi-directifs, réalisés avec différents acteurs (mères, grands-mères, sages-femmes, agents communautaires de santé et matrones [2]), et 63 observations sur les pratiques alimentaires et soins de l'enfant. Ces données ont été récoltées à l'occasion d'une enquête menée par une équipe de l'Institut Pasteur de Madagascar dans trois districts à Madagascar : Moramanga (à 110 km à l'est de la capitale), Morondava (à 638 km à l'ouest de la capitale) et Farafangana (670 km au sud-est de la capitale). Les entretiens ont été réalisés entre novembre 2014 et mars 2015 dans le cadre d'un projet financé par l'USAID (Mattern & Rakotomanana, 2015). Pour chaque district, deux *fokontany* [3] ont été identifiés, l'un dans une zone rurale et l'autre en milieu urbain.

RÉSULTATS

Une implication de la grand-mère au quotidien

Les résultats de notre étude montrent l'implication quotidienne de la grand-mère (maternelle et/ou paternelle) dans la dispensation de soins à l'enfant et la gestion de sa santé. Dans les zones étudiées, le mode de résidence est patrilocal. La future mère retourne vivre chez sa mère pendant le dernier trimestre de sa

2. Les termes *matrone* ou *reninjaza* désignent la tradipraticienne chargée des soins aux femmes enceintes et des soins pendant l'accouchement et autour de la naissance. Elle n'a pas de qualification médicale. Voir le chapitre de D. Pourette dans cet ouvrage.

3. Le *fokontany* désigne la plus petite entité administrative. Une commune comporte ainsi plusieurs *fokontany*.

grossesse. Cette pratique est valable pour le premier enfant à Farafangana, et pour toute la fratrie à Morondava et à Moramanga. Elle y demeure jusqu'à la fin de la période de confinement, qui dure de deux à 20 semaines. Le rôle de la grand-mère maternelle est donc renforcé au dernier trimestre de la grossesse et jusqu'à la fin de la période de confinement. En dehors de ces périodes, les deux grands-mères sont présentes pour offrir conseils et soutiens, selon leur lieu de résidence (à proximité ou non de leur fille) et selon leur état de santé.

Ainsi, c'est souvent à la grand-mère qu'incombe la tâche d'accompagner l'enfant pour sa vaccination, ou de veiller sur l'enfant malade. Son rôle est particulièrement important autour de la maternité : grossesse, accouchement et période de confinement, et période de l'enfance (voir plus loin pour plus de détails).

> *Eux [les enfants], ils n'ont pas encore refusé [mes recommandations], une fois que je le dis, ils ne refusent pas.*
>
> (Grand-mère, 47 ans, Moramanga rural)

> *Parce que j'ai eu sept enfants. J'applique la même façon dont je me suis occupée de mes enfants à mes petits-enfants...*
>
> (Grand-mère, 59 ans, Morondava urbain)

Après l'accouchement, la mère et le nouveau-né entrent dans une période de confinement, permettant d'une part à la mère de récupérer et d'autre part à la grand-mère maternelle ou paternelle [4] de fournir des conseils et des soins. Cette période de confinement est attestée dans plusieurs sociétés africaines et asiatiques comme chez les Tswana en Botswana (Ingstad, 1994) et en Ouzbékistan (Barrett, 2008). Durant cette période, la grand-mère assiste la mère pendant les pratiques de maternage. D. Bonnet a montré par exemple chez les Mossi au Burkina Faso que :

> *La toilette est souvent réalisée sous le contrôle de la grand-mère paternelle de l'enfant [...]. La manipulation du bébé sous contrôle de la belle-mère instaure aussi une relation de transmission entre la belle-mère et la belle-fille.*
>
> (Bonnet, 2007 : 123)

Le soutien d'une femme « âgée et expérimentée » est très sollicité lorsque la mère est jeune et sans expérience (Van Esterik, 1995).

Plusieurs facteurs influencent le degré d'implication de la grand-mère dans le fait de prendre soin de ses petits-enfants. En premier lieu, l'âge de la mère

4. Au cas où la grand-mère maternelle n'est plus, la mère est obligée de rester dans sa résidence (type patrilocal) là où la grand-mère paternelle peut jouer un rôle important.

marque son degré d'autonomie à l'égard de l'autorité des aînés. Plus elle est jeune, plus l'autonomie lui fait défaut. À ce titre, le réseau de soutien des jeunes mères est constitué de femmes âgées et se situe à l'intérieur de la famille (la ou les grands-mères) ou à l'extérieur (la matrone). La dépendance à ces figures réside notamment dans le manque d'expérience de la jeune mère.

> *Elle [sa fille] donc, elle ne sait pas encore que faire donc, si on réfléchit bien donc elle est encore mineure. Elle a accouché de son enfant là à 18 ans, et je ne peux me détourner [de mes enfants] mais c'est forcément moi qui suis la première responsable, même l'allaitement pendant la nuit, c'est forcément moi qui me réveille : « Allaite ton enfant ! ».*
>
> (Grand-mère, 39 ans, Morondava urbain)

En milieu rural comme en milieu urbain, les femmes contribuent aux activités génératrices de revenus du ménage [5]. L'enfant est alors laissé à la charge de la grand-mère. Les observations ont montré qu'aucune indication ni consigne n'est alors donnée par la mère à la grand-mère concernant l'alimentation ou les soins à prodiguer à l'enfant.

> *Euh, je les garde quand leurs parents ne sont pas là. Je prépare leur repas, je les surveille quand ils jouent [...].*
>
> (Grand-mère, 44 ans, Moramanga rural)

Outre cette implication quotidienne, durant certains moments de la vie des femmes et des enfants, le rôle de la grand-mère est incontournable.

La grand-mère et la femme enceinte

Les grands-mères (maternelle et/ou paternelle) de l'enfant à naître deviennent des conseillères privilégiées dès le moment où la grossesse est révélée. Souvent d'ailleurs avant même que la grossesse ne soit annoncée, elles en perçoivent les signes révélateurs. Dès ce moment, la future mère bénéficie de conseils mais également de soins visant à préserver sa santé ainsi que celle du fœtus. Des pratiques sont également mises en œuvre en prévoyance de l'accouchement : massages réguliers, prise de tisanes, port d'amulette, afin de protéger la mère et l'enfant contre des évènements qui pourraient venir compliquer la grossesse et la naissance. Ces complications surviennent notamment suite à l'ensorcellement de la mère. Cet évènement peut conduire à des conséquences telles que la mauvaise posture de l'enfant, l'enroulement du

---

5. Les deux activités principales des femmes enquêtées sont le commerce pour les femmes en milieu urbain et l'agriculture dans les zones rurales.

cordon ombilical autour du cou, la prise de poids du fœtus (risquant d'entraîner un accouchement compliqué).

> *Oui, on lui fait porter un collier afin de la protéger contre la « bête » qui la poursuit. En fait, la femme enceinte est souvent vulnérable à des choses, il y a des bêtes féroces, des mauvais démons qui possèdent ladite personne pour tuer son enfant...*
>
> (Guérisseur traditionnel, âge inconnu, Morondava rural)

Les visites prénatales auprès de la matrone consistent notamment à surveiller l'évolution de la grossesse et l'état de santé de la mère et de l'enfant. En général, la matrone incite la mère à faire une Consultation prénatale (CPN) au centre de santé pour suivre l'état de santé de la mère et, entre autres, la posture et la taille de l'enfant à naître. Cette précision pourrait aider la matrone à intervenir par exemple en la massant en cas de mauvaise posture ou en prescrivant des tisanes en cas de « gros bébé » annoncé par la sage-femme. Dans tous les cas, la raison qui sous-tend les recours traditionnels et biomédicaux est la volonté d'éviter un accouchement « difficile », qui est défini par les femmes comme un travail de longue durée et une sortie difficile de l'enfant, pouvant aboutir à une évacuation dans un centre de santé ou un hôpital et une intervention chirurgicale (césarienne).

Les pratiques d'évitement d'un accouchement difficile

Selon les interviewés, un accouchement difficile est dû à l'adoption par le bébé d'une mauvaise posture (la position transverse) et/ou à la grande taille de l'enfant à naître. Dans le premier cas, la matrone applique une série de massages sur le ventre de la parturiente, de manière régulière et continue pour modifier la position de l'enfant, jusqu'à l'accouchement. Dans la même optique, quelques semaines avant la date prévue pour l'accouchement, les femmes enceintes maintiennent une activité physique normale (par exemple, elles pilent riz, maïs ou manioc dans un mortier, car cette pratique favoriserait un bon positionnement de l'enfant).

La taille de l'enfant à naître se devine à la grosseur du ventre de la femme : s'il est gros, cela signifie que l'enfant sera grand, l'accouchement s'annonce donc difficile. Dans certains cas, c'est la sage-femme qui le « diagnostique » par la mesure de la taille de l'utérus. Lorsque ce constat est émis, plusieurs moyens sont mis en œuvre visant à y remédier et, en définitive, à éviter un accouchement difficile.

> *Ce sont les personnes âgées dans la famille qui nous disent : « Ne mange pas car je vois que vous avez un gros ventre », ça pourrait causer des problèmes.*
>
> (Mère, 31 ans, Morondava urbain)

Je ne savais pas qu'il y avait des jumelles mais comme j'avais un gros ventre alors j'ai pris la grappe violette sous le bananier [pour rétrécir l'enfant].

(Mère, 30 ans, Morondava urbain)

En zone urbaine, en général, sur les conseils des sages-femmes et des femmes expérimentées (la grand-mère entre autres), les femmes enceintes réduisent et limitent la consommation d'aliments perçus comme riches en énergie qui pourraient faire grossir l'enfant (par exemple, les féculents et les produits laitiers sont évités à partir du cinquième mois de grossesse). En outre, la consommation du sel est limitée. Dans les *fokontany* ruraux, la plupart des femmes enceintes sont encouragées par les personnes âgées et surtout la matrone à rester actives et à continuer à travailler dans les champs jusqu'au dernier jour de la grossesse afin de rester en bonne condition physique pour faire face à l'accouchement. Dans l'ensemble des zones investiguées, les femmes consomment des tisanes, des fruits acides (citrons, tamarins à Morondava) ou boivent de l'eau glacée (à Morondava), pour favoriser un accouchement *facile*, comme dans d'autres pays africains (Malan & Neuba, 2011).

Pendant l'accouchement, certains rituels peuvent être mis en place par la matrone pour intervenir lorsque survient une complication, décrite par les enquêtées comme une sortie difficile de l'enfant. Dans la zone de Moramanga, le rituel de *Fandatsahana* a été cité. Dans un premier temps, une tisane est préparée à partir des feuilles d'une plante appelée *viliatsahona*, littéralement « assiette de la grenouille ». Ensuite une clé est mise dans la tisane. Enfin, les ancêtres sont implorés pour bénir le mélange. Ce mélange (tisane avec la clé) est jeté sur le toit de la maison. Le liquide qui tombe du toit est recueilli dans un autre récipient. Ensuite, la mère le boit rapidement et laisse tomber par terre le récipient.

Les éléments en faveur de l'accouchement à domicile

Le choix de l'accouchement à domicile résulte de plusieurs éléments : limites financières, éloignement géographique, respect de la proximité sociale entre la matrone et la grand-mère, et facilité de la mise en pratique des coutumes autour de la naissance de l'enfant. La grand-mère, en tant que gardienne de la tradition (Matinga, 2002), facilite la préservation de ces coutumes jugées importantes pour le bien-être de sa fille et du nourrisson en jouant sur le lieu d'accouchement.

L'enfant à naître n'est pas encore considéré comme un être humain pendant la grossesse, surtout dans la région de Farafangana et Morondava.

Je n'ai su qu'il était un être humain que lorsqu'il sortait de dedans [rire], j'ai pensé qu'il s'agissait d'un animal vu qu'il bougeait.

(Mère, 18 ans, Morondava rural)

L'accouchement au centre de santé nécessite d'anticiper les préparatifs de la naissance, s'opposant alors à l'interdit lié à ces préparatifs : selon les représentations locales, il est interdit d'acheter des vêtements et des langes pour le nouveau-né avant l'accouchement [6]. Le personnel de santé exige que la famille se présente avec le matériel nécessaire pour le nouveau-né : vêtements, couvertures propres. En outre, la venue d'un enfant est un événement heureux qui demande la présence des membres de la famille proche, voire de la communauté ; or, le centre de santé qui se trouve à une distance éloignée du village ne permet pas une telle présence.

La naissance à domicile, qui permet la période de confinement immédiate après la naissance, limite tout contact de la mère et du nouveau-né avec le monde « extérieur » ; ce qui n'est pas le cas lors d'un accouchement au centre de santé car ils doivent s'exposer au monde « extérieur » en parcourant le chemin du retour à la maison. D'ailleurs, dans la région de Farafangana, la première semaine après la naissance est considérée comme une épreuve pour le nouveau-né. Si l'enfant survit après cette période, il est reçu par les siens et un nom lui est attribué. Par contre, s'il meurt, il n'est pas enterré dans le tombeau familial.

Certains rites, assimilés à des soins post-partum, sont d'une grande importance pour les populations. Ces pratiques sont assurées par la matrone dans les jours qui suivent l'accouchement. Dans la région de Farafangana, le rituel du *mampandro ny mpisandimbana* (littéralement « donner une douche à la confinée ») est pratiqué dès le jour de la naissance, durant une semaine après l'accouchement. Des bains d'eau chaude et de feuilles d'oranger sont donnés par la matrone à la mère et à l'enfant, comprenant des douches vaginales pour la mère afin qu'elle puisse récupérer rapidement de l'épreuve de l'accouchement. Le second bain de la mère et de l'enfant, à l'aide d'eau chaude seulement, est effectué à partir de la deuxième semaine. Ces bains sont donnés au sein de la maison où la femme a accouché. Le choix d'accoucher à domicile, fortement recommandé par les grands-mères, s'explique aussi par l'importance de ces rituels et la difficulté (voire l'impossibilité) de les réaliser au sein d'une formation sanitaire.

---

6. Selon les croyances locales, l'enfant à naître est considéré comme une *zavatra*, littéralement une « chose » dans la région de Farafangana, ou un *biby*, littéralement un « animal » dans la région de Morondava, surtout en zone rurale. L'enfant est considéré comme un « être humain » seulement lorsqu'il est visible, le jour de la naissance.

La période de confinement, un grand moment de proximité mère-fille

Comme dans d'autres pays, la mère et le nouveau-né restent confinés pendant plusieurs semaines après l'accouchement (Kesterton & Cleland, 2009). Tous deux demeurent sur le lieu d'accouchement (sauf lorsque l'accouchement a eu lieu dans une formation sanitaire), la plupart du temps chez la mère de la parturiente. Pendant cette période, les autres enfants et le mari restent dans le foyer conjugal. Cette période de confinement ou *mifana* (qui se traduit littéralement par « garder au chaud ») a pour objectif de protéger la femme contre l'infection puerpérale ou le *sovika*, qui survient de par l'exposition au froid. L'objectif est également de préserver le nouveau-né du monde « extérieur » où il pourrait être tourmenté par des mauvais « esprits » selon la croyance locale. En fonction des zones géographiques, la période de confinement varie de deux à 20 semaines. En milieu urbain, le *mifana* tend à se raccourcir considérablement (autour de quatre semaines). Durant ces quelques semaines, l'allaitement est une priorité pour la jeune mère. Afin d'assurer son rétablissement, la montée de lait en qualité et quantité suffisantes, ainsi que le maintien de la santé de l'enfant, elle consomme des aliments perçus comme étant de meilleure qualité que ceux consommés habituellement (bouillon de poulet ou de caridines, cacahuètes, bouillon de riz). C'est également une période singulière dans la vie de la jeune femme car elle peut consommer des aliments en grande quantité [7]. Les femmes évitent soigneusement d'ingérer des aliments qui pourraient être difficilement digérés par l'enfant tels que les haricots, le manioc, l'eau froide. Le colostrum, localement nommé *ranombatsy, tsaky* ou *biba* (ce qui signifie littéralement « mauvais lait »), est considéré comme sale à cause de sa couleur jaunâtre et foncée. Les femmes ne le donnent pas aux nouveau-nés. Elles préfèrent le lait produit quelques jours après l'accouchement pour sa couleur blanche et présent en plus grande quantité. Ces représentations sont véhiculées par les femmes âgées, notamment les matrones et les grands-mères, qui conseillent d'attendre que ce lait blanc apparaisse pour démarrer l'allaitement.

Durant les quelques semaines qui suivent l'accouchement, du fait de la période de confinement, la jeune mère est très peu, voire pas du tout, exposée aux messages des professionnels de santé (sur l'allaitement par exemple). La grand-mère devient donc une référence à deux niveaux. D'une part, elle prend la

7. Habituellement, en dehors de cette période, l'homme bénéficie d'une nourriture plus diversifiée (viande et poisson) et en plus grande quantité que la femme, afin de pouvoir recouvrer ses forces et assumer son rôle de pourvoyeur de ressources.

relève des tâches ménagères habituellement endossées par la mère [8] (tâches quotidiennes de préparation des repas, soins aux enfants, accompagnement du nourrisson aux premières séances de vaccination). D'autre part, la proximité physique de la grand-mère avec la jeune mère favorise les échanges et la transmission de conseils concernant l'allaitement et les soins du nouveau-né.

Une fois cette période de confinement terminée, la femme reprend toutes ses activités, l'enfant sera donc laissé à la charge de l'aîné de la fratrie ou de la grand-mère. Si l'enfant est jugé encore petit (âgé de moins de six mois), la mère l'emmène avec elle et le laisse sous la surveillance d'un enfant plus grand non loin de sa zone d'activité. En revanche si l'enfant est âgé de plus de six mois, il est laissé au village sous la surveillance de sa grand-mère ou, à défaut, de sa fratrie, voire d'un voisin.

> *Ben, c'est déjà elle [la grand-mère] qui le garde et c'est uniquement quand je rentre que je l'allaite.*
>
> (Mère, âge inconnu, Farafangana rural)

Si la période de confinement favorise une pratique prédominante d'allaitement [9] pour l'alimentation du nourrisson, la fin du *mifana* signifie souvent l'introduction d'aliments de complément pour l'enfant : bouillie à base de banane à Morondava ou à base de manioc ou de riz à Farafangana. L'enfant n'a pas encore deux mois. Il a été noté ici comme ailleurs que l'introduction d'aliments solides se fait plus rapidement pour les garçons (Haider *et al.,* 1997). Le lait est en effet plus rapidement perçu comme insuffisant pour la croissance des garçons que pour celle des filles, pour lesquelles l'introduction d'aliments de compléments est plus tardive. Ces connaissances sont transmises et respectées d'une génération à l'autre par le biais des femmes plus âgées.

À l'occasion des entretiens, une majorité des mères interrogées a déclaré pratiquer l'allaitement exclusif durant les six premiers mois de l'enfant. Elles définissaient l'allaitement exclusif conformément aux recommandations internationales : absence d'introduction d'aliments de complément avant six mois. Néanmoins, les observations réalisées au sein des ménages ont montré qu'à l'inverse, dès la naissance, l'enfant reçoit des breuvages en complément du lait et que, assez rapidement après la fin du confinement, l'enfant consomme des bouillies.

8. Dans les familles qui pratiquent l'agriculture comme moyen de subsistance, durant cette période, c'est à l'homme que reviennent les travaux des champs, habituellement à la charge de la femme.

9. S'il prédomine, l'allaitement n'est que rarement exclusif étant donné l'introduction de boissons (eau et thé) dès la naissance de l'enfant.

CONCLUSION : ENTRE RECOMMANDATIONS INTERNATIONALES ET INSTRUCTIONS BASÉES SUR L'EXPÉRIENCE

Cette étude révèle à la fois l'importance du soutien social que représentent les femmes âgées et plus précisément les grands-mères, et l'étendue de leur rôle auprès des femmes enceintes, des jeunes mères et des enfants. L'écart observé entre les pratiques déclarées et celles réellement mises en œuvre (concernant l'allaitement par exemple) peut notamment s'expliquer par une relativisation par les mères de certaines recommandations internationales (Diagana & Kane, 2016), pourtant bien connues par celles-ci. Ces recommandations biomédicales et sommes toutes très théoriques (comment nourrir un enfant exclusivement au sein quand la mère se voit obligée de reprendre ses activités quelques semaines après l'accouchement ?) vont en effet à l'encontre des instructions véhiculées par les grands-mères, profondément enracinées dans une expérience éprouvée par les différentes générations. Si les grands-mères interrogées avaient connaissance de certaines recommandations nutritionnelles, elles les contesteraient certainement au regard de leur expérience de vie. L'exemple de l'évitement du colostrum illustre bien cette situation : les recommandations médicales incitant à le faire ingérer aux nouveau-nés contredisent clairement la perception du colostrum comme une « eau sale ». Les recommandations médicales se confrontent donc aux recommandations traditionnelles défendues par les grands-mères. Il pourrait alors être intéressant de soumettre les messages aux grands-mères qui pourraient, si elles en percevaient l'intérêt, et s'ils étaient raisonnablement applicables dans le contexte, en devenir les médiatrices.

BIBLIOGRAPHIE DES SOURCES CITÉES

AUBEL J., TOURE I., DIAGNE M., 2004. « Senegalese grandmothers promote improved maternal and child nutrition practices; the guardians of tradition are not averse to change », *Social Science & Medicine*, 59, 945-959

BARRETT J.B., 2008. *Doctors, Clerics, Healers, and Neighbors: Religious Influences on Maternal and Child Health in Uzbekistan*, Dissertation, Austin, TX, University of Texas.

BONNET D., 2007. « La toilette des nourrissons au Burkina Faso : une manipulation gestuelle et sociale du corps de l'enfant ». In : D. BONNET *et al.*, *Du soin au rite dans l'enfance*, ERES Petite enfance et parentalité, p. 113-128

DIAGANA M.S., KANE H., 2016. « Alimentation des nourrissons à Nouakchott : entre recommandations médicales et instructions des grands-mères », *Santé Publique*, 28, 2, 235-243

HAIDER R., KABIR I., HAMADANI J.D., HABTE D., 1997. « Reasons for failure of brest-feeding counseling: mothers' perspectives in Bangladesh », *Bulletin of the World Health Organization*, 75, 3, 191-196

INGSTAD B., 1994. *The Grandmother and Household Viability in Botswana: Family Planning, Childcare and Survival in Changing Tswana Society*, Working Paper, Labor & Population series for sub-Saharan Africa, Geneva, CH, International Labour Organization.

INSTAT et ICF Macro, 2010. *Enquête démographique et de santé à Madagascar 2008-2009*, Antananarivo, Madagascar, INSTAT et ICF Macro, 474 p.

KESTERTON A.J., CLELAND J., 2009. « Neonatal care in rural Karnataka: healthy and harmful practices, the potential for change », *BMC Pregnancy and Childbirth*, 9, 20

MALAN D.F., NEUBA D.F.R., 2011. « Traditional Practices and Medicinal Plants Use during Pregnancy by Anyi-Ndenye Women (Eastern Côte d'Ivoire) », *African Journal of reproductive health*, 15, 1, 85-93

MATTERN C., RAKOTOMANANA E., 2015. *Identification of the sociocultural determinants of stunting: Qualitative analysis in three districts of Madagascar*, Final report, Institut Pasteur de Madagascar, 85 p.

SHARMA M., KANANI S., 2006. « Grandmothers influence on child care », *Indian Journal of Pediatrics*, 73, 4, 295-298

VAN ESTERIK P., 1995. « Care, caregiving, and caregivers », *Food and Nutrition Bulletin*, 16, 4, 378-388

PERCEPTION DES VACCINATIONS DE ROUTINE ET DE MASSE PAR LES MÈRES
CAS DU *FOKONTANY* DE NAMAHORA, RÉGION MENABE

Henintsoa Joyce Valentina Ramaroson *, Dolorès Pourette **

INTRODUCTION

La santé maternelle et infantile constitue un élément important du développement ; elle apparaît d'ailleurs dans les Objectifs de développement durable. En 2012, la mortalité infantile demeurait importante en Asie et en Afrique subsaharienne, ces régions regroupant quatre cinquièmes des décès au niveau mondial d'après l'Organisation mondiale de la santé (OMS, 2013). Les enfants sont fortement exposés à la malnutrition et à des maladies que l'on peut pourtant prévenir. Cela inclut les maladies évitables par la vaccination, qui restent une cause majeure de morbidité et de mortalité dans les pays en développement (OMS, 2012).

À Madagascar, des efforts considérables ont pu être réalisés en termes de santé infantile, illustrés par la baisse de la mortalité des enfants de moins de cinq ans et l'amélioration de la vaccination depuis 1997 (INSTAT, 2010) malgré un recul de la couverture vaccinale entre 2008 et 2012. Si Madagascar a effectué d'importants progrès en matière de vaccination, ces progrès sont inégaux entre milieu rural et milieu urbain, et entre régions. Ainsi, en 2012, en milieu urbain, 78 % des enfants entre 12 et 23 mois avaient bénéficié de tous les vaccins figurant dans le schéma de vaccination défini par le Programme élargi de vaccination (PEV), contre 47 % en milieu rural. Au niveau des régions, seules trois affichaient une couverture vaccinale dépassant les 60 % tandis que pour les sept autres elle était inférieure à 40 % (UNICEF, 2014). Les écarts en matière de

---

* Étudiante en master 2 « Population et Développement », Université catholique de Madagascar, Antananarivo, Madagascar.

** Anthropologue, chargée de recherche, CEPED, IRD, Université Paris Descartes, INSERM, Paris, France.

vaccination sont généralement liés à des facteurs socio-économiques (Baya, 1999) et à l'inadaptation des infrastructures sanitaires pour conserver les vaccins par exemple (Rey-Cuille *et al.*, 2012). Des facteurs socioculturels semblent aussi jouer un rôle déterminant dans le statut vaccinal de l'enfant, en lien notamment avec les perceptions des maladies de l'enfant (Lévy-Bruhl *et al.*, 1993), des vaccins et de l'introduction de substances étrangères dans le corps d'un enfant bien portant. Comment, à Madagascar, sont perçues les maladies évitables par la vaccination ? Que représente la vaccination des enfants pour les mères ?

Une étude anthropologique a été menée en vue d'appréhender la perception des maladies infectieuses et des moyens de prévention, notamment la vaccination. Il s'agissait d'analyser les représentations des maladies infantiles et des maladies infectieuses et de déterminer les conditions d'acceptation de la vaccination dans les habitudes sanitaires des populations. Nous nous sommes basées sur l'hypothèse que le manque d'information, les rumeurs, le degré de confiance envers le personnel de santé et les craintes liées au vaccin pouvaient influencer le recours ou non à la vaccination. Nous avons considéré que les maladies infectieuses pouvaient être perçues comme des faits sociaux non liés à des causes médicales et que l'efficacité des vaccins était souvent remise en cause car ils ne répondaient pas forcément aux attentes des populations en matière de santé.

CONTEXTE

La prévention constitue l'ensemble des mesures visant à éviter la survenue de maladies et d'accidents ou de réduire leur nombre, leur gravité et leurs conséquences. J.-P. Dozon (2001) a retenu quatre modèles de prévention, répartis en deux catégories. Les modèles « traditionnels » regroupent le modèle magico-religieux basé sur la religion et les croyances de l'individu, et le modèle de la contrainte profane qui correspond à l'exclusion des individus et groupes d'individus malades ou potentiellement dangereux pour l'ensemble de la communauté à laquelle ils appartiennent. Les modèles « modernes » comprennent le modèle pastorien avec l'immunisation et la vaccination, et le modèle contractuel selon lequel la santé est considérée comme un bien collectif. Dans le modèle pastorien, la vaccination est définie par l'OMS comme un procédé permettant d'immuniser une personne contre une maladie infectieuse. Bien que très liée au modèle pastorien, la vaccination relève également du modèle contractuel, la vaccination d'un seul participant à la santé de tous, et celles de tous à la santé de ceux, plus fragiles ou atteints de maladies, qui ne peuvent être vaccinés.

La vaccination tire son origine de la « vaccine » créée en 1976, visant à prémunir contre la variole. En 1881, Louis Pasteur revendique la vaccine qu'il définit comme virus ou poison atténué destiné à des fins préventives. D'autres vaccins furent créés par la suite. La diffusion de la vaccination a été rapide, partant d'Europe vers les pays d'Afrique (Ketterer *et al.*, 2013). Suite à l'éradication de la variole, l'OMS lança le Programme élargi de vaccination (PEV) en 1976 en vue de lutter contre les maladies infectieuses. Ce programme comprend les vaccins contre la tuberculose, la poliomyélite, la coqueluche, le tétanos et la diphtérie.

Bien que la vaccination ait fait ses preuves avec l'éradication de la variole, il faut noter que, en Europe, des oppositions ont accompagné les premières diffusions des vaccins (Moulin, 1999). Cela s'explique par la dimension obligatoire de la vaccination, son orchestration par l'État sur la base d'un modèle militaire (Laplante & Bruneau, 2003), et la complexité des multiples objectifs de la santé publique, allant de la prévention à l'éradication, difficiles à saisir par les populations (Saliou, 2007). Dans les pays industrialisés, les opposants aux vaccins insistent sur le fait que le recul des maladies infectieuses ne peut s'expliquer par le seul recours au vaccin, mais résulte également de l'amélioration des conditions sanitaires et d'hygiène (Ketterer *et al.*, 2013). De plus, l'inefficacité ou la dangerosité d'un seul vaccin a suffi à créer une polémique autour de la vaccination et a fortement participé à sa remise en cause par la population, influencée par les médias (Moulin, 1999).

En ce qui concerne les réticences dans les pays en développement, qui demeurent sujets à une forte prévalence des maladies infectieuses et à une mortalité élevée, le problème est plutôt lié à l'aspect altruiste des programmes de vaccination et au passé colonial de ces pays (Moulin, 2007a) : les populations sont méfiantes car les vaccins sont gratuits, ne demandent en l'occurrence aucune contrepartie et proviennent d'initiatives étrangères (*ibid.*). À cela s'ajoute le fait que les populations, rattachées au modèle traditionnel de prévention (Dozon, 2001), n'adhéraient pas forcément à la logique des modèles modernes que la santé publique présentait comme l'unique solution face aux risques de maladie, valorisant ainsi l'usage de la médecine moderne au détriment des savoirs locaux (Lévy-Bruhl *et al.*, 1993).

À Madagascar, la couverture vaccinale n'a augmenté qu'à partir de 1997, alors que le PEV y avait été lancé en 1976, puis le vaccin contre la poliomyélite en 1982 (UNICEF, 2014). Une grande partie du pays affiche toujours une faible couverture vaccinale.

MATÉRIELS ET MÉTHODES

Cette enquête qualitative a été menée dans le *fokontany* de Namahora, région Menabe, en vue de dégager des éléments significatifs concernant la perception de la vaccination et la gestion de la maladie [1]. La collecte de données consistait en des entretiens semi-directifs et individuels auprès de 12 mères d'enfants de moins de cinq ans. Nous avons également recouru à l'observation participante en vue d'une familiarisation avec la population étudiée, et afin de faciliter les entretiens (Olivier de Sardan, 1995).

Une phase exploratoire a été réalisée dans trois communes et *fokontany* de la même région Menabe [2] ainsi que dans trois communes de la région Boeny [3]. Ces deux régions ont été sélectionnées du fait de leur couverture vaccinale inférieure à 50 %, soit 23 % pour Menabe et 47,5 % pour Boeny (INSTAT, 2013). Ces terrains exploratoires ont démontré que la vaccination constituait un sujet délicat en raison de son association avec les politiques de santé publique, notamment les vaccinations de masse. De ce fait, malgré l'introduction par des maires et des chefs *fokontany*, les populations enquêtées affichaient une grande méfiance à l'égard de l'étude et apportaient des réponses vagues ou peu exploitables lors des entretiens. Les mères se considéraient d'ailleurs peu qualifiées pour répondre à des questions de santé.

Au vu de la sensibilité du sujet attestée par les difficultés rencontrées lors des explorations, l'enquête effectuée dans le *fokontany* de Namahora, dans la commune urbaine de Morondava, a été introduite par des religieuses qui bénéficiaient de la confiance de la population. La recherche a été présentée comme une étude sociologique portant sur les pratiques de soins aux enfants, incluant des thèmes larges tels que l'alimentation, l'hygiène et la santé. Le canevas d'entretien comportait quatre grands thèmes : les pratiques et connaissances en termes de soins infantiles, l'expérience sur les maladies pouvant toucher l'enfant, les comportements préventifs, et le rôle et les limites de la vaccination.

Chacun des douze entretiens approfondis a été enregistré puis transcrit et traduit en français. Les informations ont été analysées à l'aide d'une grille d'analyse thématique appliquée aux observations et discours des mères sur chaque thème abordé.

---

1. Cette étude a été réalisée par H.J.V. Ramaroson dans le cadre du master 2 « Sciences sociales appliquées au développement » (Université catholique de Madagascar), sous la direction de D. Pourette.

2. Bemanonga, Betania et Mahabo.

3. Amborovy, Antsanitia et Katsepy.

RÉSULTATS : DES PERCEPTIONS DIFFÉRENCIÉES DU PEV ET DES CAMPAGNES DE VACCINATION OCCASIONNELLES

Caractéristiques de la population étudiée

Étant toutes issues du milieu populaire, c'est-à-dire d'une classe sociale plutôt vulnérable d'un point de vue économique (Schwartz, 2011), les mères étaient toutes de religion chrétienne, et familières des institutions catholiques (églises, écoles, foyer pour personnes handicapées et retraités). Elles étaient principalement femmes au foyer ou commerçantes, le nombre d'enfant par ménage variant de un à quatre. L'âge des mères allait de 25 à 45 ans au moment de l'enquête. Cependant la moitié des mères avaient moins de 30 ans et n'avaient qu'un seul enfant. Enfin, toutes les femmes enquêtées avaient recours aux services de santé publique (hôpital, centre de santé de base).

Prévention et santé de l'enfant

L'alimentation, l'hygiène et la surveillance des enfants sont considérées par les mères comme des domaines nécessitant une attention particulière car ils constituent des sphères d'apprentissage et d'adaptation de l'enfant à la vie quotidienne. L'alimentation est décrite comme un processus où l'enfant passe du lait maternel au *koba* [4] puis à des aliments plus solides. L'hygiène consiste à habituer l'enfant à certains comportements concernant le bain ou l'habillement. La surveillance vise à protéger l'enfant contre les dangers potentiels, en dehors de la maladie, tels que les accidents de voiture ou les kidnappings. Même si le concept de prévention apparaît assez flou pour les mères enquêtées, ces trois domaines comportent des attitudes préventives de la part des mères et de leur entourage. Il s'agit généralement de surveiller l'alimentation, de laver les mains de l'enfant avant chaque repas et d'éviter le contact avec les enfants malades. Les discours sur la prévention des maladies semblent parfois contradictoires : bien que les mères considèrent qu'il faut protéger les enfants des maladies, elles trouvent absurde de prévenir une maladie non encore survenue. La prévention apparaît donc comme un moyen d'éviter une fatalité, de se déroger à un ordre déjà établi au sein de la société (Lévy-Bruhl *et al.*, 1993). Nous noterons que biomédecine et vaccination n'ont pas été évoquées lors des discours sur la prévention qui, ici, ne se limite pas au seul contexte médical.

4. Gâteau à base de farine ou semoule.

Perception des maladies

Les maladies de l'enfance citées par les mères comprennent la grippe, les maux de ventre, l'asthme, les allergies et le *hevo* [5] lorsqu'il persiste au-delà d'un an. Les mères considèrent que ces maladies sont normales et résultent de la fragilité de l'enfant ou de son imprudence. Ces maladies sont perçues comme inévitables, non transmissibles et survenant indépendamment du comportement de la mère ou de l'enfant (climat, hérédité, malchance). Ces maladies ne font pas l'objet de prévention particulière. Leur traitement dépend de la durée et de l'intensité des symptômes : les inquiétudes ne se manifestent qu'en cas de « grosse fièvre » pendant plus de trois jours.

En ce qui concerne les maladies infectieuses, elles ne sont évoquées que lorsque l'on emploie le terme *areti-mifindra* [6] qui désigne à la fois les maladies infectieuses et les maladies transmissibles. La différenciation avec les maladies de l'enfance est quasi inexistante au niveau des symptômes. Les mères parlent de maladie que l'on ne peut directement identifier, d'*areti-mandalo* [7], touchant tous les enfants. Elles considèrent qu'attraper la maladie au lieu de la prévenir est préférable car ces maladies ne frappent qu'une seule fois, à l'exemple de la varicelle ou des oreillons, et confèrent alors une immunité. Le lien entre les maladies infectieuses et la vaccination est rarement évoqué, sauf en ce qui concerne la rougeole ou *fanompoa*. Cette maladie apparaît dangereuse pour les mères plus âgées qui en ont été atteintes durant leur enfance, mais inoffensive grâce au vaccin pour les plus jeunes mères.

Attitudes face à la vaccination

Les cinq premiers vaccins inclus dans le PEV [8], administrés durant les neuf premiers mois de l'enfant, et les campagnes de vaccination, notamment la Semaine de la santé de la mère et de l'enfant (SSME) qui est un évènement biannuel, ont été au cœur des discours tenus par les mères lors des entretiens. Les mères acceptent toutes le PEV, et désignent les premiers vaccins comme une protection contre certaines maladies mortelles qui deviennent alors moins dangereuses et moins fréquentes, comme la rougeole ou la tuberculose. De plus, le PEV a pour effet de réduire la fragilité de l'enfant face aux maladies de manière générale. Les mères affirment être rassurées par le fait que le vaccin soit

---

5. La fontanelle tarde à se fermer, semble s'élargir au fur et à mesure de la croissance de l'enfant.

6. Ce terme désigne les maladies contagieuses, transmissibles.

7. Il s'agit d'une maladie de passage.

8. Les vaccins contre la poliomyélite, la rougeole, la coqueluche, la diphtérie, la tuberculose.

administré par le personnel médical ou hospitalier. Elles ajoutent que la vaccination facilite l'accès aux soins médicaux dans les hôpitaux et centres de santé. Aux yeux des mères, les effets indésirables – fièvre, pleurs, cicatrice – sont supportables car ils ne durent pas plus d'une journée, mais surtout ils garantissent l'efficacité du vaccin.

Bien que les mères soient unanimes au sujet du PEV, elles sont divisées dans le cas des campagnes de vaccination ponctuelles. Les cinq mères qui se prononcent en faveur de ces campagnes les considèrent comme un moyen de renforcer les premiers vaccins administrés dans le cadre du PEV. Ces mères sont animées par la crainte des maladies comme la poliomyélite ou la rougeole, et de leurs séquelles sur le long terme. En revanche les sept mères refusant ces vaccins trouvent leur usage trop répétitif et abusif, et elles se méfient des agents communautaires qui procèdent à ces campagnes de vaccinations. Elles associent plutôt les campagnes à des objectifs politiques, ce qui fait alors naître des rumeurs : les vaccins rendraient l'enfant stérile, il s'agirait de stocks de vaccins devant être épuisés par l'État… Ces rumeurs sont renforcées par le fait que les médecins eux-mêmes n'émettent aucun avis sur l'utilité des vaccins administrés lors de ces campagnes, d'après les mères enquêtées.

PEV et campagnes de vaccinations sont gratuits et ont pour objectif de préserver la santé de l'enfant. Néanmoins les interprétations de ces deux caractéristiques sont différentes pour les deux actions. Les mères perçoivent une réelle contribution de la santé publique aux soins infantiles à travers le PEV, du fait de sa gratuité et surtout du fait qu'il est assorti d'un carnet de vaccination et d'un certificat remis aux parents après la réalisation des cinq vaccins. Ces formalités n'existent pas pour les campagnes de vaccination, dirigées par des agents communautaires formés par des médecins, en vue de vacciner lors de ces campagnes. Cette formation des agents peut rendre la population méfiante. Les femmes refusant ces vaccins font d'ailleurs une nette distinction entre agents communautaires et médecins ayant reçu une formation universitaire. Enfin, la plupart des mères considèrent l'éradication comme une utopie, une action peu réaliste, évoquée dans l'unique but de les faire adhérer aux campagnes de vaccination : la maladie étant un processus à long terme, les mères affirment qu'il est impossible de l'éradiquer.

Biomédecine et thérapeutiques alternatives

Les entretiens ont aussi permis de dégager des éléments sur l'usage de la biomédecine, comprenant la vaccination, et des soins alternatifs, relevant des savoirs autochtones. Le recours à la biomédecine pour les soins maternels et infantiles se fait dès la période de grossesse. La biomédecine est décrite par les mères comme le premier recours à adopter en cas de symptômes persistants. Il peut s'agir d'autoconsommation de médicaments pharmaceutiques ou de consultations médicales, selon l'intensité des maladies. Cependant, la biomédecine est perçue comme limitée en termes d'efficacité, en particulier dans les cas de catégories nosologiques locales comme le *hevo*.

Les craintes liées à une consommation répétitive de médicaments incitent les mères à recourir à des méthodes plus naturelles à l'exemple du *tambavy* [9], des huiles ou d'autres produits locaux. Ces remèdes proviennent de savoirs propres aux mères ou aux membres d'une même communauté. Ainsi, la population peut avoir recours aux massages traditionnels en cas de fractures ou à la *reninjaza* [10] pour le traitement du *hevo*.

Parmi les alternatives à la médecine moderne, le recours aux guérisseurs et les rituels magico-religieux constituent la suite logique des traitements de maladie en cas d'échecs de la biomédecine et des remèdes naturels. Il s'agit de personnes pourvues de dons divins, de religieux ou de *mpimasy* [11]. Bien que les mères soient chrétiennes et favorisent les prières et les bénédictions par les prêtres, toutes reconnaissent l'efficacité des *mpimasy* contre la maladie.

DISCUSSION

Dichotomie entre savoirs populaires et logique biomédicale

Inscrite dans une logique pastorienne, la vaccination souligne une séparation entre savoir moderne et scientifique et savoirs locaux et profanes. Du point de vue de l'OMS et de la santé publique, la vaccination constitue un moyen sûr et rentable de lutter efficacement contre les maladies infectieuses et la mortalité infantile encore élevée dans les pays du Sud. En visant l'éradication des maladies, les objectifs et les principes de la vaccination sont basés sur une vision à l'échelle globale. Pour la santé publique, la vaccination est une composante essentielle du droit humain et une responsabilité de la population rendant les campagnes de masse légitimes. Les mères peuvent difficilement adhérer à ces principes, car ils dépassent l'idée de contribuer à la santé de leurs enfants. Les principes défendus lors des vaccinations de masse peuvent même être en opposition avec les attentes des mères. Les conflits de logique résident dans l'idée de don et de contre-don (Mauss, 1973) véhiculée par l'aspect altruiste des actes de vaccination. Les mères refusant les vaccinations de masse craignent l'apparition de nouveaux effets secondaires après plusieurs années, et pouvant nuire à la santé de l'enfant. En outre les rumeurs autour du vaccin, notamment celles sur la stérilité et l'introduction de maladies, sont appuyées par la fragilité

9. Le recours aux infusions.
10. Terme désignant la matrone.
11. Les devins.

politique du pays qui connaît un niveau élevé de corruption y compris dans les structures de santé. Enfin, les agents communautaires jouent un rôle majeur dans l'acceptation des vaccins, leur familiarité avec la population accentue aussi bien la confiance que le doute.

Les valeurs défendues lors de campagnes comme la SSME apparaissent parfois contraires aux valeurs des populations. L'intégration du PEV dans les soins infantiles prouve l'adhésion des mères à quelques « valeurs phares » en santé publique : la promotion de la vie en santé, la responsabilité, l'autonomie ou l'utilité (Massé & Saint-Arnaud, 2003). L'administration de vaccins en dehors du PEV se fait moins aisément car les bienfaits des campagnes de vaccination ne surpassent pas les méfaits individuels subis ou potentiels (Laplante & Bruneau, 2003). Ainsi les campagnes de vaccination semblent promouvoir le bien commun au détriment des libertés individuelles (Massé & Saint-Arnaud, 2003), présentant le vaccin comme le meilleur remède, ce qui nourrit les soupçons (Moulin, 2007b).

Adaptation des approches et prise en compte des savoirs populaires

Au même titre que la médecine moderne, les connaissances des mères en matière de santé infantile constituent un recueil important de conseils et de mesures à prendre, basés sur leurs expériences personnelles. La médecine moderne vient enrichir ces connaissances (Lévy-Bruhl *et al.*, 1993), sous la forme de recommandations de professionnels de santé, ce qui n'est pourtant pas le cas lors des campagnes de vaccination. En dehors du PEV, cette étude a montré que la vaccination n'est pas conforme aux connaissances et aux attentes des mères en termes de prévention car elle s'appuie surtout sur d'autres objectifs tels que l'éradication, qui constitue une action sur le long terme, que la population ne peut donc percevoir directement. La vaccination doit avant tout répondre à un besoin de « guérison optimale » (Creusat, 2000) nécessitant l'interaction des savoirs locaux et de la médecine moderne.

Nous avons pu constater que le PEV n'était sujet à aucune forme de désinformation ou de rumeur. À l'inverse, les campagnes de vaccination sont l'objet de nombreuses rumeurs. Ceci peut s'expliquer par le fait que les mères vivent dans un *fokontany* urbain et disposent donc de suffisamment d'informations sur le PEV, et que celui-ci fait désormais généralement partie des pratiques habituelles en matière santé infantile, contrairement aux campagnes de vaccination. L'étude a souligné que l'information tenait une place importante aux yeux des femmes enquêtées, permettant de les rassurer sur les effets des vaccins et de dissiper les rumeurs. Cependant, les messages diffusés avant les campagnes ne semblent pas contribuer aux savoirs des mères. Les risques épidémiologiques que présentent par exemple la rougeole ou la poliomyélite ne disposent pas d'une existence sociale au niveau de la population étudiée (Jaffré, 2006).

Il apparaît donc important d'améliorer les systèmes d'information concernant les vaccinations de masse. Cette tâche revient d'abord aux agents communautaires chargés des vaccinations de masse qui devraient apporter des éclaircissements sur leur travail et sur les vaccins qu'ils administrent. La vaccination révèle en effet l'importance de la relation soignant-soigné dans l'acceptation des vaccins. Des échanges d'information devraient réduire les craintes par rapport à la qualité des vaccins et aux rumeurs. Ces échanges devraient aussi se faire entre la population, les thérapeutes locaux, qui bénéficient d'une grande confiance de la part de la population, et le personnel médical (médecin, sages-femmes) qui représente la biomédecine et joue un rôle important dans les décisions de santé. Il s'agit d'apporter des détails sur les vaccins à titre informatif et non sous forme de recommandation (Dubé *et al.*, 2013), au risque de modifier les liens de confiance déjà instaurés ; cela en vue de réduire le sentiment de contrôle par l'État et de favoriser la responsabilité individuelle (Massé & Désy, 2014).

CONCLUSION

La vaccination peut être présentée comme un processus nécessitant un certain temps d'assimilation, à l'exemple du Programme élargi de vaccination qui est accepté et bien connu par la population. Les vaccinations de masse, bien que connues, souffrent du déficit considérable d'information mise à la disposition des mères. À travers cette étude au sein du *fokontany* urbain de Namahora, il a été constaté que la maladie figurait comme un évènement ordinaire dans les pratiques de soins de santé ; les maladies infectieuses prévenues par les vaccins du PEV sont globalement représentées par la rougeole et la poliomyélite. La vaccination désigne un moyen efficace permettant de mieux gérer les maladies. En revanche, les campagnes de vaccination, parlant d'éradication, ne sont pas toujours bien reçues et donnent lieu à des hésitations. Cela est causé par l'insuffisance d'information, le grand nombre de rumeurs autour de ces campagnes, la méfiance de la population à l'égard de l'État et donc de la santé publique, et une crainte constante des répercussions des vaccins sur le long terme. L'apparition supposée de nouvelles maladies et la peur que l'enfant ne devienne stérile sont issues des rumeurs et ne peuvent être vérifiées dans l'immédiat. La confiance envers les agents communautaires constitue aussi un élément clé dans le recours au vaccin ; l'enrichissement des informations sur le travail de ces agents peut être utile. Enfin la mise en place de campagnes de sensibilisation avant les campagnes de vaccination, incluant la diffusion d'informations précises et compréhensibles sur les vaccins, faciliterait la décision des mères quant à leur participation aux vaccinations de masse. Il s'agit de promouvoir une démocratie sanitaire en matière de vaccin en réunissant toutes les conditions nécessaires pour dissiper les rumeurs, laissant place à un public plus apte à faire des choix sur le vaccin et sur le traitement des maladies.

BIBLIOGRAPHIE DES SOURCES CITÉES

BAYA B., 1999. « Étude de quelques déterminants des comportements de santé des enfants au Burkina Faso : le cas de Bobo Dioulasso ». In : A. ADJAMAGBO, A. GUILLAUME, N. KOFFI (dir.), *Santé de la mère et de l'enfant, l'exemple africain*, IRD, p. 61-79

CREUSAT L., 2000. *Gestion traditionnelle de la maladie et politiques de santé en Afrique du Sud*, Clermont-Ferrand, Presses universitaires Blaise Pascal.

DOZON J.-P., 2001. « Quatre modèles de préventions ». In : J.-P. DOZON, D. FASSIN (dir.), *Critique de la santé publique, une approche anthropologique*, Éditions Balland, p. 23-46

DUBÉ E., VIVION M., VALDERRAMA A., SAUVAGEAU C., 2013. « Attitudes et croyances des sages-femmes québécoises sur la vaccination », *Santé Publique*, 1, 25, 35-43

INSTAT, 2010, *Enquête Démographique et de Santé à Madagascar 2008-2009*, Antananarivo, Ministère de l'économie et de l'industrie, 474 p., pdf.usaid.gov/pdf_docs/Pnadt385.pdf

INSTAT, 2013, *Enquête Nationale sur le Suivi des Objectifs du Millénaire pour le Développement à Madagascar 2012-2013*, OMD4, Antananarivo, Ministère de l'économie et de l'industrie, Madagascar, 112 p.

JAFFRÉ Y., 2006. « Dynamiques et limites socio-anthropologiques des stratégies de prévention et de contrôle des risques infectieux dans les pays en voie de développement ». In : G. ORTH, P. SANSONETTI (dir.), *La maîtrise des maladies infectieuses. Un défi de santé publique, une ambition médico-scientifique*, Les Ulis, EDP Sciences, p. 101-115

KETTERER F., TREFOIS P., MIERMANS M.-C., VANMEERBEEK M., GIET D., 2013. « Les réticences à la vaccination : approche du phénomène à travers les données de la littérature », *Revue Médicale de Liège*, 63, 2, 74-78

LAPLANTE J., BRUNEAU J., 2003. « Aperçu d'une anthropologie du vaccin : regards sur l'éthique d'une pratique humanitaire », *Historia, Ciencias, Saude, Manguinbos*, 10, suppl. 2, 519-536

LÉVY-BRUHL D., COOK J., LEGONOU B., JAFFRÉ Y., AMÉVIGBE P., SANOU G., GUÉRIN N., 1993. « Approches méthodologique dans l'étude de l'acceptabilité de la vaccination : exemple de trois enquêtes menées en Afrique de l'Ouest », *Sciences sociales et santé*, 11, 2, 9-25

MASSÉ R., SAINT-ARNAUD J., 2003. *Éthique et santé publique. Enjeux, valeurs et normativité*, Laval, Presses de l'Université de Laval.

MASSÉ R., DÉSY M., 2014. « Lay people's interpretation of ethical values related to mass vaccination; the case of A(H1N1) vaccination campaign in the province of Quebec (French Canada) », *Health Expectations*, 17, 6, 876-887

MAUSS M., 1973 [1924]. « Essai sur le don : Forme et raison de l'échange dans les sociétés archaïques ». In : M. MAUSS, *Sociologie et Anthropologie*, Paris, Presses universitaires de France, p. 149-279

MOULIN A.-M., 1999. « Premiers vaccins, premières réticences », *Pour la science*, 264, 12-15

MOULIN A.-M., 2007a. « Programmes de vaccination en milieu tropical : l'apport d'une réflexion en sciences sociales », *Médecine tropicale*, 67, 335-339

MOULIN A.-M., 2007b. « Les vaccins, l'État moderne et les sociétés », *Médecine Sciences*, 4, 428-434

OLIVIER DE SARDAN J.-P., 1995. « La politique du terrain. Sur la production de données anthropologiques », *Enquêtes*, 1, 71-109

OMS, 2012. *Projet de plan d'action mondial pour les vaccins*, Unité qualité, sécurité et normes du Département vaccination, vaccins et produits biologiques, Organisation mondiale de la santé, Genève, Suisse, 48 p., http://www.who.int/vaccine_safety/Plan_mondial_pour_la_securite_des_vaccins_BLUEPRINT.pdf

OMS, 2013. « Enfant : faire reculer la mortalité », *Aide-mémoire*, 178, mis à jour en octobre 2017, http://www.who.int/mediacentre/factsheets/fs178/fr/

REY-CUILLE M.-A., SECK A., NJOUOM R., CHARTIER L., SOW H.D., MAMADOUBA., KA A.S., NJANKOUO M., ROUSSET D., GILES-VERNICK T., UNAL G., SIRE J.-M., GARIN B., SIMON F., VRAY M., 2012. « HBV immunization and vaccine coverage among hospitalized children in Cameroon, Central African Republic and Senegal: a cross-sectional study », *PLoS ONE*, 7, 5, http://journals.plos.org/plosone/article?id=10.1371/journal.pone.0038153

SALIOU P., 2007. « L'éradication des maladies infectieuses par la vaccination », *Médecine tropicale*, 67, 321-327

SCHWARTZ O., 2011, « Peut-on parler des classes populaires ? », *La Vie des idées*, http://www.laviedesidees.fr/Peut-on-parler-des-classes.html

UNICEF, 2014. *L'enfance à Madagascar : une promesse d'avenir. Analyse de la situation de la mère et de l'enfant*, UNICEF Madagascar, 140 p., https://www.unicef.org/madagascar/fr/web-SITAN-BOOK2014-20X30cm-28septembre2014_2.pdf

Connaissances et comportements des parents face aux convulsions de leur enfant

Annick Lalaina Robinson *

Plus de 50 millions de personnes sont épileptiques dans le monde, dont les trois quarts dans les pays en développement (OMS, 2017). Les crises convulsives sont des motifs de consultation courants dans les hôpitaux pédiatriques. On parle d'épilepsie quand ces crises sont répétitives et ne sont pas déclenchées par une cause occasionnelle [1]. Dans certains cas, l'épilepsie a des causes génétiques. L'épilepsie peut également être due à des pathologies (qu'elle révèle) : lésions cérébrales prénatales ou périnatales, malformations, séquelles d'infections neurologiques sévères, tumeurs cérébrales… Mais, dans plus de la moitié des cas, aucune étiologie n'est retrouvée (OMS, 2017).

Il est difficile d'avoir une estimation fiable de la prévalence des crises convulsives chez les enfants, les données étant éparses et utilisant des méthodologies variables. Toutefois nous pouvons approcher la situation grâce à quelques enquêtes : à titre d'exemple, une étude réalisée au Mali a retrouvé une prévalence à 11,3 ‰ chez les enfants de 3 à 15 ans (Kaputu-Kalala-Malu, 2016). Dans une étude sénégalaise réalisée en milieu scolaire chez les enfants âgés de moins de 10 ans, la prévalence a été estimée à 21 ‰ (Kaputu-Kalala-Malu, 2016). À Madagascar, il n'y a pas encore de prévalence pédiatrique nationale documentée mais c'est une pathologie courante encore entourée, comme dans les autres pays, de beaucoup d'incompréhension et de méconnaissance. Une enquête portant sur 36 parents emmenant leur enfant dans un hôpital pédiatrique pour convulsions a été menée en 2013 à Antananarivo,

---

* Pédiatre et enseignante-chercheure, CHU Mère Enfant Tsaralalàna, Faculté de médecine, Antananarivo, Madagascar.

1. Élévation de la température chez les petits enfants, infection cérébro-méningée, déficit électrolytique…

Madagascar, afin d'identifier les connaissances, attitudes et pratiques des adultes devant un enfant qui convulse [2].

DES ORIGINES MULTIPLES COMME MATRICE EXPLICATIVE DES CONVULSIONS

Les explications profanes des causalités des crises convulsives sont particulièrement variées. Par exemple, l'étude de Y. Maiga *et al.*, au Mali, a montré que, selon les croyances des parents, l'épilepsie était d'origine surnaturelle et que les médicaments n'avaient pas leur place dans la prise en charge (Maiga *et al.*, 2014). En Arabie Saoudite, on trouve la croyance selon laquelle l'épilepsie serait une maladie contagieuse. Certaines personnes croient qu'elle est due à des désordres hématologiques, ou qu'il s'agit d'une maladie mentale ou déclenchée par le stress (Alhazzani *et al.*, 2016). Les crises épileptiques seraient la conséquence des péchés des ancêtres selon 21,6 % des personnes enquêtées dans une étude menée au sud de l'Inde (Krishnaiah *et al.*, 2016).

À Madagascar, une cause de convulsions souvent évoquée par les parents est la notion de *foulure*. Le mot *foulure* n'a pas toujours le sens habituel reconnu qui est une entorse bénigne. En effet, la *foulure* serait aussi la cause d'une fièvre ou d'une autre maladie n'ayant souvent aucun lien avec un traumatisme. Dans le contexte des convulsions, une description claire de l'évènement *foulure* est difficile à obtenir des parents, car aucun membre de la famille de l'enfant épileptique n'a vraiment assisté à un traumatisme ou un autre fait déclenchant les mouvements anormaux. Les vers intestinaux reviennent également assez souvent dans l'explication donnée par les parents comme cause éventuelle des crises. Une confusion entre les parasites responsables de neurocysticercose [3] et de parasitose intestinale pourrait être une explication de cette croyance. Vient ensuite la notion classique de *mauvais sort* jeté sur l'enfant suite à des mésententes d'ordre social. L'épilepsie reste une maladie mystérieuse pour beaucoup.

MANIFESTATIONS DES CRISES

Quand les crises surviennent, elles se manifestent par des mouvements ou des attitudes qui semblent étranges ou même effrayants pour les parents. Elles peuvent être discrètes, dans le cas des crises d'absence par exemple, qui sont

2. Enquête interne non publiée.

3. Infection parasitaire cérébrale se manifestant par des convulsions, des maux de tête ou d'autres anomalies neurologiques.

brèves et qui peuvent être interprétées de façon erronée. Les crises épileptiques du nouveau-né étant souvent difficiles à reconnaître, elles passent parfois inaperçues et entraînent des conséquences fâcheuses pour le bébé. Dans d'autres cas au contraire, elles font totalement paniquer les parents car l'enfant est trop jeune et la mise en jeu du pronostic vital est plus imminente aux yeux des parents. Les crises, toniques [4], cloniques [5] ou tonico-cloniques [6] associées ou non à des émissions de bave ou d'urine, sont repérées en général par les parents comme des crises d'épilepsie, mais c'est l'origine de ces manifestations cliniques qui est souvent méconnue. Les révulsions oculaires sont également bien identifiées par les parents ; par contre, les mâchonnements, les hypotonies [7] brusques suivies de perte de connaissance, les myoclonies [8] discrètes localisées, associés ou non à la cyanose [9], ne le sont pas.

RESSENTI DE L'ENTOURAGE

L'entourage de l'enfant se sent souvent paniqué et impuissant face aux manifestations impressionnantes de ces crises (Tison-Chambellan *et al.*, 2013). L'insuffisance du nombre de professionnels de santé, la difficulté d'accès aux soins au point de vue géographique, financier ou culturel dans certains endroits rendent encore difficile l'accompagnement des petits patients et de leurs parents devant cette pathologie. Ce moment de panique peut induire des gestes intempestifs et délétères comme le secouement ou un massage inutile faisant perdre un temps précieux pour la mise en place d'une prise en charge adaptée. Pourtant, avec les moyens médicamenteux dont on dispose, 70 % des enfants et des adultes chez qui le diagnostic d'épilepsie est posé pourraient être traités avec succès (OMS, 2017). La peur et la désorientation peuvent également envahir les proches d'un enfant en pleine convulsion. Peu de parents, même parmi ceux qui ne voient pas une convulsion pour la première fois, peuvent se maîtriser et prendre des mesures adaptées (mise de l'enfant en position latérale de sécurité, moyens physiques et médicamenteux pour faire baisser la température en cas de fièvre associée…).

---

4. Crises se manifestant par une raideur des membres.
5. Crises se manifestant par des contractions musculaires brèves alternant flexions et extensions.
6. Crises faisant alterner les mouvements cloniques et toniques des membres.
7. Secousses musculaires brèves.
8. Relâchement des muscles.
9. Coloration bleue ou violacée de la peau.

ATTITUDE DE LA FAMILLE

Dans les pays en développement, il n'est pas rare de voir vivre dans un même foyer les parents et leurs enfants, une grand-mère et/ou des tantes, ou même d'autres membres de la famille plus élargie encore. Les enfants sont ainsi emmenés aux urgences ou vers d'autres recours jugés efficaces par la mère ou d'autres membres de la famille. À Antananarivo, capitale de Madagascar, 20 % des parents ayant emmené leur enfant dans un hôpital pédiatrique pour différentes raisons ont affirmé qu'ils emmèneraient d'abord leur enfant chez un masseur traditionnel avant de venir à l'hôpital en cas de convulsions [10]. Le poids de l'avis de la grand-mère est ressenti dans la prise de décision des parents. Les tradipraticiens sont encore très présents dans la vie quotidienne de la population. Ainsi, dans certaines familles, les enfants malades passent d'abord par un masseur traditionnel ou un *leader religieux* relevant d'un mouvement religieux présent depuis peu à Madagascar et perçu par la population comme une secte, avant d'atterrir chez un médecin. Le chemin inverse est aussi possible, surtout pour les maladies chroniques pour lesquelles l'efficacité thérapeutique ne peut être palpable qu'au bout d'un certain temps. Une étude effectuée à Pattaravakkam, dans le sud de l'Inde, auprès de personnes âgées de plus de 15 ans, a montré que 42 % d'entre elles pensent qu'un traitement ayurvédique serait efficace pour lutter contre l'épilepsie (Krishnaiah *et al.*, 2016).

GESTES D'URGENCE

Des mesures peuvent être déjà prises par l'entourage avant l'arrivée à l'hôpital. Elles peuvent être adaptées ou non en fonction des connaissances et des croyances de l'entourage mais aussi des moyens disponibles. Ainsi, il a été constaté dans différentes études que les connaissances sont insuffisantes en termes de gestes d'urgence devant une crise convulsive. Une enquête effectuée chez 90 mères en Arabie Saoudite a montré que 32 % d'entre elles mettraient leurs doigts ou n'importe quel objet dans la bouche de l'enfant en train de convulser pour qu'il ne se blesse pas, 30 % humidifieraient le visage de l'enfant pour qu'il reprenne conscience (Asiri *et al.,* 2015). Les réponses données par le corps enseignant de 22 écoles dans une zone rurale de l'État de Gezira au Soudan ont aussi mis en évidence une méconnaissance des attitudes à prendre. En effet, 83 % des enseignants s'éloigneraient d'un élève en train de convulser, 74 % tireraient la langue de l'enfant hors de sa bouche (Babikar & Abbas, 2011). D'autres pratiques peuvent être rencontrées à Antananarivo, comme mettre une purée d'ail ou du tabac à chiquer sur la tête de l'enfant. Il existe

10. Enquête interne non publiée.

également une croyance qui consiste à jeter des feuilles vertes sur la personne en train de convulser. La banalisation de certains médicaments ou leur accès trop facile, favorisés par la vente illicite des médicaments et l'automédication, conduisent également à une utilisation erronée de certaines molécules. Le cotrimoxazole est utilisé par certains parents pour arrêter les crises. Le paracétamol ainsi que les moyens physiques pour lutter contre la fièvre sont parfois considérés comme des moyens de lutte contre la convulsion. Si l'utilisation du diazépam par voie intra-rectale dans les convulsions fébriles à répétition est enseignée aux parents dans les pays développés (Sadleir & Scheffer, 2007), elle n'est pas de pratique courante à domicile dans les pays en développement comme Madagascar. La question n'a jamais été vraiment abordée au sein du corps médical, probablement du fait de l'insuffisance d'information des soignants mais aussi de la crainte de la « fiabilité » des parents. Un certain niveau d'éducation et d'information est en effet nécessaire pour qu'on puisse confier aux parents la première prise en charge. En effet, l'injection intra-rectale du diazépam doit être réalisée dès qu'un enfant connu pour des convulsions fébriles à répétition fait sa crise. Cette technique est simple mais nécessite une règle d'hygiène de base et la maîtrise des temps opératoires, du calcul et du prélèvement exact de la dose à injecter.

ACCÈS AUX SOINS MÉDICAUX

Après ces différentes attitudes d'urgence, le recours à l'hospitalisation est cité plusieurs fois par les parents inclus dans l'enquête réalisée à Antananarivo[11]. Les enfants sont souvent transportés en taxi ou en voiture particulière, parfois dans les bras de la mère et très rarement en ambulance. En effet, les ambulances ne sont pas en nombre suffisant et surtout sont à la charge des familles. Il n'existe pas encore de système d'assistance sociale, ce qui rend difficile l'accès aux soins de façon optimale pour une grande part de la population. En général, le manque d'information est aussi soulevé par la plupart des personnes enquêtées dans les différentes études (Asiri *et al.*, 2015 ; Awad & Sarkhoo, 2008). Les mœurs et coutumes gardent une place prépondérante dans certaines familles. La multiplication et la montée en puissance de nouvelles formes de religion ou de guérisseurs ayant un pouvoir spécial autoproclamé deviennent un obstacle de plus en plus important au recours médical à Madagascar.

11. Enquête interne non publiée.

CONCLUSION

Beaucoup reste à faire en termes de communication et d'éducation de la population sur les convulsions et l'épilepsie. L'origine de la maladie, ses complications, les premiers gestes à pratiquer devraient faire partie d'un programme de communication touchant le plus grand nombre dans les différents pays, notamment à Madagascar, où le personnel de santé devrait bénéficier d'une formation en communication concernant cette pathologie. Un travail multidisciplinaire et multisectoriel est nécessaire pour un impact conséquent et pérenne sur le sujet.

BIBLIOGRAPHIE DES SOURCES CITÉES

ALHAZZANI A.A., ALQAHTANI A.M., ABOUELYAZID A., 2016. « Public awareness, knowledge, and attitudes toward epilepsy in the Aseer region, Saudi Arabia – A community-based cross-sectional study », *Epilepsy & Behavior*, 63, 63-66

ASIRI N.A., BIN JOUBAH M.A., KHAN S.M., JAN M.M., 2015. « Maternal knowledge of acute seizures », *Neurosciences*, 20, 4, 346-349

AWAD A., SARKHOO F., 2008. « Public knowledge and attitudes toward epilepsy in Kuwait », *Epilepsia,* 49, 4, 564-572

BABIKAR H.E., ABBAS I.M., 2011. « Knowledge, practice and attitude toward epilepsy among primary and secondary school teachers in south Gezira locality, Gezira State, Sudan, », *Journal of Family and Community Medicine*, 18, 1, 17-21

KAPUTU-KALALA-MALU C., 2016. « Épilepsies et crises épileptiques aiguës chez l'enfant en Afrique subsaharienne : défis et espoirs », *Pan African Medical Journal*, 23, 58, 1-11

KRISHNAIAH B., ALWAR S.P., RANGANATHAN L.N., 2016. « Knowledge, attitude, and practice of people toward epilepsy in a South Indian village », *Journal of Neurosciences in Rural Practice*, 7, 374-380

MAIGA Y., ALBAKAYE M., DIALLO L.L., TRAORÉ B., CISSOKO *et al.*, 2014. « Current beliefs and attitudes in Mali », *Epilepsy & Behavior*, 33, 115-121

ORGANISATION MONDIALE DE LA SANTÉ, 2017. *Épilepsie*, Aide-mémoire N° 999, http://www.who.int/mediacentre/factsheets/fs999/fr/

SADLEIR L.G., SCHEFFER I.E., 2007. « Febrile seizures », *British Medical Journal*, 334, 307-311

TISON-CHAMBELLAN C., FINE A., CANCES C., CHAIX Y., CLAUDET I *et al.*, 2013. « Approche anthropologique des représentations parentales actuelles des convulsions chez l'enfant », *Archives de Pédiatrie,* 20, 10, 1075-10

Pratiques anthropologiques en santé maternelle et infantile

Améliorer la qualité des soins en pédiatrie dans huit pays d'Afrique de l'Ouest

Yannick Jaffré *

Pour d'évidentes raisons démographiques et pour un ensemble de vulnérabilités spécifiques – risques obstétricaux ou fragilités inhérentes aux premières étapes de la vie –, les femmes et les enfants constituent les principaux utilisateurs des services de santé et les principaux « bénéficiaires » des programmes sanitaires.

Cependant, malgré d'importants financements et de nombreux programmes, force est de constater que ces actions de développement, si elles produisent quelques effets, peinent à s'inscrire dans la réalité des situations sanitaires. Leur efficacité et plus encore leur efficience restent faibles. Près d'un tiers des décès maternels dans le monde survient en Afrique de l'Ouest et du Centre où vit pourtant moins de 6 % de la population mondiale. Dans cette région, le taux de mortalité maternelle reste parmi les plus élevés du monde, variant de 483 à 888 décès pour 100 000 naissances vivantes, avec une moyenne de 510 pour 100 000 naissances vivantes [1]. De même, dans le monde, en 2010, un enfant sur 22 est mort dans sa première année [2]. Globalement, l'Afrique concentre 46 % de ces décès alors qu'elle n'abrite que 15 % de la population mondiale et 26 % du nombre total d'enfants. Le taux de mortalité infantile y est le plus élevé de tous les continents : 79 pour 1 000 naissances vivantes.

---

* Directeur de recherche CNRS UMI 3189 & Groupe inter académique pour le développement, Marseille, France.

1. http://www.who.int/mediacentre/news/releases/2015/maternal-mortality/fr/ (consulté le 28 mai 2017).

2. Nous empruntons ces données au rapport OMS/UNICEF : http://www.childmortality.org (consulté le 29 mai 2017).

Les liens entre ces situations épidémiologiques et les travaux anthropologiques peuvent être subsumés sous trois figures, toutes aussi légitimes et fondamentales, articulant simplement différemment leurs objets, leurs postures méthodologiques et les destinataires de leurs travaux.

Certes, pour des raisons de présentation, nous durcissons les contrastes entre ces approches qu'il serait sans doute plus juste de décrire comme des variations sur une palette de nuances. Cependant, les différences méthodologiques et d'objets sont réelles et importantes entre des travaux s'attachant, par exemple, à évoquer des situations « exotiques » et pour des lecteurs extérieurs à ces contextes, ou des études s'attachant, paradoxalement, à rendre compte de leurs propres conduites aux acteurs étudiés. De même, il est bien différent de s'attacher à décrire la cohérence symbolique de conduites – sexuelles, alimentaires, de soin – ou de s'interroger sur leur impact en termes de souffrance, de handicap et de décès. Dans le premier cas, on plie des systèmes de sens sur d'autres pour construire des densités sémantiques, dans l'autre on confronte des pratiques signifiantes à leurs effets « objectifs ». Mais, ces réserves faites, situons ces trois types d'approches ou façons de définir l'objet d'étude.

La première figure – nommons-la « classique » – porte l'accent sur le vaste domaine des sémantiques sociales. Elle évoque peu les données épidémiologiques et macrosociales et construit ses objets de manière autonome, largement en fonction des interrogations internes aux divers domaines – sociologie, histoire et anthropologie – des sciences sociales. Le sens des conduites est privilégié et, pour ne prendre que quelques exemples, la femme peut être ainsi décrite dans ses choix, statuts ou obligations – notamment de fécondité – sans que ne soient évoqués les risques sanitaires en résultant. De même l'accouchement peut n'être décrit que selon les éléments symboliques qu'il est supposé mettre en œuvre. Suivant cette même démarche, d'autres travaux s'attachent à évoquer la spécificité des constructions de genre et des sentiments organisant leurs interactions. D'autres études peuvent encore s'attacher aux étapes de l'enfance et aux inscriptions de ces jeunes âges dans des cultures spécifiques (Rabain, 1979 ; Bonnet & Pourchez, 2007). Globalement dans ce modèle, la validité des résultats est définie en fonction de la fiabilité des procédures de recueil et d'interprétation du matériau ethnographique. L'anthropologie construit légitimement ses objets sans se préoccuper des sciences médicales et des données sanitaires.

Une autre approche – nommons-la « du développement », « des interfaces » – s'inscrit dans les interrogations de la santé publique – ou d'autres secteurs du développement – et en rapport avec des données sociales « objectives ». En variant l'échelle, elle analyse qualitativement un ensemble de variables discontinues et de logiques comportementales construisant les données socio-sanitaires quantifiées par les approches statistiques, épidémiologiques ou les constatations cliniques. Une nouvelle fois, pour ne prendre que quelques exemples, on a pu ainsi décrire l'effet des représentations populaires de la maladie sur l'accès aux soins, l'importance de la corruption dans les services de santé, l'impact des inégalités sociales sur la prise en charge des parturientes, l'usage « pratique » des techniques médicales, les décès maternels, la violence envers certains acteurs « faibles » dans les services de santé. L'approche est souvent « critique » soulignant, par des références implicites à des modèles idéaux de santé publique, les incohérences sociotechniques et les manquements à la déontologie que l'on peut observer dans les services de santé (Jaffré & Olivier de Sardan, 2003 ; Jaffré, 2012 ; Bonnet & Duchesne, 2016).

Globalement, dans ce modèle, une certaine validité des résultats est garantie par la fiabilité des procédures de recueil et d'interprétation du matériau ethnographique mais aussi par la recherche d'un assentiment des acteurs concernés quant à la description de leurs pratiques. L'anthropologie se situe « en surplomb » des pratiques médicales, organisant cependant diverses interfaces avec les structures sanitaires par des « restitutions » et des dialogues supposés contrôler et affiner les données ainsi que permettre aux acteurs de modifier leurs pratiques.

Une troisième approche – nommons-la faute de mieux « translationnelle » ou « de la réforme » – ne fait pas de distinction entre les moments de l'étude et ceux de l'action qu'elle s'attache à lier dans un même processus. Comme dans le modèle précédent, elle choisit ses objets de recherche en fonction de priorités et d'enjeux sanitaires mais définit aussi ses actions en fonction de facteurs dont elle fait l'hypothèse qu'ils sont modifiables. Pour le dire simplement, si l'on ne peut espérer que tout le monde devienne riche et alphabétisé, on peut, en revanche, rendre les personnels de santé plus sensibles aux discriminations sociales et faire que les soins soient assurés plus équitablement. Méthodologiquement, elle fait sienne les remarques de G. Deleuze soulignant que la pratique est sous-tendue par et induit diverses réflexions théoriques et que réciproquement la théorie interroge et remodèle les pratiques (Deleuze, 1972).

Il ne s'agit donc pas – prioritairement tout au moins – d'éclairer de vastes thématiques définies par un agenda des questionnements légitimes et « un air du temps » bibliographique, mais de s'attacher à résoudre des problèmes rencontrés concrètement et affectant diverses populations. Ce modèle est proche du précédent qu'il prolonge en incluant plus systématiquement des notions de processus d'action recherche et d'interdisciplinarité « en acte ». Les mêmes procédures et précautions méthodologiques y sont mises en œuvre. Mais le choix des thèmes de recherche, les dialogues sur les difficultés éprouvées ou l'identification des « marges de manœuvre » pour changer les pratiques sont directement et initialement faits avec les soignants. Sans renoncer à sa rigueur méthodologique et empirique, l'enquête « sur » devient une enquête « avec » et

« à partir » des problèmes ressentis. L'anthropologie et les sciences médicales construisent une démarche commune.

Bien que liée par le même contrat de vérité entre données, acteurs et lecteurs, cette posture ne cherche donc pas principalement à constituer de vastes totalisations livresques et savantes, mais à produire des effets de réflexivité, de prises de parole, à proposer des aménagements techniques. Les études qualitatives se donnent alors pour tâche d'induire de nouveaux questionnements et de réorganiser effectivement des pratiques. Comme toute autre recherche, cette posture est cumulative de données. Mais elle est aussi « nomade » puisque, entre les déplacements consubstantiels à l'action et la halte de la réflexion, chaque transformation pratique devient l'objet de recherches scientifiques entraînant d'autres modifications pratiques qu'il faudra alors analyser en usant de procédures méthodologiques scientifiquement assurées et relevant éventuellement des disciplines de la santé publique (épidémiologie, qualité des soins, etc.).

Cette approche ne relève aucunement d'une « anthropologie appliquée » globalement définie par l'adoption immédiate et naïve d'objectifs provenant de demandes médicales et/ou sociales. Comme la précédente, elle pourrait entrer dans l'appellation « *anthropology and implementation science* » : large étiquetage de « nouveaux » produits intellectuels correspondant, en fait, à des recherches et travaux largement antérieurs à cette appellation[3]. Mais qu'importe. Concrètement, il s'agit d'utiliser, parfois de « faire fonctionner » autrement au sein de dispositifs interdisciplinaires, les concepts et les outils méthodologiques des Sciences sociales afin d'améliorer les interfaces entre des pratiques médicales et des conduites et demandes des populations. Quelques opérations précises circonscrivent cet espace articulant la recherche et l'action. Elles définissent concrètement l'espace épistémologique spécifique de cette anthropologie fondamentale et pratique dans le domaine de la santé.

Dans le cadre d'un bref article, nous limiterons notre propos à la présentation de quelques orientations essentielles et aux principales opérations de recherche spécifiant ces pratiques « translationnelles ». Nous prendrons, pour cela, appui sur plusieurs programmes de recherche, consacrés à la santé

3. L'impression d'innover n'est parfois que la trace d'un oubli ou l'aveu d'une ignorance. Faut-il ici rappeler les beaux travaux de J. Berque (1974) ou de G. Balandier (1955) interrogeant ces liens entre les « dynamiques du dedans et du dehors » ? Sur les différences et similitudes entre anthropologie du développement et de « l'implémentation » nous renvoyons à J.-P. Olivier de Sardan (2016), et pour un exemple de travail sur les interfaces en santé à B. Cherubini (2004) à propos du diabète et à Y. Jaffré et S. Suh (2016) à propos de la santé maternelle.

maternelle et infantile, que nous avons réalisés dans une dizaine de pays d'Afrique de l'Ouest [4].

LES OPÉRATIONS DE RECHERCHE D'UNE PRATIQUE ANTHROPOLOGIQUE EN SANTÉ

Étudier « par le bas » : processus bottom-up-bottom versus programme top-down

Chacun s'accorde avec la belle formule de J. Ellul (2013) reprise par l'OMS : « penser globalement et agir localement ». Cependant, pour des raisons d'efficacité et d'homogénéité, la plupart des programmes sont « *top-down* », définis « par le haut » en fonction de légitimes priorités épidémiologiques. Il en résulte que, s'ils sont orientés par d'utiles « évidences fondées sur les faits » (*evidence based*), ces programmes restent « hors-sol » : énonçant des propos dissociés du corps social du langage ainsi que des pratiques et des engagements des acteurs. Cet écart entre de vastes logiques sanitaires et l'infini nuancier des situations sociales, écologiques et épidémiologiques est constant et structurel, puisqu'une certaine efficacité impose de choisir des priorités pour agir à une échelle internationale, pour le plus grand nombre.

Mais comment, non seulement analyser, mais aussi agencer plus harmonieusement et plus efficacement l'inscription des propositions techniques dans la diversité des contextes qu'elles sont supposées améliorer ? Comment penser sérieusement cet agir local ou les multiples dimensions constituant les interfaces entre des programmations « mondiales » et abstraites et des appropriations locales socialement différenciées ? Comment, pour ce qui concerne notre travail, construire les services de pédiatrie et d'obstétrique comme des points d'expérimentation où de vastes orientations peuvent être reformulées et modifiées afin de correspondre aux enjeux et aux dynamiques locales ? Que veut dire précisément « partir du bas », et quels en sont les enseignements ?

Sans être exclusifs d'autres perspectives, deux points constituant les soubassements du travail de cette anthropologie de la réforme sont ici essentiels. La première opération de recherche consiste à définir les objets d'étude grâce à un travail d'équipe, mêlant indistinctement des soignants et des chercheurs en sciences sociales. Cette co-construction interdisciplinaire de l'objet de recherche en révèle le feuilleté complexe, mêlant pour chaque décision et chaque geste des aspects cognitifs, techniques, affectifs et sociaux relevant d'une épistémologie mixte : d'un entrelacement de données objectives et de subjectivité,

4. Toutes les données proviennent du programme ENSPEDIA (Enfants et soins en pédiatrie en Afrique) CNRS UMI 3189 & GID-Santé (Institut de France), financé par les fonds MUSKOKA (UNICEF, Ambassade de France au Sénégal) et par la Principauté de Monaco.

d'explication et de compréhension. Qu'il suffise ici d'évoquer combien des décisions « médicales » englobent des appréciations sociales sur la qualité de vie après les soins, combien certaines procédures thérapeutiques peuvent être liées à la personnalité des soignants et des patients, combien les gestes de soins sont effectués différemment selon les professionnels de santé (Jaffré & Prual, 1994 ; Pouchelle, 2003 ; Paillet, 2007). Les gestes techniques et les interactions sont polysémiques et correspondent à des configurations complexes, à des interrelations qui, à la fois, définissent des situations et les éléments dynamiques de leurs transformations (Lepetit, 2013 : 107-108).

Ouvrir les chaînes causales : réduction d'échelle et variables discontinues

La seconde opération de recherche correspond largement aux effets produits par l'usage méthodique des « jeux d'échelles » (Revel, 1996) ouvrant les consécutions habituelles et souvent tautologiques à des systèmes de causalités complexes et souvent non prédictibles. Disons-le simplement, en Santé publique – comme hélas dans bien d'autres domaines – « on ne récolte que ce que l'on a semé » : on ne raisonne qu'en fonction de la puissance de ses hypothèses initiales. Des pré-constructions naïves ou des « inductions rampantes » (Passeron, 2006 [1991] : 219) guident souvent un raisonnement qui croyant établir des « *evidence based* » ne fait qu'énoncer des tautologies, certes nécessaires – dormir sous une moustiquaire pour éviter le paludisme, accoucher avec une sage-femme compétente pour réduire la mortalité maternelle [5] –, mais qui ne permettent aucunement de poser les véritables questions : comment sont utilisées les moustiquaires dans divers contextes ou pourquoi les soins obstétricaux ne sont pas de qualité ?

À l'inverse, l'observation précise permet d'analyser le jeu de variables discontinues, non prédictibles, constituant des sortes de consécutions en acte construisant *in vivo* les risques. Prenons un seul exemple pour illustrer notre propos :

> *Absence du manœuvre, il n'y a pas d'oxygène. Le circuit d'oxygène est défaillant. Les personnels ne savent pas comment brancher la bouteille de secours. Tout cela traîne.*
>
> *L'obstétricien décide de faire la césarienne. Mais comme l'enfant n'a pas été ventilé, il meurt.*

---

5. Le numéro spécial du *Lancet* (juin 2014) consacré aux sages-femmes illustre malheureusement ces erreurs méthodologiques. Les innombrables « guides de bonnes pratiques » correspondent aussi à cette même démarche où, s'il est nécessaire de proposer des normes idéales, il est aussi indispensable de savoir qu'elles seront appliquées diversement par les acteurs.

> *Dans le dossier médical il est écrit : « hypoxie fœtale chez une éclamptique ».*
>
> *Notre observation souligne que la césarienne n'a été faite que trois heures après la prise de décision chirurgicale.*
>
> *Par ailleurs, le manœuvre chargé de l'oxygène était absent. Celui qui fut appelé pour le remplacer ne savait pas utiliser l'oxygène...*
>
> (Jaffré, 2009 : 126-127)

Ces monographies précises et documentées sont essentielles pour inscrire le raisonnement dans l'ordinaire des soins, pour raisonner sur des problèmes en situation et non sur des abstractions. Comme le remarque fort justement B. Lepetit (1995), la causalité accidentelle ne peut pas être considérée comme une irrégularité « hors sujet » restant de ce fait extérieure à la rationalité explicative, mais, au contraire, doit être intégrée dans le raisonnement comme un élément explicatif.

Penser avec des acteurs pluriels et depuis leurs logiques plurielles

Penser avec les acteurs n'est donc aucunement synonyme de croire – comme le laisse souvent penser une valorisation excessive et naïve de la « société civile » ou des « populations locales » – que les acteurs savent ce qu'ils font ou qu'ils ont raison d'agir comme ils le font. Simplement, ces acteurs ont un avis sur leurs pratiques et, à l'évidence, on ne peut agir sans eux, sans leur assentiment et leur vouloir. Mais ces « capabilités potentielles » sont complexes, opaques à elles-mêmes, mêlant des choix techniques et des sursauts affectifs, stimulées par l'enchâssement conflictuel des pouvoirs, des savoirs et des statuts, négociant entre des déontologies professionnelles et des contraintes sociales, des normes techniques, des habitus et des sociabilités.

Par ailleurs, ces acteurs appartiennent à divers collectifs édictant explicitement ou implicitement des normes éthiques et comportementales variables et parfois contradictoires. Qu'il suffise ici d'évoquer les dilemmes entre soigner préférentiellement les siens comme le requiert une morale « ordinaire » ou se dévouer pour l'ensemble des patients avec équanimité – au risque de ne pas tenir ses engagements pour sa propre famille – comme le voudrait une stricte éthique professionnelle.

Une nouvelle fois ces questions sont simples et banales : au ras de l'ordinaire. Cependant, ce quotidien est complexe et dialoguer avec ces « arts de faire » (Certeau, 1980) implique une certaine vigilance méthodologique. Comprendre les raisons d'agir des acteurs, ou ce que A. Schütz (2007 : 135) nomme leurs « pertinences motivationnelles », implique, tout d'abord, l'adoption d'un certain langage. Comme le souligne P. Ricœur, pour parler d'évènements, on entre dans un « jeu de langage comportant des notions telles que cause, loi, fait, explication, etc. ». C'est dans un autre système conceptuel et lexical que l'on parlera de l'action humaine « en termes de projets, d'intentions, de motifs, de raisons d'agir, d'agents, etc. » (Ricœur, 1977 : 126-127).

Ce que E. Anscombe, au détour de ses réflexions sur l'intention, formalise en distinguant les emplois des mots *why* et *because of*, où le premier terme renvoie à un ordre causal et le second aux multiples jeux ouverts des « motivations » (Anscombe, 2002).

Ce choix méthodologique permet d'interroger et d'éclairer autrement les pratiques des professionnels de santé. Il permet notamment de focaliser l'étude sur les logiques comportementales d'acteurs qui n'analysent leurs situations que de façons partielles et partiales : à partir de ce qu'ils perçoivent de leurs intérêts et des contraintes qu'ils doivent affronter. De ce fait, les professionnels n'apparaissent ni comme de simples « professionnels » ni comme des êtres passifs déterminés par des jeux abstraits de vastes variables sociales (inégalités sociales, domination, violence symbolique, etc.), mais comme de véritables acteurs effectuant des choix en fonction de leurs valeurs et au regard des contraintes ressenties.

Par ailleurs, évoquant leurs vies et leurs pratiques professionnelles, les soignants parlent de leurs émotions, de leurs sentiments et de leurs sensations. Ce faisant, ils « incarnent », au sens strict, leurs pratiques de soins. Ici encore, les acteurs se disent, non dans l'abstraction d'un titre ou d'une fonction, mais selon les jeux complexes de leurs identités sociales, affectives, sensorielles et techniques.

Fort simplement, dans cette approche « pour de vrai », les acteurs n'agissent pas comme dans les mondes de papier construits par les organigrammes ou les « projets » officiels [6]. Ils sont « en situation ». Ils sont définis par des relations hiérarchiques, négocient entre de multiples systèmes normatifs, en fonction de l'idée qu'ils se font des caractéristiques des interactions et à partir des « outillages affectifs et sociaux » (Febvre, 1930 ; Burguière, 2006) construisant leurs propres systèmes d'analyses et d'interprétations.

PRATIQUE ANTHROPOLOGIQUE ET OUVERTURES POLYSÉMIQUES

Une recherche et sa mise en œuvre sous la forme d'enquêtes, c'est tout d'abord, et souvent implicitement, opérer un « jugement d'importance », conduisant à sélectionner des objets d'étude en fonction des choix effectués et

6. Pour une critique du fonctionnement des séminaires et de leurs « recommandations » voir Jaffré (2007) et pour l'absurdité de certains outils du développement voir Giovalucchi & Olivier de Sardan (2009).

de l'importance que l'on accorde à certaines thématiques (Ricœur, 1955). C'est dire que, très concrètement, la préoccupation scientifique et/ou éthique en amont des choix effectués détermine la sélection opérée. Au-delà de ses stricts objets scientifiques et de ses méthodologies idoines, la recherche vise donc toujours un « pour » – un horizon et un public – qu'il faut expliciter. Et de fait, par-delà les préoccupations strictement scientifiques, l'enquête et les procédures retenues focalisent et construisent une interrogation spécifique, entraînant toujours les chercheurs et les professionnels de santé au-delà des stricts objectifs de recherche qu'ils s'étaient fixés.

La mise en existence

Par exemple, enquêtant sur la qualité des soins dans divers services de pédiatrie, nous avons, à la surprise de certains soignants, décidé de demander aux enfants hospitalisés ce qu'ils pensaient de leurs maladies, des soins qui leur sont prodigués, des douleurs qu'ils doivent affronter, de la mort – la leur et celles de ceux qui sont, comme eux, hospitalisés –, des conduites de leurs parents…

Durant le recueil de leurs témoignages et de leurs opinions, divers éléments sont apparus, révélant que ces petits malades, bien qu'ils dépendent économiquement d'adultes, n'étaient pas sans ressources affectives et cognitives. S'ils sont des « acteurs faibles » ce n'est pas par nature, mais parce que le dispositif de soins ne prend pas en compte leurs douleurs et leurs souffrances et que leurs statuts de « mineurs sociaux » incitent les adultes à ne pas les reconnaître comme des interlocuteurs de plein droit. Et pourtant, comme cela fut démontré ailleurs (Raimbault, 1975 ; Bluebond-Langner, 1978), il suffit d'écouter.

> *Je dormais et puis j'avais des maux de ventre, c'est comme cela que j'ai compris que j'étais malade [...]. Je pleurais, je faisais des grimaces et m'appuyais sur mon ventre. J'étais très malade. J'avais peur du docteur, de la maladie, parce que j'avais peur de la mort. Je n'aime pas la perfusion, l'odeur des médicaments. Je n'aime pas les piqûres. Quand on me place une perfusion, parfois je suis triste.*
>
> (Jean, 11 ans, atteint de leucémie (ENSPEDIA, 2015 : 11))

> *Tout ce que je peux oublier c'est comment les enfants meurent vite, vite... La façon dont ils arrivent et qu'ils pleurent. Je ne vais jamais oublier...*
>
> (Églantine, 13 ans, vivant avec une drépanocytose et le VIH (ENSPEDIA, 2015 : 23))

Ce ne sont que quelques mots parmi bien d'autres verbatims (Kane, 2016 ; Ida, 2016 ; Guindo, 2017). Et ces observations joignant les apports de l'anthropologie de la santé et de l'enfance (Jaffré & Sirota, 2013) documentent une indispensable ethnographie hospitalière en Afrique de l'Ouest.

Mais, on le comprend aisément, ce travail ne se limite pas à ces apports empiriques et théoriques. Dans les services de pédiatrie, cette enquête correspond à une « prise de parole » (Hirschman, 1995), incite à « créer des possibilités relatives aux impossibilités admises jusque-là » (Certeau, 1994 : 37), met en lumière les savoirs de ces enfants malades, révèle les sentiments qu'ils éprouvent face à une certaine violence des interactions de soin et face aux pathologies qui questionnent profondément leurs vies.

La description de ces douleurs, des affects souvent tus pour des questions de pudeur et de honte, des perceptions des pratiques de soins, éclairent autrement l'espace hospitalier. Ces émotions, souvent dissimulées pour des raisons de normativité des expressions, et ces expériences vécues révèlent l'espace vécu par les acteurs qu'ils soient malades, accompagnants, aidants ou soignants. Ces descriptions mettent aussi en lumière les multiples situations de « désinterlocutions » entre les enfants et les soignants durant les soins et la violence de certaines asymétries construisant les cadres des interactions entre les malades, leurs parents et les soignants.

> *Quand je suis à l'hôpital, les médecins ne discutent qu'avec maman. Moi on ne me dit rien. On vient juste me piquer et me mettre des sérums.*
>
> (Mireille, 13 ans, vivant avec une drépanocytose (ENSPEDIA, 2015 : 20))

En révélant ces régimes de subjectivité articulant des singularités avec des dimensions techniques, affectives et sociopolitiques, la description ethnographique – ici partagée par les chercheurs et les praticiens – met les enfants en existence dans l'espace technique de soin. Elle contribue à construire les enfants comme des subjectivités légitimes, dignes de parole quant à leurs maladies, leurs soins et leurs destins y compris quand ils n'ont d'autres choix que d'affronter la mort ou de la souhaiter comme délivrance.

L'inquiétude et la réflexion

Bien sûr, les professionnels savent toujours un peu ce qu'ils font. Ils délivrent des soins, allant des uns aux autres, se reprochant parfois de ne pas « en faire assez » (Jaffré & Guindo, 2013). Leurs gestes semblent modestes, effectués par diverses personnes selon leurs fonctions, les heures, les disponibilités. Cependant, c'est bien ce buissonnement de pratiques effectuées dans le cadre d'une perception partielle de l'espace social, qui produisent des changements globaux (Gribaudi, 1995). Ces segmentations perceptives se conjuguent avec des interactions complexes puisque, si la compréhension des situations m'échappe, cela ne vient pas du fait que je n'agis pas « en raison », mais que d'autres agissent conjointement selon des logiques et des raisons qui m'échappent (Sartre, 1960).

L'enquête souligne les effets des interactions, des répétitions, l'opacité des chaînes sociotechniques et comportementales séparant, par exemple, l'acte de prescrire de l'effectuation du geste technique qui le concrétise. En mettant l'acteur face aux conséquences concrètes de ses actes et de ses décisions, elle souligne les effets pratiques de choix thérapeutiques comme celui, entraînant plus ou moins de douleur, de choisir l'usage de la voie orale ou parentérale ; le regroupement d'examens en une seule prise de sang, la poursuite d'un traitement peut-être inutile… Le travail anthropologique recoud le patchwork des gestes et des décisions et rend visible le référentiel corporel des choix thérapeutiques.

> *Le jour de l'opération, le médecin m'a dit qu'il allait me faire une piqûre pour me faire dormir. […] Ils m'ont opéré pendant que je dormais. Après l'anesthésie j'ai bougé. Le médecin a demandé à mon père d'aller chercher un cordon. Après, le médecin, mon père et l'infirmier, m'ont attaché au lit avec ce cordon. […] Je me demandais pourquoi, pourquoi, pourquoi ?*
>
> (Birima, 13 ans, souffrant d'un cancer (Ida, 2016 : 356))

Par ailleurs, les professionnels ne savent pas – comme le révèle toute étude de cas – ce que les partenaires de ces interactions de soins peuvent éprouver, comment leurs gestes et leurs propos sont compris et interprétés. Comment leurs paroles et leurs conduites inquiètent, rassurent et toujours prennent place dans une pluralité ouverte « d'horizons d'attente ».

L'étude de cas, en interrogeant l'ensemble des acteurs de la scène hospitalière, permet de documenter ces questions. Mais, ce faisant, en positionnant l'interrogation du point de vue de l'autre et en rendant légitimes ses questions, ses incertitudes et les expériences des patients et de leurs aidants, elle ouvre – ou tout au moins « oriente vers » – les soignants à une inquiétude, à un souci de l'autre – à un *care* – qui est au fondement de la décision d'améliorer ses pratiques de soins [7]. Par ailleurs, les pratiques de soins se construisent aussi hors les mots, par « habitude comportementale » et imitation de « ce qui se fait dans le service ».

Il en va ainsi de l'ordinaire des soins largement régi par diverses routines. Certes certains actes infirmiers sont souvent accompagnés de pleurs et de cris, et chacun sait qu'ils peuvent être douloureux ou anxiogènes. Mais puisque l'on agit « pour le bien du patient » il faut apprendre à « passer outre » les plaintes et, tout au moins provisoirement, s'habituer à négliger la douleur de l'enfant.

---

7. Nous ne pouvons ici que renvoyer au film ENSPEDIA qui traite précisément ces questions : https://www.youtube.com/watch?v=aWd_rGppJmU

Ces conduites correspondent à de petits écarts, à des « presque rien » (ne pas saluer, ne pas parler, ne pas expliquer…), à des glissements progressifs allant d'une compassion initiale à une justification professionnelle d'une certaine violence des soins oubliant que la personne ne se résume pas au corps que l'on traite. En effet, il peut sembler légitime que le moment du soin suspende l'attitude compassionnelle. Il faut bien piquer, nettoyer des plaies ou ponctionner. Mais cette « cécité empathique transitoire » (Lombart, 2016), parfois nécessaire, peut se prolonger, empiétant alors sur l'empathie et devenant une sorte d'indifférence voire une norme partagée : ne pas entendre ceux que l'on veut soigner, ne pas entendre non plus ceux qu'on ne peut plus soulager.

Bien des gestes de soins s'effectuent, de ce fait, selon des intermittences éthiques et émotionnelles liées au jeu de multiples variables : le statut du patient, son âge, sa connaissance préalable, les capacités financières de ses parents pour assurer un traitement, le type de pathologie…

> *11 h 50 – Kadiatou, une petite fille de six ans, doit recevoir des soins.*
>
> *11 h 50 – L'infirmier sort tous les médicaments à administrer à la fille et les met sur un plateau.*
>
> *Les infirmiers demandent à la mère de tenir son enfant.*
>
> *12 h 10 – La mère pose sa main sur la poitrine de Kadiatou. L'infirmier prend la seringue chargée pour l'administration du produit à travers le cathéter. Kadiatou effectue des mouvements de panique, et commence à pleurer. On n'entend pas les cris de Kadiatou, mais on se rend compte, par ses gestes, qu'elle souffre.*
>
> *12 h 12 – L'infirmier se rend compte que le produit qu'il est en train d'administrer à Kadiatou est bloqué, parce que la veine est perforée.*
>
> *L'un des infirmiers dit à la mère de Kadiatou : « La veine est perforée, il faut prendre une nouvelle veine sur un autre membre de l'enfant ».*
>
> *Une infirmière demande à la mère : « As-tu un autre cathéter ? » ; la mère : « Non ». L'infirmière : « Va en acheter à la pharmacie et à ton retour tu nous appelles, nous allons dans une autre salle pour faire des soins ».*
>
> *12 h 15 – On laisse Kadiatou sans soins.*
>
> *13 h 00 – La mère de Kadiatou vient annoncer à l'infirmier qu'elle vient d'acheter un nouveau cathéter.*
>
> *Il répond : « Nous avons entendu, on arrive tout de suite ».*
>
> *La mère dit en langue locale : « Je suis là depuis le matin avec mes médicaments, mais personne ne vient faire les soins de mon enfant. Si tu n'as pas d'argent, ton enfant ne sera pas soigné ». […]*

13 h 05 – Nous sommes de nouveau à côté de Kadiatou qui dort à poings fermés.

L'infirmier pique l'enfant alors qu'il dort. La petite fille se met à pleurer.

La prise de veine se solde par un échec. Elle tente ensuite deux autres prises sur les bras de Kadiatou sans y parvenir. Une infirmière plus expérimentée prend la relève et pique l'enfant.

(Observation mai 2011 (Jaffré & Guindo, 2013 : 166))

Ce simple exemple souligne combien la qualité des soins résulte de l'intrication de multiples dimensions techniques, économiques, sociales. Ajoutons, bien trop rapidement, que le manque de produits thérapeutiques déconstruit le métier médical puisque, bien que sachant ce que l'on doit faire, on ne peut le faire. Comment alors ne pas s'éloigner ?

Soulignons, enfin, combien les enfants sont sensibles à ces questions pécuniaires, et combien ces configurations, conjuguant l'obligation de soin pour des maladies graves et la précarité des moyens, construisent des régimes de subjectivité douloureux où l'enfant se sent coupable de faire dépenser les siens pour assurer une existence qu'il sait fragile.

Mon père, il dit que ma maladie le fait beaucoup dépenser. Que mes autres sœurs ne le font pas dépenser comme moi je le fais. [...] C'est comme si ce n'était pas la peine que je vienne au monde, comme ça je ne le ferais plus dépenser.

(Assitan, 10 ans, vivant avec le VIH (ENSPEDIA, 2015 : 21))

Ces diverses variables font que les soignants vivent les situations qu'ils rencontrent dans les services comme ne résultant pas véritablement de leurs choix. L'observance du traitement dépend souvent des moyens techniques localement disponibles et des revenus aléatoires des familles. Alors, face à des situations qu'ils vivent, affrontent et qui les éprouvent, ils doivent « compartementaliser » leurs conduites (De Swaan, 2009), et réguler leurs émotions et leurs engagements en fonction de ce qu'ils peuvent assumer techniquement, « thérapeutiquement » et socialement. Sous peine de *burn out* – et puisque l'on ne peut tout faire pour tous – le lien socioprofessionnel doit se limiter à un cercle restreint laissant, au-delà de ce cercle, des sortes d'enclaves de moindres engagements et de moindres obligations morales

L'ouverture émotionnelle

Pour des programmes sanitaires avant tout préoccupés par l'organisation technique des soins, les sensorialités, sensibilités et souffrances affectives qui traversent ces services sont peu prises en compte.

Pourtant, ces catégories affectives et ces dimensions sensibles qui traversent les services et éprouvent violemment les soignants sont au cœur des relations de soins. Mais elles restent hors des organigrammes, des programmes de santé et des « guides de bonnes pratiques ». Elles restent aussi, le plus souvent, hors d'une prise en charge dans les services que ce soit sous la forme de discussion dans les staffs voire de groupes d'entretiens plus formels. En fait, faute de légitimité, ces dimensions affectives sont le plus souvent vécues individuellement voire dissimulées par crainte de dévoiler « ses faiblesses » ou de laisser croire que l'on n'est pas « à la hauteur » de ses responsabilités.

Tout se vit dans une sorte de confusion de sentiments et d'émotions que les patients, leurs familles mais aussi les professionnels de santé éprouvent sans pouvoir les dire, souvent pour des raisons de honte et de pudeur. Et cette solitude accroît d'autant l'impact émotionnel de la situation [8].

> *C'était dur, parce que le jour où il est décédé... J'étais à ses côtés. Il est décédé vers 12 h.*
>
> *Il a... c'était sa fin quoi...*
>
> *C'est difficile. J'avais des pleurs [...] mais on ne peut pas pleurer devant tout le monde. Après je suis partie de l'autre côté. J'ai... oh la la ! Je ne pouvais plus supporter. Parce que c'était la première fois que je voyais un jeune comme ça...*
>
> (Marie Reine, infirmière (Ida, 2016 : 164))

L'étude anthropologique permet de construire cette dimension relationnelle et affective des soins comme un élément déterminant de la qualité des soins. De desserrer l'étau des convenances et des postures professionnelles. De souligner combien seul un travail d'équipe permet de symboliser ces affects.

PRATIQUES ANTHROPOLOGIQUES « TRANSLATIONNELLES » ET RÉFORME EN SANTÉ

D'autres exemples et d'autres lignes de réflexion seraient, bien sûr, nécessaires pour illustrer et préciser ce domaine des pratiques anthropologiques en santé. Nous ne pouvons aller plus loin dans le cadre d'un bref article. Soulignons cependant et brièvement que ce domaine correspond à un croisement de lignes liant le travail anthropologique à des pratiques de réforme des services.

---

8. Une fois de plus nous ne pouvons ici que renvoyer au film ENSPEDIA où des pédiatres et des personnels paramédicaux témoignent de leurs souffrances face à la maladie et la mort des enfants dont ils ont la charge.

La première ligne est bien sûr celle de la complexité d'organisations de soins articulant, souvent à l'insu des acteurs, des pratiques professionnelles, des normes sociotechniques et des inégalités sociales et statutaires de divers ordres. S'engage ici un travail monographique sur la diversité des configurations de soins afin de reconstruire des cohérences « en acte » et d'initier des sortes d'intentionnalités fonctionnelles des services.

La seconde ligne est celle d'une confiance accordée aux acteurs quels qu'ils soient. Et, d'une certaine manière, l'anthropologie est toujours un peu sartrienne : attentive à ce que les gens – professionnels, adultes, enfants – font de ce qui les fait, et aux processus par lesquels, malgré les contraintes, ils se construisent comme projets et devenirs. S'engage ainsi un travail sur la responsabilité.

La troisième ligne, celle des singularités plurielles, rejoint plus largement les options d'une démocratie narrative reconnaissant les êtres comme « pleinement égaux en dignité, également reconnus et considérés, et qui puissent vraiment faire société commune » (Rosanvallon, 2014 : 27). Le travail anthropologique est toujours lié à l'écoute d'interlocuteurs que l'on considère comme étant dignes de parole. S'engage ainsi un travail sur la reconnaissance et une éthique pratique du soin.

Enfin, la quatrième ligne articule ces travaux d'anthropologie de la santé et des enfances avec de plus vastes mouvements liés à une « politique des âges » (Deschavanne & Tavoillot, 2007) en situations de mondialisation. Les transformations du statut de l'enfant liées à la scolarisation, aux médias, au tourisme, et au développement des spécialités pédiatriques rendent possibles et légitimes de nouvelles interrogations. En retour, nos travaux soulignant les capacités de ces jeunes acteurs incitent à les inclure comme des « patients experts » partenaires de leurs soins. S'engage ainsi un travail sur le dialogue médical, le droit des patients à dire leur expérience de la maladie et des soins et à décider de leurs vies.

Organiser, soigner, écouter, accompagner ne forment qu'un seul geste, et ces dynamiques sociales, ces espaces techniques et ces destins singuliers ne cessent de se conjuguer, de se plier et de se recouvrir. C'est pourquoi on ne pourra traiter ces questions et améliorer concrètement l'offre et la qualité des services, sans documenter et construire scientifiquement des interfaces entre de légitimes choix généraux, des contextes spécifiques et l'ordinaire des vies où s'incarnent ces dimensions sociotechniques, économiques et affectives du soin.

BIBLIOGRAPHIE DES SOURCES CITÉES

ANSCOMBE G.E., 2002. *L'Intention*, Paris, Vrin.

BALANDIER G., 1971 [1955]. *Sociologie actuelle de l'Afrique Noire*, Paris, PUF.

BERQUE J., 1974. *Langages arabes du présent*, Paris, Gallimard.

BLUEBOND-LANGNER M., 1978. *The private worlds of dying children*, Princeton New Jersey, Princeton University Press.

BONNET D., DUCHESNE V., 2016. « Conclusion. Interroger la parenté africaine au regard des techniques de la reproduction ». In : D. BONNET, V. DUCHESNE (dir.), *Procréation médicale et mondialisation. Expériences africaines*, Paris, L'Harmattan, p. 231-237

BONNET D., POURCHEZ L., 2007. *Du soin au rite dans l'enfance*, Paris, ERES.

BURGUIÈRE A., 2006. *L'école des annales. Une histoire intellectuelle*, Paris, Odile Jacob.

CERTEAU M. de, 1980. *L'invention du quotidien, Arts de Faire*, Paris, UGE 10/18.

CERTEAU M. de, 1994. *La prise de parole et autres écrits politiques*, Paris, Seuil.

CHERUBINI B., 2004. « L'apport de l'anthropologie à la mise en œuvre d'une politique de prévention : du vécu de la maladie à l'analyse du raisonnement préventif », *Autrepart*, 1, 29, 99-115

DELEUZE G., 1972. « Les intellectuels et le pouvoir. Entretien de Michel Foucault avec Gilles Deleuze », *L'Arc*, 49, 3-10

DESCHAVANNE E., TAVOILLOT P.-H., 2007. *Philosophie des âges de la vie*, Paris, Grasset.

ELLUL J., 2013. *Penser globalement, agir localement. Chroniques journalistiques*, Paris, PRNG éditions.

ENSPEDIA, 2015. *Des enfants d'Afrique de l'Ouest parlent de la maladie, des soins et de l'hôpital. Comment leur répondre ?*, Marseille, Éditions Résurgences, https://g-i-d.org/fr/gid-sante/publications-du-gid-sante

FEBVRE L., 1992 [1930]. *Combats pour l'histoire*, Paris, Armand Colin.

GIOVALUCCHI F., OLIVIER DE SARDAN J.-P., 2009. « Planification, gestion et politique dans l'aide au développement : le cadre logique, outil et miroir des développeurs », *Revue Tiers Monde*, 2, 198, 383-406

GRIBAUDI M., 2013 [1995]. « Les discontinuités du Social. Un modèle configurationnel ». In : B. LEPETIT (dir.), *Les formes de l'expérience. Une autre histoire sociale*, Paris, Albin Michel, 251-294

GUINDO A., 2017. *L'hôpital « pour de vrai ». Une ethnographie de l'ordinaire d'un service de pédiatrie à Bamako (Mali)*, Thèse en anthropologie sociale et ethnologie, Paris, EHESS.

HIRSCHMAN A.O., 1995. *Défection et prise de parole*, Paris, Fayard.

IDA A., 2016. *Les vécus de l'enfant hospitalisé à Dakar. Une analyse ethnographique des paroles et des interactions dans quelques services de pédiatrie à Dakar*, Thèse en anthropologie sociale et ethnologie, Paris, EHESS.

JAFFRÉ Y., 2007. « Quand la santé fait l'article. Presse, connivences élitaires et globalisation sanitaire à Bamako, Mali », *Bulletin de la Société de Pathologie Exotique*, 100, 3, 207-215

JAFFRÉ Y., 2009. *La Bataille des Femmes. Analyse anthropologique de la mortalité maternelle dans quelques services d'obstétrique d'Afrique de l'Ouest*, Paris, Faustroll Descartes, https://g-i-d.org/fr/gid-sante/publications-du-gid-sante

JAFFRÉ Y., 2012. « Toward an anthropology of a public health priority: maternal mortality in four obstetric services in West Africa », *Social Anthropology*, 20, 1, 3-18

JAFFRÉ Y., GUINDO A., 2013. « 'On ne s'occupe pas assez d'eux'. Anthropologie d'un dispositif de soins pédiatriques en Afrique de l'Ouest », *Anthropologie et Société*, 37, 3, 157-177

JAFFRÉ Y., OLIVIER DE SARDAN J.-P., 2003. *Une médecine inhospitalière. Les difficiles relations entre soignants et soignés dans cinq capitales d'Afrique de l'Ouest*, Paris, Karthala.

JAFFRÉ Y., PRUAL A., 1994. « Midwives in Niger: an uncomfortable position between social behaviours and health care constraints », *Social Science and Medicine*, 38, 1069-1073

JAFFRÉ Y., SIROTA R., 2013. « Les corps sociaux des enfants », Préface au dossier spécial « Corps d'enfances », *Corps*, 11, 197-202

JAFFRÉ Y., SUH S., 2016. « Where the lay and the technical meet: Using an anthropology of interfaces to explain persistent reproductive health disparities in West Africa », *Social Science & Medicine*, 156, 175-183

KANE H., 2016. *Négocier la guérison du petit malade. Configurations d'enfance et accessibilité des soins à Nouakchott (Mauritanie)*, Thèse en anthropologie sociale et ethnologie, Paris, EHESS.

LEPETIT B., 1995. *Les formes de l'expérience. Une autre histoire sociale*, Paris, Albin Michel.

LOMBART B., 2016. *De la cécité empathique transitoire à la prudence dans les soins. Au sujet de la contention lors des soins en pédiatrie*, Thèse de philosophie, Université de Paris-Est Marne-la-Vallée.

OLIVIER DE SARDAN J.-P., 2016. « For an Anthropology of Gaps, Discrepancies and Contradictions », *Antropologia*, 3, 1, 111-131

PAILLET A., 2007. *Sauver la vie, donner la mort. Une sociologie de l'éthique en réanimation néonatale*, Paris, La Dispute.

PASSERON J.-C., 2006 [1991]. *Le raisonnement sociologique*, Paris, Albin Michel.

POUCHELLE M.-C., 2003. *L'hôpital corps et âme. Essais d'anthropologie hospitalière*, Paris, Seli Arslan.

RABAIN J., 1979. *L'enfant du lignage. Du sevrage à la classe d'âge chez les Wolof du Sénégal*, Paris, Payot.

RAIMBAULT G., 1975. *L'enfant et la mort. Des enfants malades parlent de la mort : problèmes de la clinique du deuil*, Toulouse, Privat.

REVEL J., 1996. *Jeux d'échelles. La micro-analyse à l'expérience*, Paris, Hautes Études, Gallimard/Seuil.

RICŒUR P., 1955. *Histoire et Vérité*, Paris, Seuil.

RICŒUR P., 1977. « Expliquer et comprendre. Sur quelques connexions remarquables entre la théorie du texte, la théorie de l'action et la théorie de l'histoire », *Revue Philosophique de Louvain*, 75, 25, 126-147

ROSANVALLON P., 2014. *Le parlement des invisibles*, Paris, Seuil.

SARTRE J.-P., 1986 [1960]. *Questions de méthode*, Paris, Tel Gallimard.

SCHÜTZ A., 2007. *Essais sur le monde ordinaire*, Paris, Félin Poche.

DE SWAAN A., 2009. « La régression au service de l'État : réflexions sur la violence de masse », *La Vie des idées*, http://www.laviedesidees.fr/La-regression-au-service-de-l-Etat.html

PARTIE IV

INÉGALITÉS SOCIALES ET SANTÉ

DU CONCEPT D'INDIGENCE AUX INTERVENTIONS DE SANTÉ PUBLIQUE RÉFLEXIONS DU BURKINA FASO

Nicole Atchessi *, Manuela De Allegri **, Kadidiatou Kadio ***, Émilie Pigeon-Gagné ****, Samiratou Ouedraogo *****, Valéry Ridde ******

INTRODUCTION

L'indigence reste un concept très peu étudié par les sciences sociales en Afrique, contrairement à la pauvreté. Malgré les idées reçues, ces deux concepts s'éloignent des inégalités sociales de santé qui font plus référence à la distribution injuste d'opportunités et de ressources et se constatent à l'aune du gradient de santé (Ridde & Guichard, 2008). L'indigence ne concerne que le groupe des plus vulnérables. De même, la mise en place d'interventions en faveur des indigents, notamment de leur accès au système de santé, et leur analyse, sont exceptionnelles alors que les interventions de lutte contre la pauvreté sont légion. Face à ce constat, nous avons tenté de développer, depuis une quinzaine d'années, une réflexion à cet égard qui a notamment culminé par le premier ouvrage collectif à ce sujet (Ridde & Jacob, 2013). On ne reviendra

* Épidémiologiste, analyste à l'hôpital Montfort, Ottawa, Canada.

** Économiste de la santé, professeure, Institut de santé publique, Université de Heidelberg, Allemagne.

*** Candidate au PhD en science humaine appliquée (Université de Montréal, Canada), ingénieure de recherche, CNRST, Burkina Faso.

**** Doctorante en psychologie, Université du Québec, Montréal, Canada.

***** Stagiaire postdoctorale (Fonds de recherche du Québec - Santé), École de santé publique, Université de Montréal, Canada.

****** Santé publique, professeur, École de santé publique et Institut de recherche en santé publique, Université de Montréal, Canada, et directeur de recherche à l'IRD, CEPED, Université Paris Descartes, Inserm, Paris, France.

La liste des auteurs a été organisée selon un ordre alphabétique. Tous les auteurs ont relu, commenté, amélioré et validé la version finale et ses corrections dans sa totalité, V. Ridde a coordonné l'écriture. V. Ridde a disposé d'une Chaire de recherche en santé publique appliquée des IRSC (CPP 137901).

donc que minimalement dans ce chapitre sur certains éléments abordés dans ce livre et qui traite, notamment, d'une intervention en faveur des indigents à Madagascar (Honda, 2013). Ce chapitre permettra surtout de présenter des données plus récentes, encore non partagées ou alors récemment publiées mais uniquement en anglais, cherchant ainsi à les rendre plus accessibles aux étudiants, intervenants et chercheurs francophones.

QU'EST-CE QUE L'INDIGENCE ?

Si l'indigence est peu abordée par les chercheurs et les écrits la concernant sont rares, c'est certainement moins par son absence dans le quotidien de nombreuses personnes en Afrique que par le fait que le concept soit labile et le problème vicieux [1], au sens de l'étude des politiques publiques. En outre, toutes les interventions de développement en Afrique se préoccupent des personnes vulnérables, des pauvres, mais jamais les indigents ne sont nommés comme une catégorie de personnes « bénéficiaires ». La situation d'indigence existe mais elle n'est pas socialement et publiquement comprise comme un problème auquel il faut s'attaquer (Ridde, 2006). Il existe des « Cadres stratégiques de lutte contre la pauvreté » mais pas de politique nationale en faveur des indigents ou de politiques de lutte contre l'indigence. On entend encore souvent des personnes faire l'amalgame entre les indigents et les indigènes, ce qui en dit long sur la construction sociale de cette entité. Si des décennies d'aide au développement ont peut-être permis d'offrir une définition relativement consensuelle du concept de pauvreté, tel n'est pas le cas pour l'indigence. En outre, il est évident que les perspectives émiques concernant l'indigence sont très contextuelles, mais aussi historiques et politiques (Soors *et al.*, 2013).

Nous n'allons donc pas dans ce chapitre nous aventurer à proposer une définition, mais nous tenterons plutôt d'étudier la manière dont de très récentes politiques au Burkina Faso s'en sont donné l'objectif. Une série de recherches ont proposé une définition locale à la suite d'un processus communautaire et participatif alléguant qu'un indigent est « une personne extrêmement désavantagée socialement et économiquement, dans l'incapacité de subvenir à ses besoins et dépourvue de ressources internes ou externes » (Ridde *et al.*, 2010 : 12). Cette définition produite en 2007, dans le contexte d'une intervention visant à fournir une exemption du paiement des soins pour les indigents, a nourri les débats organisés en 2013 et 2014 par le Ministère de

1. Traduction de « *wicked problem* », autrement dit des problèmes complexes (de nature évolutive et instable, de causes multiples et interdépendantes, de conséquences imprévues, de solutions équivoques) qui nécessitent des solutions selon une approche globale (Clavier & De Leeuw, 2013).

l'action sociale et de la solidarité nationale qui souhaitait doter le pays d'un référentiel d'identification des personnes indigentes. Ainsi, le pays a décidé que la personne indigente est :

> *une personne qui, par manque, de façon temporaire ou permanente, de ressources ou de sources de revenus, est dans l'incapacité de satisfaire à ses besoins essentiels notamment l'alimentation, la santé, l'éducation et le logement sans l'aide de tiers.*

Le secrétariat permanent du Conseil national pour la protection sociale reprend globalement cette définition en 2014 afin de nourrir la politique nationale de protection sociale. Ce même référentiel national précise la manière dont le processus de sélection des indigents doit s'organiser. Le Burkina Faso innove car, s'il affirme que l'enquête sociale et le rôle des travailleurs sociaux sont centraux, il accepte, selon les *opportunités*, un *ciblage communautaire*. Les autorités du Burkina Faso ont certainement tenu compte des défis majeurs de leur administration et de leurs services sociaux à travailler efficacement dans les services publics, dont les hôpitaux, et à être disponibles en milieu rural.

Ainsi, entre mai 2014 et mars 2015, l'État a décidé, avec un financement de la Banque mondiale, de l'organiser à une échelle encore unique en Afrique. Dans huit districts de santé, représentant plus de 1,7 million d'habitants, près de 110 000 personnes ont été sélectionnées par des comités villageois pour obtenir une carte d'indigence afin de bénéficier de soins gratuits dans le cadre d'un programme de financement basé sur les résultats des formations sanitaires. Qu'avons-nous appris de ce processus de sélection communautaire de 2015 ?

Quelles sont les personnes dont les communautés ont décidé qu'elles devaient être qualifiées d'indigentes ?

En utilisant des données individuelles de personnes vivant dans 20 villages du Sud-Ouest et du Nord, nous avons identifié le profil des indigents en milieu rural (Ouedraogo *et al.*, 2017). En effet, les caractéristiques socio-économiques et sanitaires, la capacité fonctionnelle ainsi que la capacité financière de 1 783 non-indigents et 829 indigents ont été classées (Procédure QUEST). Les personnes sélectionnées comme indigentes par leur communauté sont principalement des femmes, des personnes âgées de plus de 45 ans ou des personnes non mariées. En effet, dans notre étude, les femmes semblaient plus exposées à l'indigence, surtout les veuves et les femmes âgées. Les inégalités de pouvoir dans les relations entre les genres, qui affectent l'accès aux ressources et la prise de décisions sur les questions sexuelles et reproductives, sont fréquentes dans les sociétés ouest-africaines. Les pratiques nuisibles, telles que le mariage forcé, le lévirat ou la purification des veuves, demeurent des menaces pour la santé et le bien-être des femmes (Durojaye, 2013). À cela s'ajoute le vieillissement de la population qui apparaît également comme un défi majeur au Burkina Faso. En effet, l'espérance de vie a augmenté ces dernières années et a été estimée à 58 ans pour les hommes et 59 ans pour les femmes en 2013. Les résultats des derniers recensements de la population ont confirmé que le groupe des personnes de 60 ans et plus – considérées comme *personnes âgées* par le Gouvernement et les Nations unies[2] –, malgré son poids relativement faible, connaît une croissance en volume. Cependant, à notre connaissance, les politiques sociales ou sanitaires permettant de faire face aux besoins liés à l'augmentation du nombre de personnes âgées, notamment les femmes, sont presque inexistantes. En 2006, 0,4 % des personnes de plus de 15 ans étaient déclarées comme retraitées dont 0,7 % d'hommes contre 0,1 % de femmes (Institut national de la statistique et de la démographie du Burkina Faso, 2006). Une femme risque fort de se trouver, dans la vieillesse, avec ou sans un homme, dépourvue de tout revenu et de se voir en même temps contrainte d'entretenir ses enfants au chômage ainsi que des petits-enfants (Roth, 2007). Notre recherche a aussi montré que l'indigence en milieu rural est souvent corrélée avec le fait de ne pas avoir de partenaire (célibataire, divorcé ou séparé, veuf). En principe, le mariage permet aux femmes et aux hommes d'être socialement reconnus comme des personnes sérieuses et respectables. Facteur d'intégration sociale, le mariage est la base de toutes les autres stratégies de sécurité sociale des individus (Roth, 2007). Des études antérieures ont indiqué que les personnes célibataires, divorcées ou endeuillées présentaient une mortalité et une morbidité liées à certaines maladies plus élevées (Joung *et al.,* 1994), ainsi qu'une moins bonne qualité de vie (Han *et al.,* 2014) par rapport à celles qui étaient mariées ou cohabitaient avec un partenaire.

DES PERSONNES DONT LA SANTÉ MENTALE N'EST PAS SUFFISAMMENT EXPLORÉE ET POURTANT…

Que les difficultés psychologiques, voire psychiatriques, soient l'un des facteurs ayant mené à l'exclusion de ces individus ou qu'elles soient plutôt une conséquence de leurs conditions de vie difficiles, les indigents représentent un groupe pour lequel les difficultés psychologiques sont très prévalentes comparativement à d'autres groupes. Vivant en situation de grande précarité économique, exclus socialement et devant parfois mendier, les indigents sont un groupe très à risque de vivre de la détresse psychologique et/ou d'être aux prises avec de graves psychopathologies. Cela s'avère problématique puisque ces services de santé mentale sont très rares au Burkina Faso et quasi inexistants en milieu rural (Duthé *et al.*, 2016).

2. L'OMS fixe aussi l'âge des personnes âgées à 60 ans pour les pays à faible revenu et 65 ans pour les autres mais évoque également le fait que pour l'Afrique cela pourrait être 50 ou 55 ans.

En 2015, nous avons donc décidé d'évaluer l'état de santé mentale des indigents vivant en milieu rural (voir *supra*). Les résultats de cette étude exploratoire (Pigeon-Gagné *et al.*, 2017) nous ont permis de montrer que 40,2 % des 1 652 indigents interrogés rapportaient 10 symptômes de nature anxio-dépressive et plus durant le dernier mois. Parmi les indigents qui déclaraient au moins un symptôme anxiodépressif, 41,5 % disaient que ce ou ces symptômes les avaient empêchés de remplir leurs tâches quotidiennes, 25,5 % rapportaient au moins un symptôme de nature psychotique et 61,8 % rapportaient ne pas être capables de gérer les obstacles dans leur vie. Nos résultats ont également souligné que, parmi l'ensemble des indigents, les individus les plus démunis sur le plan économique, les plus isolés et ayant un mauvais état de santé étaient les plus à risque de vivre une détresse psychologique. Cela était d'autant plus marqué chez les femmes.

Par ailleurs, pour le tiers des indigents manifestant des symptômes psychologiques, malgré le fait que ces symptômes affectaient significativement leur bien-être et leur fonctionnement général, ils n'avaient jamais parlé de ceux-ci à quiconque. Les indigents étaient hésitants à aborder avec les enquêteurs certaines questions par peur d'être identifiés comme « fous », ce qui nous amène à croire que la stigmatisation de la maladie mentale agit comme une barrière importante limitant les comportements de recherche d'aide. Nos observations ethnographiques soulèvent d'ailleurs que de nombreux individus se retrouvent exclus socialement – et ce, de manière différente pour les hommes et les femmes – et vivent en situation très précaire après avoir été accusés d'être « fous » par des membres de leur communauté. Les hommes vivent souvent les conséquences d'une exclusion franche, les menant à errer dans les centres urbains où ils adoptent une panoplie de comportements hors-normes. De leur côté, les femmes sont plus souvent exclues à l'intérieur même des ménages où elles se voient traitées différemment et où elles perdent leur statut ainsi que leurs privilèges, ce qui est associé à une détresse psychologique importante chez ces dernières.

LES CRITÈRES D'INDIGENCE SELON LES AGENTS DE PREMIÈRE LIGNE (SANTÉ ET SOCIAL)

Il y a quelques années, nous avons aussi essayé de comprendre la perspective de ceux qui font les politiques publiques. Bien que ces personnes ne soient pas toujours en contact avec les indigents, car ces derniers fréquentent peu les services publics (voir *infra*), elles détiennent une expertise intéressante à mobiliser pour comprendre les critères qui permettraient de sélectionner les indigents. Ainsi, les infirmiers estiment qu'être malade sans soutien et être victime ou rejeté par la société sont les deux critères les plus importants de l'indigence. Pour les accoucheuses auxiliaires des centres de santé, il s'agit plutôt des personnes handicapées pauvres et des malades sans soutien. Enfin, les agents de l'action sociale évoquent davantage une vulnérabilité liée à la maladie ou au handicap et à l'exclusion et/ou le fait d'être victime de catastrophes naturelles ou personnelles.

LA COUVERTURE UNIVERSELLE EN SANTÉ ET LES INTERVENTIONS EN FAVEUR DES INDIGENTS

Dans de très nombreux pays d'Afrique, la couverture universelle en santé est encore un objectif à très long terme. Le niveau de recours aux soins est loin de répondre aux besoins des populations tant elles font face à de multiples barrières (géographique, financière, culturelle, qualité des soins, etc.). Cependant, le débat actuel sur l'universalité ne peut faire l'économie de la nécessaire préoccupation pour les plus pauvres. Dans un contexte de rareté des ressources, les experts suggèrent en effet d'offrir d'abord un panier de services prioritaires pour toute la population plutôt que d'étendre les services à seulement ceux qui en bénéficient déjà plus que les autres (Nicholson *et al.,* 2015). On revient ici aux concepts évoqués dans l'introduction, selon lesquels lutter contre les inégalités dans une perspective de gradient social est préférable à agir uniquement pour les plus pauvres (Ridde & Guichard, 2008). Nous sommes ici au cœur de la différence entre la justice sociale et l'assistance sociale.

On se rappellera que la généralisation du paiement direct avait en partie été justifiée par le besoin d'améliorer la qualité des soins pour tous, mais aussi l'accès aux soins des indigents qui devaient être exemptés de ce paiement. On ne reviendra pas ici sur cet échec historique (Ridde, 2014), finalement reconnu par ses promoteurs (Rodin & De Ferranti, 2012). Mais la question des indigents revient au-devant de la scène de ceux qui veulent une assurance maladie universelle ou une couverture universelle. Tous les pays africains reconnaissent que la capacité contributive des indigents est nulle et que leur inscription dans les systèmes assurantiels nécessitera de les leur fournir gratuitement (Nicholson *et al.,* 2015). Il faut donc trouver une solution mais rares sont les recherches concernant spécifiquement l'accès aux soins des indigents.

En effet, le recours aux soins de santé est faible chez les personnes indigentes au Burkina Faso. Une enquête a été réalisée en 2015 dans les districts sanitaires de Diebougou, Gourcy, Kaya et Ouargaye auprès de populations indigentes (Atchessi & Ridde, 2015), donc un sous-échantillon de la sélection communautaire présentée plus haut. Parmi les 1 652 indigents enquêtés, le recours aux soins de santé varie de 48 % à 60 % (tableau 1) sauf dans le district de Ouargaye où le recours aux soins de santé est de 78 %, certainement en raison d'un programme d'exemption du paiement des soins destinés aux indigents depuis 2007. Par ailleurs, le recours aux soins est 10 à 20 % plus faible chez les femmes comparativement aux hommes indigents (tableau 2). Elles sont probablement toujours confrontées aux barrières financières et/ou culturelles pour accéder aux soins (Samb, 2015). Les indigents qui perçoivent leur état de santé comme étant mauvais et ceux qui ont une altération de la fonction cognitive ont une plus forte propension à recourir aux soins de santé. En revanche, les personnes les plus âgées, les individus qui cohabitent avec au moins une personne, ceux qui ont des troubles de la vision et les célibataires ont un recours aux soins plus faible.

TABLEAU 1. RECOURS AUX SOINS SELON LES DISTRICTS PARMI LES 1 141 INDIGENTS QUI ONT DÉCLARÉ AVOIR ÉTÉ MALADES

	Recours aux soins de santé modernes		Pas de recours aux soins de santé modernes		Total	
	Effectif	%	Effectif	%	Effectif	%
Diebougou	238	59,1	165	40,9	403	100
Gourcy	105	48,8	110	51,2	215	100
Kaya	115	50,9	111	49,1	226	100
Ouargaye	231	77,8	66	22,2	297	100

TABLEAU 2. RECOURS AUX SOINS SELON LES DISTRICTS ET SELON LE SEXE PARMI LES 1 141 INDIGENTS QUI ONT DÉCLARÉ AVOIR ÉTÉ MALADES

	Diebougou		Gourcy		Kaya		Ouargaye	
	Recours aux soins n (%)	Total	Recours aux soins n (%)	Total	Recours aux soins n (%)	Total	Recours aux soins n (%)	Total
Hommes	86 (65,6)	131	36 (60,0)	60	37 (64,9)	57	98 (81,7)	120
Femmes	152 (55,9)	272	69 (44,9)	155	78 (46,2)	169	133 (75,1)	177
	238	403	105	215	115	226	231	297

DES POLITIQUES FORMULÉES PAR LE BURKINA FASO MAIS AUSSI PEU CONNUES QU'APPLIQUÉES

Le Burkina Faso est relativement en avance par rapport aux autres pays de la région dans la mesure où il a formulé deux interventions publiques importantes en faveur des indigents. D'une part, il a produit une directive nationale pour la planification des activités en 2010 [3] demandant à toutes les

3. Signe du peu d'intérêt pour ces questions, cette directive disparaîtra des documents les années suivantes…

formations sanitaires et aux comités de gestion d'utiliser une partie de leurs propres ressources pour exempter du paiement des soins les indigents. L'état fixait cependant un plafond de 200 000 FCFA par an pour cette prise en charge des indigents. D'autre part, dans sa politique ambitieuse de 2007 de subvention des soins obstétricaux et néonataux d'urgence, l'État a financé avec son budget national une exemption totale du prix des accouchements pour les indigentes (20 % de la population). On ne reviendra pas sur cette politique (voir Ridde, 2012). Mais lors d'une enquête à grande échelle fin 2013, nous avons souhaité évaluer le niveau de connaissance et d'application de ces directives par le personnel de santé.

Une enquête quantitative a donc été menée dans 24 districts de six régions du pays (Boucle de Mouhoun, Centre-Est, Centre-Nord, Centre-Ouest, Nord, Sud-Ouest) auprès de 1 524 professionnels de santé travaillant dans 528 formations sanitaires de première ligne et 32 de seconde ligne. Moins d'un tiers (27 %) du personnel est au courant de la directive d'exemption du paiement pour les accouchements et moins d'un quart (24 %) affirme l'appliquer. Le niveau de connaissance à l'égard de la directive d'exemption du paiement de tous les soins pour les indigents est encore plus faible. Seulement 9 % affirment la connaître et 5 % l'appliquer. De plus, en moyenne, plus le personnel est haut placé au sein de la hiérarchie des professionnels de la santé (médecin, infirmier) et plus il est au courant de l'exemption du paiement des soins. Tandis que la connaissance de l'exemption du paiement des accouchements est mieux connue du personnel moins haut placé (sages-femmes et auxiliaires de soins). En outre, tant la connaissance que l'application de ces deux mesures sont mieux connues du personnel des formations sanitaires de première ligne que de seconde ligne.

MAIS LA GRATUITÉ DES SOINS NE SUFFIRA PAS

Une étude a été réalisée concernant les indigents sélectionnés lors du processus de 2007 réalisé dans le district de Ouargaye (Atchessi *et al.*, 2016). Les résultats ont montré que le fait d'être exempté du paiement des soins n'est pas associé à l'augmentation du recours aux soins de santé (OR = 1,1 IC 95 % [0,80-1,51]) [4]. Plusieurs raisons peuvent expliquer de tels résultats. La couverture financière apportée par l'exemption ne couvre pas les frais de transport ou le temps pour se rendre au centre de santé. De plus, les personnes âgées affaiblies par la maladie, avec des limites fonctionnelles qui réduisent leur mobilité (voir *supra*), sont souvent victimes d'exclusion sociale quand elles sont indigentes et ne disposent probablement pas de l'accompagnement nécessaire pour se rendre au centre de santé. La proximité du centre de santé a été identifiée

4. OR : Odds Ratio ajusté ; IC : Intervalle de confiance.

comme un déterminant important de l'utilisation des services de santé (Ridde *et al.*, 2013). Par ailleurs, les obstacles culturels sont toujours existants, car dans ce milieu rural les femmes requièrent habituellement l'autorisation de leur mari avant de se rendre au centre de santé (Samb, 2015). Il est aussi possible que les personnes indigentes rencontrent des difficultés pour se procurer de quoi répondre à leurs besoins de base, tels que la nourriture, ce qui pourrait les amener à reléguer la santé à un plan secondaire.

L'EXEMPTION DU PAIEMENT DE L'ADHÉSION AUX MUTUELLES DE SANTÉ NE SUFFIT PAS NON PLUS

En 2012, le Réseau d'appui aux mutuelles de santé et le Ministère de l'action sociale du Burkina Faso (MASSN) ont mis en œuvre une intervention qui avait pour objectif de favoriser l'accès aux soins de santé spécifiquement des indigents. La solution retenue devait permettre d'identifier et de financer l'adhésion de 4 800 personnes démunies à des mutuelles de santé dans neuf provinces, afin de lever la barrière financière qui les empêche d'utiliser les services de santé en situation de maladie. Contrairement à son objectif affiché, la mise en œuvre de l'intervention a finalement maintenu l'exclusion des indigents. L'adhésion aux mutuelles n'a pas levé totalement les barrières financières et cet échec pourrait être attribué à des insuffisances de formulation et de mise en œuvre.

Le processus de formulation de l'intervention n'a pas favorisé le choix d'une solution qui tient compte des données probantes et des besoins des indigents à l'égard des mutuelles. Les acteurs prévoyaient d'affilier les personnes démunies à des mutuelles de santé pour favoriser l'utilisation des services de santé, mais avec peu de précision sur les modalités organisationnelles (Kadio *et al.*, 2017). Les responsables n'ont en effet pas clairement discuté du sort du ticket modérateur, des examens et des bilans médicaux, des soins spécialisés et des médicaments de spécialité.

Les acteurs de mise en œuvre ont alors opéré des choix et agi selon leur compréhension. L'affiliation aux mutuelles exemptait uniquement du paiement des droits d'adhésion et de la cotisation annuelle. Les indigents devaient acquitter les frais d'un ticket modérateur qui variaient de 20 à 30 % du montant des soins. Par conséquent, les personnes démunies restaient exclues. Par ailleurs, l'identification des bénéficiaires fut confiée au MASSN qui a procédé au choix des personnes démunies. Le processus de sélection a été passif et a privilégié les personnes qui ont eu déjà recours aux services sociaux. De plus, certains bénéficiaires ne pouvaient pas utiliser leur carte, car ils étaient éloignés d'un centre de santé ayant une convention de partenariat avec une mutuelle de santé.

CONCLUSION : DE LA GYMNASTIQUE VERBALE À L'ACTION

La question de l'indigence est complexe et il reste encore de nombreux travaux de recherches à organiser pour mieux en comprendre les contours, les déterminants et les conséquences. Trop peu de chercheurs se sont encore intéressés à cet objet et on manque cruellement de connaissances à cet égard en Afrique. Cependant, il est certainement possible d'agir car nous disposons grâce à nos travaux de quelques pistes d'instruments politiques qu'il faut rendre plus efficaces. Il n'est certainement plus le temps de se demander qui sont les indigents, quelle définition, comment les sélectionner, que leur offrir, quels sont leurs besoins, etc. Il devient urgent de dépasser la gymnastique verbale des politiques publiques (Cobb & Coughlin, 1998).

Au-delà du consensus international en faveur de la suppression du paiement direct et de la mise en place de la couverture universelle en santé (Robert *et al.*, 2017), cette dernière doit passer par une amélioration de l'offre de soins pour tous et s'accompagner de mesures adaptées aux besoins de certains sous-groupes de la population. Dans la lutte contre les inégalités, les indigents doivent devenir une priorité. La mise en place des mesures d'adhésion, subventionnées par l'État, aux différents mécanismes assurantiels obligatoires (laissons de côté les mutuelles à adhésion volontaire qui ne sont pas la solution à préconiser) doit devenir une priorité d'actions mais aussi de recherches. De nombreux pays se sont récemment engagés dans cette voie (Maroc, Sénégal, Mali, Burkina, etc.) mais peu d'études ont encore été menées pour les analyser. Nous savons que ces exemptions sont essentielles mais elles sont aussi insuffisantes. Il faut s'attaquer en parallèle à l'amélioration continue de la qualité des soins et des ressources humaines, à l'accompagnement social des indigents, à la sensibilisation des professionnels de santé aux dimensions de l'éthique et de l'équité, etc. C'est un appel à de véritables politiques de protections sociales en santé (Soors *et al.*, 2013) qui doivent évidemment ne pas se cantonner à être formulées mais véritablement mises en œuvre. Il est temps de ne plus fuir les indigents (Toure, 2013) !

BIBLIOGRAPHIE DES SOURCES CITÉES

ATCHESSI N., RIDDE V., 2015. « Enquête sur l'efficacité du ciblage des indigents : Rapport partiel sur les caractéristiques des indigents », Montréal, Banque mondiale, Université d'Heidelberg, Université de Montréal, 15 p.

ATCHESSI N., RIDDE V., ZUNZUNEGUI M.-V., 2016. « User fees exemptions alone are not enough to increase indigent use of healthcare services », *Health Policy and Planning*, 31, 5, 674-681

CLAVIER C., DE LEEUW E. (dir.), 2013. *Health promotion and the policy process*, 1. ed, Oxford, Oxford University Press.

COBB R.W., COUGHLIN J.F., 1998. « Are elderly drivers a road hazard? Problem definition and political impact », *Journal of Aging Studies*, 12, 4, 411-427

DUROJAYE E., 2013. « 'Woman, But Not Human': Widowhood Practices and Human Rights Violations in Nigeria », *International Journal of Law, Policy and the Family*, 27, 2, 176-196

DUTHÉ G., ROSSIER C., BONNET D., SOURA A.B., CORKER J., 2016. « Mental health and urban living in sub-Saharan Africa: major depressive episodes among the urban poor in Ouagadougou, Burkina Faso », *Population Health Metrics*, 14, 14-18

HAN K.-T., PARK E.-C., KIM J.-H., KIM S.J., PARK S., 2014. « Is marital status associated with quality of life? », *Health and Quality of Life Outcomes*, 8, 12, 109

HONDA A., 2013. « L'analyse d'un fonds d'équité à Madagascar ». In : V. RIDDE, J.P. JACOB (dir.), *Les indigents et les politiques de santé en Afrique. Expériences et enjeux conceptuels*, Louvain-La-Neuve, Academia-L'Harmattan, p. 247-273

JOUNG I.M., VAN DE MHEEN H., STRONKS K., VAN POPPEL F.W., MACKENBACH J.P., 1994. « Differences in self-reported morbidity by marital status and by living arrangement », *International Journal of Epidemiology*, 23, 1, 91-97

KADIO K., OUÉDRAOGO A., KAFANDO Y., RIDDE V., 2017. « Émergence et formulation d'un programme de solidarité pour affilier les plus pauvres à une assurance maladie au Burkina Faso », *Sciences Sociales et Santé*, 35, 2, 43-68

NICHOLSON D., YATES R., WARBURTON W., FONTANA G., 2015. « Delivering universal health coverage. A Guide for policymakers. Report of the WISH Universal Health Coverage Forum 2015 », London, WISH, 52 p.

OUEDRAOGO S., RIDDE V., ATCHESSI N., SOUARES A., KAFANDO Y., KOULIDIATI J., STOEFFLER Q., ZUNZUNEGUI M.V., 2017. « Characterisation of the rural indigent population in Burkina Faso: a screening tool for setting priority healthcare services in sub-Saharan Africa », *BMJ Open*, 7, 10, e013405

PIGEON-GAGNÉ E., HASSAN G., YAOGO M., RIDDE V., 2017. « An exploratory study assessing psychological distress of the poorest in Burkina Faso: A step towards understanding mental health needs in West Africa », *International Journal of Equity Health*, 16, 143

RIDDE V., 2006. « L'accès des indigents aux services de santé au Burkina Faso : un problème public ? », *Lien social et Politiques*, 55, 149-163

RIDDE V., 2012. *L'accès aux soins de santé en Afrique de l'Ouest. Au-delà des idéologies et des idées reçues*, Montréal, Presses de l'Université de Montréal.

RIDDE V., 2014. « De la généralisation à la suppression du paiement direct : une histoire de politiques publiques et de projets pilotes ». In : J.-P. OLIVIER DE SARDAN, V. RIDDE (dir.), *Une politique publique de santé et ses contradictions. La gratuité des soins au Burkina Faso, au Mali et au Niger*, Paris, Khartala, p. 31-49

RIDDE V., BONNET E., NIKIEMA A., KADIO K., 2013. « A spatial analysis of a community-based selection of indigents in Burkina Faso », *Global Health Promotion*, 20, suppl. 1, 10-19

RIDDE V., GUICHARD A., 2008. « Agir pour réduire les inégalités sociales de santé : aporie, épistémologie et défis ». In : C. NIEWIADOMSKI, P. AÏACH (dir.), *Lutter contre les inégalités sociales de santé, politiques publiques et pratiques professionnelles*, Rennes, Édition EHESP, p. 57-80

RIDDE V., JACOB J.P., 2013. *Les indigents et les politiques de santé en Afrique. Expériences et enjeux conceptuels*, Louvain-La-Neuve, Academia-L'Harmattan.

RIDDE V., YAOGO M., KAFANDO Y., SANFO O., COULIBALY N., NITIEMA P.A., BICABA A., 2010. « A community-based targeting approach to exempt the worst-off from user fees in Burkina Faso », *Journal of Epidemiology and Community Health*, 64, 10-15

ROBERT E., LEMOINE A., RIDDE V., 2017. « La couverture sanitaire universelle : Que cache le consensus des acteurs de la santé mondiale ? », *Revue canadienne d'étude du développement*, 38, 2, 199-215

RODIN J., DE FERRANTI D., 2012. « Universal health coverage: the third global health transition? », *The Lancet*, 380, 861-862

ROTH C., 2007. « 'Tu ne peux pas rejeter ton enfant !' Contrat entre les générations, sécurité sociale et vieillesse en milieu urbain burkinabè », *Cahiers d'études africaines*, 47, 185, 93-116

SAMB O.M., 2015. *La gratuité des soins et ses effets sociaux : entre renforcement des capabilités et du pouvoir d'agir (empowerment) au Burkina Faso*, Thèse de doctorat en santé publique, Université de Montréal.

SOORS, WERNER, DKHIMI, FAHDI, CRIEL B., 2013. « Au-delà du concept d'indigence. Les politiques concernant l'exclusion sociale en Afrique subsaharienne ». In : V. RIDDE, J.P. JACOB (dir.), *Les indigents et les politiques de santé en Afrique. Expériences et enjeux conceptuels*, Louvain-La-Neuve, Academia-L'Harmattan, p. 23-62

TOURE L., 2013. « 'À force de fuir les indigents, on ne les connaît pas...' La difficile question de l'identification des indigents au Mali ». In : V. RIDDE, J.P. JACOB (dir.), *Les indigents et les politiques de santé en Afrique. Expériences et enjeux conceptuels*, Louvain-La-Neuve, Academia-L'Harmattan, p. 121-140

CANCER DU COL DE L'UTÉRUS À MADAGASCAR DES FACTEURS MULTIPLES DE RETARD AU DIAGNOSTIC ET À LA PRISE EN CHARGE

Mamy Jean Jacques Razafimahatratra [*], Dolorès Pourette [**]

INTRODUCTION

À partir des années 1980, la situation épidémiologique du cancer du col de l'utérus a connu un changement historique lorsque la responsabilité du virus du papillome humain dans le développement de cette pathologie a été démontrée. Un vaccin a été mis au point au début des années 2000. Parallèlement, diverses méthodes de dépistage des lésions précancéreuses du col ont été mises au point. Les pays développés ont particulièrement tiré profit de ces évolutions. En France, cette pathologie ne représente actuellement que le douzième cancer qui touche les femmes [1]. Cependant, la situation reste préoccupante dans les pays en développement : en Afrique subsaharienne, l'incidence est de 35 pour 100 000 femmes et la mortalité de 22 pour 100 000 femmes [2]. L'incidence du cancer du col à Madagascar est estimée à 44,6 nouveaux cas par an pour 100 000 femmes [3]. Les principales recommandations pour lutter contre cette pathologie sont la vaccination et le dépistage précoce des lésions pré-cancéreuses. Le service d'oncologie de l'hôpital Joseph Ravoahangy Andrianavalona d'Antananarivo était le seul service public spécialisé sur le cancer à Madagascar (avant 2013). Aujourd'hui encore, il reste une référence nationale. Entre janvier 2013 et septembre 2015, parmi tous les cas de cancer

---

* Médecin, Département de santé publique, Faculté de médecine, Université d'Antananarivo, Madagascar.

** Anthropologue, chargée de recherche, CEPED, IRD, Université Paris Descartes, INSERM, Paris, France.

1. Source : Institut national du cancer, 2015.

2. Selon GLOBOCAN, 2012.

3. Source: World Cancer Research Fund International, http://www.wcrf.org/int/cancer-facts-figures/data-specific-cancers/cervical-cancer-statistics

diagnostiqués chez les femmes, le cancer du col de l'utérus se plaçait en première position (24,6 %), suivi du cancer du sein (20,6 %) et de celui du colon (12,7 %) [4]. En 2010, l'État malgache a lancé le programme de lutte contre les cancers. Concernant le cancer du col, la stratégie consiste surtout à promouvoir le dépistage gratuit, au moyen d'une inspection visuelle après application d'acide acétique (IVA) au niveau du col de l'utérus (la vaccination étant encore en phase d'introduction dans le pays). À ce jour, 116 centres de dépistage gratuit sont mis en place à travers toute l'île [5], dont une trentaine situés dans la ville d'Antananarivo et ses zones périurbaines. Les femmes de la capitale et des environs sont donc relativement avantagées au regard des possibilités de dépistage par rapport aux autres femmes de l'île. Ainsi, presque la moitié des cas de cancer du col enregistrés dans le service de cancérologie de l'hôpital Joseph Ravoahangy Andrianavalona entre janvier 2013 et septembre 2015 concernent des femmes vivant dans ces zones. Toutefois, ces cancers ont été diagnostiqués à un stade avancé pour la plupart. Cette situation montre que ces femmes n'ont pas bénéficié d'un dépistage précoce, pourtant gratuit et disponible. Ce constat nous a amenés à nous demander si, parallèlement aux difficultés globalement admises d'accès aux soins (éloignement des centres de santé, inaccessibilité financière) observées à Madagascar (Mestre, 2003), il n'y aurait pas d'autres facteurs pouvant expliquer le retard au diagnostic du cancer du col. Nous avons mené une étude visant à identifier ces facteurs de retard au dépistage et à la prise en charge du cancer du col de l'utérus à Antananarivo.

MÉTHODE

Une étude qualitative par entretiens individuels semi-directifs a été réalisée entre juin et août 2015 [6] auprès de deux groupes de personnes : l'un constitué de femmes hospitalisées au sein du service d'oncologie de l'hôpital Joseph Ravoahangy Andrianavalona et l'autre composé de femmes ayant pratiqué un dépistage précoce du cancer du col, rencontrées dans un des principaux centres de dépistage d'Antananarivo (l'hôpital d'Itaosy). Au total, 10 entretiens ont été

4. Service des statistiques de l'hôpital Ravoahangy Andrianavalona.

5. Information émanant du responsable du service de lutte contre les maladies liées au mode de vie, Ministère de la santé publique malgache.

6. Mémoire de fin d'étude en vue de l'obtention du diplôme de master 2 en Sciences sociales appliquées au développement à l'Université catholique de Madagascar, réalisé par Mamy Jean Jacques Razafimahatratra, sous la direction de Dolorès Pourette.

réalisés : sept auprès de patientes du service d'oncologie avec un cancer du col avancé et trois auprès de femmes rencontrées au centre de dépistage précoce [7].

Pour le groupe des femmes hospitalisées pour un cancer du col évolué, la grille d'entretien a été établie de manière à comprendre les raisons qui ont conduit au retard du diagnostic de la maladie et l'absence de dépistage précoce. Pour les femmes venues se faire dépister au centre de dépistage, la grille a été élaborée dans le but d'identifier les motivations à la réalisation d'un tel acte de prévention. Pour les deux groupes, les entretiens permettaient d'explorer leur rapport à la santé et aux soins de manière générale. Les entretiens, réalisés en malgache, ont été enregistrés, retranscrits dans leur intégralité, traduits en français puis analysés à l'aide d'une grille d'analyse thématique transversale.

RÉSULTATS

Profil des femmes

Les sept femmes ayant un cancer du col de l'utérus ont été interviewées dans le service d'oncologie. Leur maladie était à un stade avancé. Très fatiguées, elles étaient toutes sous chimiothérapie ou en période postopératoire. La famille, très présente, assumait la charge financière des procédés thérapeutiques. La majorité d'entre elles étaient âgées de plus de 50 ans, veuves ou séparées. Elles avaient eu entre un et cinq enfants. Leur niveau scolaire était variable ; toutes avaient été scolarisées, au moins jusqu'en primaire. Elles ont occupé différents emplois dans le secteur de l'agriculture et du commerce principalement. Elles résidaient soit dans la ville d'Antananarivo soit dans une localité située à plus de 50 km de celle-ci ; toutes habitaient à moins de 5 km d'une formation sanitaire.

Les trois femmes que nous avons rencontrées au centre de dépistage gratuit étaient, quant à elles, plus jeunes (entre 35 et 50 ans). Elles étaient mariées et avaient entre un et trois enfants. Leur niveau d'étude était plus élevé (niveau secondaire et universitaire). Elles travaillaient dans le secteur tertiaire et étaient domiciliées à Antananarivo, à moins de 5 km d'une formation sanitaire.

Plusieurs origines possibles du cancer du col de l'utérus

Comme tout désordre de santé, la maladie du cancer du col est interprétée par les femmes enquêtées selon son origine : naturelle (signifiant ici sans causes

7. Au départ, il était prévu d'interviewer 14 femmes : sept femmes avec un cancer du col à un stade avancé et sept femmes non malades mais venues se faire dépister. Toutefois, malgré les nombreuses heures de présence sur le lieu de dépistage pendant la durée de l'étude, nous n'avons pu rencontrer que trois femmes s'étant déplacées pour un dépistage.

connues), biologique (en lien avec un autre événement atteignant le fonctionnement du corps) ou surnaturelle (liée à la sorcellerie ou à une punition divine) ; ces différents registres de causalité pouvant se cumuler.

Lorsqu'il est impossible d'identifier une cause précise ou un événement particulier dans la genèse et l'apparition du cancer du col, son origine est considérée comme « naturelle ». Quand un lien chronologique existe entre l'apparition des symptômes et un autre désordre biologique du corps, des explications biologiques sont avancées. Évoquons le cas de Mme A., une femme de 50 ans, veuve, secrétaire, qui attribue son cancer à une cause fonctionnelle :

> *Une fois, j'avais envie de pisser mais je me suis retenue trop longtemps, cela a provoqué une infection urinaire qui a ensuite conduit à cette maladie.*

Un comportement sexuel « indécent », une absence d'activité sexuelle, un manque d'hygiène intime, un choc émotionnel ont également été mentionnés par les femmes enquêtées comme causes possibles de ce cancer. Le contexte social ou familial dans lequel la maladie apparaît est aussi utilisé pour expliquer sa survenue. C'est ainsi que le surnaturel est évoqué quand l'ennui de santé est concomitant d'un événement suspect. Quelquefois, plusieurs éléments de causalité sont avancés. C'est le cas de Mme O. Elle pense que son cancer est à la fois d'origine naturelle, biologique et surnaturelle suite à une malveillance de la part de quelqu'un de son entourage.

> *Certaines maladies sont naturelles pour l'homme [...] vous ne savez pas du tout comment vous les avez attrapées [...]. Comme ce cancer [...]. La cause, un virus, « papillon virus », j'ai vu cela dans une encyclopédie [...]. Il suffit que vous sortiez avec un homme pour l'attraper [...]. Je suis sûre que la femme avec qui j'ai un conflit foncier n'est pas du tout étrangère à ce qui se passe dans ma vie en ce moment, d'autant plus qu'elle est réputée être une* mpamosavy *(sorcière). À chaque fois qu'on est convoqué au tribunal pour cette affaire de litige foncier, je fais toujours de l'hémorragie.*
>
> (Mme O., 60 ans, ancienne réceptionniste dans un hôtel à Nosy Be)

Des connaissances sur le cancer du col et sur le dépistage très faibles

Le *homamiadana* [8] exprimé souvent par son sens français « cancer » n'est pas un terme inconnu par les femmes. Il renvoie toujours à une idée de mort, de fatalité. Toutefois, seulement quelques-unes des femmes enquêtées connaissaient l'existence du cancer du col utérin et elles avaient acquis cette

---

8. Littéralement « mange lentement », traduction malgache du mot « cancer », faisant notamment référence au caractère initialement très insidieux de cette maladie.

connaissance durant leur jeune âge, le plus souvent par les médias. Comme Mme S., la plupart des femmes disent n'avoir jamais été informées sur le cancer du col : « Je n'ai jamais entendu parler d'un tel cancer auparavant » (Mme S., 46 ans, vendeuse de légumes à Morondava).

La plupart des femmes enquêtées ne connaissaient pas le dépistage du cancer du col, même celles qui avaient entendu parler de ce type de cancer. Parmi les femmes qui connaissaient l'existence de cette mesure de prévention, aucune ne s'était déjà fait dépister. Les principales raisons qu'elles ont évoquées concernent la dimension inconvenante du dépistage et l'interprétation du terme « dépistage » (*fitiliana* en malgache). Le dépistage est perçu comme un acte médical et, de ce fait, il renvoie à l'idée de maladie. Il est donc perçu comme un recours en cas de maladie ou de symptômes ressentis. En outre, l'acte pratiqué en vue du dépistage touche à l'intimité de la femme et constitue en cela un frein à sa réalisation. Ainsi, aucune des femmes n'a affirmé suivre des contrôles gynécologiques réguliers. Les seuls moments pendant lesquels elles jugent acceptable qu'un soignant ait un contact avec les parties génitales sont la maternité et les épisodes de pathologies gynécologiques. En dehors de ces deux moments, elles sont réticentes à ce qu'un acte médical touchant à leur intimité soit effectué.

> *À la radio et à la télé on dit toujours cela, ma sœur m'a une fois conseillé de faire ce dépistage mais cela ne m'a pas intéressée, je n'aime pas qu'on me touche comme ça.*
>
> (Mme H., 58 ans, femme au foyer)

Ainsi, aucune des femmes que nous avons rencontrées au centre de dépistage n'était venue de son initiative ni dans le cadre d'un contrôle de santé de routine ; toutes ont été orientées par des médecins à la suite de symptômes particuliers (pertes vaginales récidivantes).

Des recours thérapeutiques pluriels après l'apparition des premiers symptômes

Devant l'ampleur des symptômes (hémorragies et douleur), toutes les femmes ont eu recours à un soignant, l'automédication habituellement pratiquée en cas de maladie ayant été perçue comme inadaptée. Le type de soignant consulté en premier dépend de la perception des symptômes et de leurs causes : les femmes convaincues de la nature biologique ou naturelle de ces symptômes ont fait appel à un personnel de santé pratiquant la médecine occidentale. Les femmes qui pensaient qu'un acte de sorcellerie était à l'origine du malaise ont eu recours à un *ombiasy* (un devin, un enchanteur), un guérisseur traditionnel ou bien à une personne de l'église comme un pasteur. La plupart des femmes ont fait appel à ces différents types de recours (simultanément ou successivement) dans une optique de complémentarité des soins ou lorsque le premier recours était inefficace.

Les parcours thérapeutiques des femmes enquêtées lors de leur hospitalisation mettent en évidence plusieurs facteurs qui retardent le moment de la prise en charge médicale de leur pathologie cancéreuse. Les femmes vivant à proximité du service hospitalier spécialisé sur le cancer sont confrontées à des difficultés d'accès sur le plan financier [9] et, pour celles qui vivent plus loin, à ce problème pécuniaire s'ajoute la difficulté d'accès géographique. Ainsi, certaines femmes ont raconté que leur médecin leur avait conseillé depuis longtemps de consulter en oncologie, mais elles n'ont pu y aller avant un certain laps de temps (allant de un mois à deux ans) du fait d'un problème financier et/ou géographique, et parfois de la recherche d'autres types de soins. C'est le cas de Mme S., venant de la ville de Morondava, située à plus de 700 km d'Antananarivo, et qui s'est déplacée d'abord à Antsirabe (une ville de taille moyenne à 500 km de Morondava) pour sa première consultation médicale.

> *Il [le médecin d'Antsirabe] m'a dit qu'il serait mieux si on vient à Antananarivo pour éviter des éventuelles complications [...]. Je lui ai répondu oui mais seulement après le 26 juin parce qu'on va encore chercher de l'argent (soit près d'un mois après la consultation et trois mois après l'apparition des premiers symptômes).*
>
> (Mme S., 46 ans, vivant en concubinage avec son nouveau mari, vendeuse de légumes à Morondava)

C'est ainsi qu'elle est rentrée à Morondava et s'est remise, en attendant, à prendre de la décoction, un traitement qu'un tradipraticien de cette ville lui avait conseillé lors de ses premiers symptômes vers le début du mois d'avril précédent.

Les femmes rencontrées à l'occasion du dépistage n'ont pas mentionné de difficulté géographique ou économique pour accéder au dépistage, celui-ci étant gratuit et situé en ville. En effet, le kit pour le dépistage promu par l'État est disponible dans certaines formations sanitaires de base.

> *Venir faire le dépistage ici ne m'a pas posé beaucoup de difficulté. Il m'a juste suffi de prendre le bus et je suis là.*
>
> (Mme Ho., 62 ans, veuve, enseignante retraitée)

9. À titre d'exemple, en 2007, le coût d'une seule cure de chimiothérapie était de 276 800 ariary soit 113 euros à l'époque (ce coût inclut toutes les dépenses : la molécule, les consommables, les éventuels frais de déplacement, la nourriture, l'hospitalisation...). À l'époque, le revenu mensuel moyen des patients étaient de 139 947 ariary, soit 57 euros (Lavergne, 2007).

Le rôle du personnel de santé : des diagnostics erronés et des explications insuffisantes

Quelquefois, le contenu et la qualité de la communication entre la patiente et le médecin consulté en premier déterminent la trajectoire thérapeutique ultérieure : si la patiente trouve cette communication insatisfaisante, il y aura un possible basculement de la médecine occidentale vers la médecine traditionnelle ou tout simplement un changement de soignant. Par exemple, Mme R. a décidé d'abandonner la médecine occidentale et de faire appel à un masseur traditionnel après que le médecin ait déduit un diagnostic qu'elle jugeait faux et qui manquait d'explications à ses yeux.

> *Le médecin a dit que j'ai avorté, pourtant je n'ai pas fait cela, il a voulu me cureter. En plus, il ne me disait pas pourquoi il pense à cela alors que je lui avais bien dit que je n'ai jamais avorté de ma vie. Il m'a donné un autre rendez-vous mais je n'étais jamais revenue, j'étais allée voir un masseur.*
>
> (Mme R., 30 ans, divorcée, serveuse dans un restaurant)

Dans ce cas, le discours du médecin, sous-tendant que la patiente avait commis un avortement (acte illégal à Madagascar), a entraîné un certain scepticisme vis-à-vis du personnel soignant et un éloignement des soins biomédicaux au profit d'une consultation auprès d'un soignant traditionnel, et possiblement un retard à la prise en charge médicale de son cancer. Le retard de la prise en charge médicale du cancer de Mme A. pourrait également être expliqué par une défaillance d'explication de la part du médecin :

> *On m'a dit que j'ai une « tumeur »* [10] *dans l'utérus, c'est tout, on ne m'a pas expliqué davantage. On m'a juste dit d'aller à l'hôpital Manarapenitra* [11] *[...]. Je ne suis pas allée là-bas, j'étais restée à la maison [...]. J'ai consulté aussi un médecin à Ambodivona, vous voyez, à part les médicaments qu'il m'a prescrit, il m'a également prescrit des « crèmes » que j'ai appliquées ici et là [...]. Ma santé se détériorait, j'ai fait une grande hémorragie alors j'ai finalement*

10. La femme a interprété le mot « tumeur » par *fivontosana* (signifiant littéralement « tuméfaction »). Ainsi, l'éventuel caractère cancéreux de cette tumeur n'a pas été communiqué à la femme, on l'a seulement informée de la formation d'une masse.

11. Hôpital universitaire situé à Antananarivo, construit durant la présidence de Andry Rajoelina et fonctionnel depuis 2014, comprenant entre autres un service d'oncologie et de gynécologie. À l'époque, la fonctionnalité effective ou non de cet hôpital a suscité de nombreuses réactions (la population déplorait notamment le manque, voire l'absence, de personnel soignant dans l'hôpital, qui était perçu comme un bâtiment moderne mais qui manquait de personnel pour y recevoir les malades).

> *décidé de venir ici, à l'Hôpital Ravoahangy [...]. Les médecins d'ici ont regardé ce* fivontosana.
>
> (Mme A., 50 ans, veuve, secrétaire)

Évoquons enfin le cas de Mme M., 55 ans, séparée, agricultrice. Elle a consulté un médecin généraliste en 2009 pour des hémorragies génitales inexpliquées qu'elle étiquetait à l'époque comme des irrégularités du cycle menstruel, apparues depuis la disparition tragique de son enfant. Le médecin a retenu comme diagnostic un état de pré-ménopause et lui a prescrit des médicaments en ce sens. Ce n'est que plus tard, avec la persistance des saignements, qu'un autre médecin a diagnostiqué un cancer du col ayant déjà gagné une partie du corps de l'utérus.

DISCUSSION

Six ans après le lancement de la politique de lutte contre le cancer du col de l'utérus, 116 formations sanitaires publiques pratiquent le dépistage gratuit dans toute l'île et la plupart se trouvent en zone urbaine. Dans les pays développés, la vulgarisation du dépistage a contribué largement à la diminution de la prévalence et de la mortalité de ce cancer (Sancho-Garnier *et al.*, 1992). Toutefois, la disponibilité du dépistage ne garantit pas l'accès au dépistage du cancer du col. Nombreuses sont les femmes résidant à Antananarivo qui pourraient accéder au dépistage mais qui sont victimes d'un cancer du col diagnostiqué à un stade avancé, sans espoir de guérison. S'il existe des inégalités de santé en termes d'offres de soins biomédicaux entre milieu urbain et milieu rural à Madagascar, le fait de vivre en ville est loin de suffire pour bénéficier effectivement de ces soins (Mattern *et al.*, 2016). Le dépistage étant considéré comme un acte médical, les femmes enquêtées ne percevaient la nécessité d'y avoir recours qu'en cas de symptômes. La notion d'acte médical préventif n'avait pas de sens pour ces femmes.

Comme de nombreuses recherches l'ont montré (Rivers, 1924 ; Fainzang, 1986 ; Franckel, 2004), les théories étiologiques avancées face aux symptômes (causes naturelle, biologique, surnaturelle) ainsi que les interprétations locales des maladies déterminent les parcours de soins et les pratiques thérapeutiques. Les femmes rencontrées ont toutes fini par consulter dans un service spécialisé, mais à un stade avancé de leur cancer, la longueur des trajectoires thérapeutiques et la pluralité des recours pouvant mener à une prise en charge tardive (Mattern *et al.*, 2016). Pour ces femmes, si le dépistage précoce avait été effectué, le recours au service d'oncologie n'aurait pas été nécessaire, les lésions précancéreuses détectées pouvant être prises en charge au niveau sanitaire inférieur [12].

Cette étude met en évidence les différents facteurs constituant un obstacle au recours au dépistage et aux soins. Le manque de connaissance sur le cancer du col ainsi que sur le dépistage engendre une absence de préoccupation des femmes à ce sujet (Bouslah *et al.*, 2014 ; Domingo & Dy Echo, 2009). La dimension perçue comme inconvenante du dépistage (touchant à l'intimité dans un contexte où un acte médical n'est pas considéré comme justifié – en dehors d'une grossesse ou de problème gynécologique) constitue aussi un obstacle important au recours au dépistage (Badet-Phan *et al.*, 2012) et n'est pas prise en compte par les personnels de soins. Cet obstacle peut cependant être levé si des informations sur les objectifs et les modalités du dépistage sont diffusées aux femmes (Dumont *et al.*, 2017) de manière adaptée. Le manque de confiance envers les professionnels de santé et leur image négative (Mestre, 2014) constituent une des raisons pour lesquelles les femmes se tournent vers les tradipraticiens. Est ici en question la qualité de la relation et de la communication entre soignant et soigné, dont dépend le succès thérapeutique (Libert & Reynaert, 2009). La volonté et la capacité du soignant à expliquer et informer le patient sur son état caractérisent entre autres une communication efficace en matière de soins (Gromb, 2003). Il apparaît cependant que la manière dont le dépistage est pratiqué ainsi que les discours des médecins lors du diagnostic et des soins sont peu adaptés au ressenti et à la sensibilité des femmes. En effet, au vu des moyens limités des médecins pour diagnostiquer un cancer par des examens paracliniques, le diagnostic est le plus souvent posé à partir des symptômes cliniques des patients ; ceci peut conduire à des erreurs diagnostiques. La qualité de la communication entre le personnel de santé et les femmes est souvent défaillante, ce qui peut amener une femme à mal comprendre le diagnostic, voire à s'éloigner du système de santé biomédical (Michel, 2014). Expliquer la maladie et les enjeux du traitement, donner des informations sur la prise en charge (procédés thérapeutiques, dépenses à prévoir, calendrier) sont des aspects essentiels, qui restent largement insuffisants dans les cas rencontrés.

En termes de retard aux soins, le manque de moyens financiers est significatif. Presque toutes les femmes enquêtées ont évoqué cette difficulté et affirment avoir consulté dans le service spécialisé après une longue période de préparation financière. Cette limite financière est une des causes du retard au

12. Et à un coût bien moindre que le coût auquel elles ont dû faire face à l'hôpital. En effet, les lésions précancéreuses, lorsqu'elles sont traitées à leur début, sont généralement soignées par cryothérapie, un procédé thérapeutique gratuit. Les consommables nécessaires, tels que les gants et les compresses, sont par contre à la charge de la femme.

diagnostic et à la prise en charge des cancers à Madagascar (Lavergne, 2007). Comme dans d'autres pays en développement (Mambu Nyangi *et al.*, 2010), le recours à la biomédecine devient inéluctable seulement quand les symptômes sont extrêmes et les différents recours thérapeutiques ne les ont pas apaisés, et quand les moyens financiers sont réunis pour consulter dans un service médical.

CONCLUSION

Le cancer du col de l'utérus reste un problème de santé publique à Madagascar. Quelques années après le lancement de la politique de lutte contre ce cancer, les centres de santé de base ne sont pas habilités à pratiquer le dépistage, et les quelques centres qui proposent le dépistage déplorent le faible nombre de femmes venant se faire dépister. Dans le même temps, l'unique service public d'oncologie de Madagascar situé à l'hôpital Ravoahangy Andrianavalona reçoit un nombre important de femmes souffrant d'un cancer du col à un stade avancé. Plusieurs facteurs sous-tendent cette situation : facteurs économiques, sociaux et culturels. Le programme de lutte lui-même est confronté à des difficultés financières tandis que les connaissances des femmes sur le cancer du col et le dépistage restent faibles dans un pays où la médecine traditionnelle est encore profondément ancrée dans les pratiques thérapeutiques (Pierlovisi & Pourchez, 2014). Des recours simultanés à la médecine traditionnelle et à la médecine moderne dans le cadre d'une complémentarité des soins sont fréquents. Ces facteurs influent sur le délai de l'établissement du diagnostic ainsi que la prise en charge des pathologies cancéreuses du col. Miser sur un fort programme d'information, d'éducation et de communication, à destination des populations mais aussi des professionnels, dont les compétences sont insuffisantes, constitue une stratégie clé dans la lutte contre cette maladie.

BIBLIOGRAPHIE DES SOURCES CITÉES

BADET-PHAN A., MOREAU A., COLIN C., CANOUI-POITRINE F., SCHOTT-PETHELAZ A.M., FLORI M., 2012. « Obstacles au dépistage du cancer du col de l'utérus rencontrés par les médecins généralistes chez les femmes âgées de 50 à 65 ans », *Pratiques et organisation des soins*, 43, 4, 261-268

BOUSLAH S., SOLTANI M.S., SALAH A.B., SRIHA A., 2014. « Connaissances, attitudes et pratiques des femmes tunisiennes en matière de dépistage du cancer du sein et de celui du col de l'utérus », *Psycho-Oncologie*, 8, 2, 123-132

DOMINGO E.J., DY ECHO A.V., 2009. « Epidemiology, prevention and treatment of cervical cancer in the Philippines », *Journal of Gynecologic Oncology*, 20, 1, 11-16

DUMONT A., BESSIÈRES N., BENBASSA A., RAZAFINDRAFARA G., RABEARISON F., PHILIPPE H.J., 2017. « Dépistage du cancer du col utérin en milieu rural à Madagascar : faisabilité, couverture et incidence », *Revue de médecine périnatale*, 9, 25-31

FAINZANG S., 1986. *L'intérieur des choses. Maladie, divination et reproduction sociale chez les Bisa du Burkina*, Paris, L'Harmattan.

FRANCKEL A., 2004. *Les comportements de recours aux soins en milieu rural au Sénégal. Le cas des enfants fébriles à Niakhar*, Thèse de sociologie, Université de Nanterre - Paris X, 327 p.

GROMB S., 2003. « L'évolution du droit à l'information du patient », *La Presse médicale,* 32, 12, 535-537

LAVERGNE L., 2007. *Accès aux médicaments anticancéreux dans les pays en développement d'Afrique Sub-saharienne*, Thèse de Sciences pharmaceutiques, Université de Grenoble, 201 p.

LIBERT Y., REYNAERT C., 2009. « Les enjeux de la communication médecin-patient et l'importance des caractéristiques psychologiques du médecin », *Psycho-oncologie*, 3, 3, 140-146

MAMBU NYANGI M., MALENGREAU M., KALAMBAYI P.K., DIMOMFU B.L., 2010. « Les retards de recours et de soins à Kinshasa en cas de maladie sévère chez la femme en âge de procréer », *Revue d'épidémiologie et de santé publique*, 58, 3, 189-196

MATTERN C., POURETTE D., RABOANARY E., KESTEMAN T., PIOLA P., RANDRIANARIVELOJOSIA M., ROGIER C., 2016. « '*Tazomoka* is not a problem'. Local perspectives on malaria, fever case management and bed net use in Madagascar ». *PLoS ONE,* 11, 3, e0151068, https://doi.org/10.1371/journal.pone.0151068

MESTRE C., 2003. « Recouvrement des coûts, accès aux soins et enjeux politiques à Madagascar (Toamasina) ». In : I. GOBATTO (dir.), *Les pratiques de santé dans un monde globalisé. Circulation de modèles et expériences locales dans les Afriques contemporaines,* Paris, MSHA-Karthala, p. 109-128

MESTRE C., 2014. *Maladies et violences ordinaires dans un hôpital malgache*, Paris, L'Harmattan.

MICHEL P., 2014. « Étude épidémiologique en soins primaires sur les événements indésirables associés aux soins en France (Esprit 2013) », *Bulletin épidémiologique hebdomadaire*, 24-25, 410-416

PIERLOVISI C., POURCHEZ L., 2014. « Traditional Medicine in Madagascar - Current Situation and the Institutional Context of Promotion », *Health, Culture and Society*, 7, 1, 16

RIVERS W.H.R., 1924. *Medicine, magic and religion*, London, Kegan Paul, Trench, Trubner & Co.

SANCHO-GARNIER H., LANCRY P.J., FAGNANI F., 1992. « Le dépistage des cancers : pour que la fin justifie les moyens », *Médecines/Sciences*, 8, 1, 10-15

« MAIS QUE PENSEZ-VOUS QUE JE PUISSE FAIRE ? » ÉTUDE QUALITATIVE DES RECOURS DES FEMMES VICTIMES DE VIOLENCE CONJUGALE DANS DEUX VILLES DE MADAGASCAR

Andry Herisoa Andrianasolo *

CONTEXTE DE LA VIOLENCE CONJUGALE PHYSIQUE À MADAGASCAR

> *La violence envers les femmes demeure au cœur des différentes luttes des sociétés contemporaines. La violence est particulièrement compliquée lorsqu'elle est perpétrée dans le cadre familial et notamment par le conjoint, dans la mesure où les victimes sont en contact permanent avec les acteurs de la violence, et surtout que de nombreuses femmes considèrent la violence subie comme normale.*
>
> (Organisation mondiale de la santé, 2005)

De nombreuses études sur la prévalence, les formes (physique, psychologique, économique, sexuelle) et les déterminants de la violence conjugale ont montré l'ampleur du problème dans les différentes sociétés étudiées (Henrion, 2002 ; Jaspard *et al.*, 2004 ; Lebas *et al.*, 2002 ; Organisation mondiale de la santé, 2005). Pour illustration, en France métropolitaine et en Nouvelle-Calédonie, la violence physique perpétrée par les conjoints concerne respectivement 2,3 % et 19 % des enquêtées (Brown, 2012 ; Jaspard *et al.*, 2004).

À Madagascar, l'Enquête sur la violence conjugale envers les femmes à Antananarivo (ELVICA) en 2007 (Gastineau & Gathier, 2012) [1] et l'Enquête sur la prévalence de la violence conjugale envers les femmes dans la commune

---

* Sociologue, Institut international des sciences sociales, Madagascar.

1. L'étude ELVICA est une enquête en population, ayant concerné 400 femmes de 15 à 59 ans ayant subi une violence conjugale durant les 12 derniers mois, réalisée dans la commune urbaine d'Antananarivo, en 2007, par l'Institut de recherche pour le développement et ENDA-Madagascar.

urbaine de Mahajanga en 2014 [2] ont permis de documenter la prévalence, les déterminants [3] de la violence physique conjugale perpétrée envers les femmes par les conjoints, et les conséquences des agressions sur la santé des victimes. À Antananarivo (la capitale) et à Mahajanga (ville provinciale au nord-ouest du pays), les prévalences de la violence physique venant des conjoints sont alarmantes car le phénomène touche respectivement 39 % et 43,3 % des femmes enquêtées, mais il faut noter que l'enquête à Antananarivo a été menée auprès de femmes ayant subi une violence conjugale au cours des 12 mois précédant l'enquête. La violence conjugale subie par les femmes constitue un problème majeur de santé publique à cause des conséquences importantes sur la santé physique et morale des victimes. Les proportions de femmes violentées ayant eu des hématomes, des blessures avec saignements et ayant connu une incapacité physique sont respectivement de 46 %, 23 % et 29 %, à Antananarivo, en 2007. Pourtant, le taux de recours aux soins médicaux est seulement de 22 % chez les femmes violentées (Gastineau *et al.*, 2010) malgré l'opportunité de la grande majorité des femmes de la capitale (89,5 %) et de la région de Mahajanga (77,2 %) de décider en dernier ressort de leur propre santé (INSTAT, 2010).

Le recours aux soins des femmes violentées par leur conjoint est encore très peu documenté à Madagascar. Ainsi, l'étude présentée ici a pour objectif global d'apporter plus d'informations aux acteurs de lutte contre la violence envers les femmes, afin d'améliorer l'accès aux soins des femmes victimes de violences conjugales. L'objectif spécifique est d'analyser les comportements de soins des femmes victimes d'agressions physiques de leur conjoint.

---

2. Étude réalisée par A.H. Andrianasolo, P. Rasolofo, A. Bukhut, intitulée *État des lieux de la violence conjugale envers la femme dans la commune urbaine de Mahajanga (Madagascar)*, Rapport d'enquête pour ENDA-Madagascar, 62 p. Elle a concerné 207 femmes de 26 quartiers (dans une enquête en population générale), et 32 individus (jeunes, hommes et femmes, femmes victimes, acteurs institutionnels) répartis dans quatre focus groupes, en 2015, dans la commune urbaine de Mahajanga, par l'Institut international des sciences sociales (IISS) et Environnement et développement-Madagascar (ENDA-Madagascar). Voir Andrianasolo, Rasolofo, Bukhut (2015).

3. D'après les deux études à Antananarivo et à Mahajanga, la violence perpétrée par le conjoint est associée significativement à l'âge (les femmes plus âgées sont moins vulnérables), à la durée de la relation (la violence diminue au fil des années), au statut matrimonial (une relation avec un mariage connaît moins de violence, une femme séparée ou divorcée est plus exposée à la violence de son ancien partenaire qu'une femme restée mariée), au niveau d'instruction de la femme (un niveau d'instruction supérieur est protecteur), au niveau d'autonomie (la dépendance économique est un facteur favorisant la violence), au niveau d'exposition à des scènes de violence entre les parents durant l'enfance. La consommation d'alcool et de drogue ainsi que l'adultère constituent des facteurs aggravants de la violence conjugale.

La réticence à recourir aux professionnels de santé peut trouver son explication dans la peur et la honte. Peur des représailles du conjoint-agresseur, mais aussi peur que la recherche de soins extérieurs au ménage puisse avoir des conséquences sur le statut du couple ou du ménage que les victimes n'auraient pas souhaitées (Manseur, 2004). La perception de la gravité des conséquences sur la santé peut aussi infléchir le comportement thérapeutique des victimes (Ilboudo *et al.*, 2016). La phase de *lune de miel* du cycle de violence (Walker, 1984), durant laquelle le mari agresseur formule un désir de changer, de s'amender, pourrait être une occasion pour la victime d'être soutenue ou autorisée à aller consulter un service de santé pour les conséquences des agressions sur sa santé. L'initiative de recourir à des personnels médicaux pourrait enfin être influencée par la disponibilité, l'accessibilité et la qualité de l'offre de soins (Lebas *et al.*, 2002).

ÉTUDE DES RECOURS AUX SOINS DES VICTIMES DE VIOLENCE CONJUGALE PHYSIQUE ET SEXUELLE

Cette étude qualitative a été menée dans la capitale d'Antananarivo et dans la commune urbaine de Mahajanga, en 2014 et en 2015 [4] dans le cadre du projet Violence conjugale - Recours aux soins (VICORESO). Des femmes victimes, des non-victimes et des anciennes victimes (qui ressentaient moins de contraintes à parler), des hommes, des adolescents de 16 à 20 ans dont les mères sont victimes, des assistantes sociales, des soignants publics et privés, des dirigeants d'ONG et d'associations, des administrateurs de programmes pour la promotion des droits, ont été entendus dans le cadre d'entretiens individuels ou de focus groupes. Au total, 30 entretiens individuels et quatre focus groupes formés chacun de huit à 10 personnes ont été réalisés.

La difficulté d'évaluer de manière précise les impacts psychologiques des agressions sur la santé des femmes victimes (Hirigoyen, 2009) a nécessité de limiter cette analyse aux conséquences physiques sur la santé de ces femmes victimes d'agressions de type physique ou sexuel de la part de leur conjoint.

---

4. L'étude VICORESO a été réalisée par l'IISS en collaboration avec ENDA-Madagascar, l'ONG Harmonisation des actions pour la réalisation d'un développement intégré Madagascar, et des associations locales œuvrant dans le développement socio-économique et pour la promotion des droits de la famille.

SOINS DOMESTIQUES, AUTOMÉDICATION ET RÉTICENCE AUX RECOURS PROFESSIONNELS MÉDICAUX

Aucune des femmes interrogées n'a recouru à une structure de santé après les premières conséquences physiques des agressions subies. Ce sont les entretiens avec les soignants et les assistantes sociales et acteurs institutionnels qui nous ont appris les déterminants des recours aux soins médicaux des victimes. La réticence aux soins médicaux professionnels a été maintes fois citée malgré la fréquence élevée et l'intensité de la violence. Cela ne signifie pas pour autant que les victimes ne se traitent pas.

> *Rien! Je me réconforte moi-même. Je crois que c'est mon destin et j'affronte. C'est à la maison même que je soigne (mes douleurs). Je fais docteur de mon corps.*
>
> (Femme, 27 ans, Antananarivo)

Les soins domestiques avec des produits alimentaires (miel, feuilles de chou, eau fraîche, huile de table, etc.), de simples massages, constituent le premier type de recours des victimes, particulièrement lorsque les conséquences sont des hématomes ou des palpitations perçues comme résultant de la peur.

> *J'applique des glaçons et des feuilles de chou sur les hématomes. [...] Je bois de l'eau froide pour faire baisser ma tension artérielle. Je ne vais pas voir un médecin.*
>
> (Femme, 28 ans, Mahajanga)

Certaines femmes se soignent par automédication. Les médicaments achetés sont des anti-douleurs et des anti-inflammatoires (généralement du paracétamol ou de l'ibuprofène). Mais d'autres troubles chroniques (insomnie, crise d'hémorroïdes, etc.) sont également traités par automédication.

> *J'achète des médicaments à Ambohipo*[5] *auprès de vendeurs de médicaments au bord de la route ! Même mon corps est habitué au King Power*[6]*. Je n'arrive plus à dormir sans ça !*
>
> (Femme, 28 ans, Antananarivo)

En revanche, la préparation de remèdes traditionnels est relativement rare. Certainement que le manque de temps mais aussi l'impossibilité de les préparer

---

5. Ambohipo est un quartier populaire de la capitale connu pour son marché illicite de médicaments. L'automédication dans la capitale est très favorisée par l'existence de ce grand marché (Mattern, 2015).

6. King Power est le nom d'une huile de massage à base de plantes médicinales indiennes connues pour leurs vertus fortifiantes ou aphrodisiaques. Elle est pourtant utilisée par l'enquêtée pour l'aider à s'endormir.

dans la discrétion (Burguet, 2016) en sont la raison. Le recours à des guérisseurs traditionnels n'a pas non plus été cité, alors que ce recours est présent dans les itinéraires thérapeutiques de beaucoup de Malgaches (Burguet, 2016). La connaissance de la cause évidente de la douleur a certainement écarté la croyance à des sortilèges qui incitent d'habitude à la consultation de guérisseurs traditionnels (Didier, 2015).

Le recours à une structure de santé (médecins libéraux, dispensaires, centres de santé de base, service d'urgence hospitalier) est rare voire nul pour certaines victimes. L'analyse des obstacles aux recours médicaux s'avère nécessaire.

LES OBSTACLES AUX RECOURS MÉDICAUX DES FEMMES VICTIMES

Aller consulter un médecin signifie *raconter ses problèmes à un étranger au ménage*, ce qui est presque tabou, et va à l'encontre des consignes sociales (Mejias, 2005). Selon la Bible (dont les valeurs sont respectées par beaucoup de Malgaches) et la sagesse coutumière, une *bonne* épouse doit respecter son mari, les problèmes conjugaux doivent rester au sein du ménage, seule la mort pourra séparer le couple. Mais ce discours peut être interprété et vécu de manière différente. Le respect devient une soumission, et conduit à la restriction de la liberté de chercher de l'aide (y compris des soins extérieurs). Cette même valeur coutumière apprend aux jeunes à se préparer aux éventuels conflits au sein d'un mariage que tous les couples doivent subir avec dignité. Se soigner en dehors du ménage à la suite d'une violence conjugale attribuerait aux victimes qui cherchent de l'aide (y compris des soins) une image d'épouses immatures, faibles ou révoltées. Les victimes en ont honte.

Ces enseignements font comprendre que les violences subies sont normales et que les femmes peuvent mériter cela. Cette perception est confirmée statistiquement par une enquête nationale sur le statut de la femme à Madagascar[7] (INSTAT, 2010). Les normes sociales forgent les femmes à supporter seules leurs douleurs physiques ou morales. En ce sens, l'automédication et les soins domestiques sont des opportunités pour les victimes de montrer leur savoir-faire, leur autonomie et leur liberté. Ainsi, le statut de victimes laisse place à une *capacité d'agir* (Haicault, 2012).

La peur constitue un facteur important de non-recours à des aides ou des soins. Premièrement, peur du conjoint agresseur qui s'emporterait encore

7. D'après l'Enquête démographique et de santé IV, en 2009, à Madagascar, 32 % des femmes malgaches pensent juste que les maris aient des motifs pour battre leur épouse. Ce taux d'acceptation est le plus élevé à Antananarivo et dans la région de Mahajanga, respectivement de 46 % et de 50 %.

davantage à la connaissance de la recherche d'aide ou de soins extérieurs (auprès de soignants) par la femme. Deuxièmement, peur que ce comportement de recherche de secours puisse être compris par le conjoint-agresseur comme une révolte pouvant conduire à la séparation, une conduite contraire aux bonnes mœurs. L'impact que cela pourrait avoir sur les enfants fait reculer aussi la femme. Pour la plupart des victimes, la séparation des parents est également une violence qu'elles refusent d'imposer aux enfants. En effet, la consultation d'un médecin, à la suite d'une violence conjugale, conduit le médecin à rédiger un certificat médical attestant les conséquences à caractère clinique. Le certificat est expliqué et ensuite proposé à la victime. Ce document constitue l'élément essentiel du dossier judiciaire dans le cas où la victime veut porter plainte contre son conjoint-agresseur. Mais l'effet protecteur espéré du certificat médical n'est pas toujours obtenu car, au contraire, la force de ce document fait peur à la victime, la dissuadant de consulter un professionnel médical. Demander ou accepter un certificat médical signifie pour les femmes entamer la procédure judiciaire contre leur conjoint. Les verbatim suivants témoignent de ce propos.

> *J'avais des bleus partout sur mon corps et mon visage. J'en étais malade, mais je pense que s'il m'a fait cela, c'est que je le méritais. Ma belle-sœur m'a dit d'aller demander un certificat médical à un médecin, mais je n'osais pas... C'est mon mari après tout !! C'est notre problème et donc je supporte.*
>
> (Femme, 50 ans, Mahajanga)

> *Elles viennent ici car les voisins*[8] *leur disent toujours d'aller consulter un médecin pour avoir un certificat médical. [...] alors qu'elles ne sont pas prêtes à dénoncer leur mari.*
>
> (Médecin libéral, Antananarivo)

> *Cela peut aller jusqu'au divorce... chose que je regretterai certainement. J'ai vraiment peur de la séparation. Ma vie, les enfants, ... que deviendrons-nous ?*
>
> (Femme, 35 ans, Antananarivo)

> *[...] certes à cause du manque d'argent, mais aussi de la peur car les médecins, à la constatation des blessures perpétrées, proposent fortement aux femmes un certificat médical.*
>
> (Assistante sociale, Antananarivo)

La perception de la gravité des conséquences des violences constitue un autre déterminant au comportement de soins des victimes. Ces dernières décident de consulter le professionnel de santé lorsque la gravité est perçue. La

---

8. Généralement, les voisins sont des témoins mais non des personnes à qui les victimes se sont confiées.

notion de gravité ne résulte pas d'un diagnostic médical. Une hémorragie, une douleur inhabituelle, une perte de connaissance, la persistance de la douleur sont des indicateurs de gravité, selon les victimes. Les femmes enceintes battues sont souvent conduites par les tiers dans une structure de santé. Mais la peur et la honte les font toujours fuir malgré leur état critique.

> *Une femme enceinte battue et abandonnée dans la rue par son partenaire a été conduite ici, inconsciente. Elle a refusé de porter plainte. On lui a dit de faire des analyses à l'hôpital et de revenir avec les résultats, mais on l'a perdue de vue. [...] Les victimes sont motivées au départ seulement mais rien au final.*
>
> (Médecin public, Antananarivo)

> *Une femme d'environ 28 ou 29 ans. Elle avait un gros hématome sur le ventre. Son mari lui a donné des coups de pied dans le ventre, elle a perdu le bébé. [...] Mais elle est passée cette seule fois et elle n'est plus revenue. [...] En général, il est impossible de faire le suivi de leur santé car elles ont très honte et ne reviennent pas nous voir.*
>
> (Médecin libéral, Mahajanga)

Les contraintes financières s'érigent en obstacle au recours aux soins médicaux des femmes victimes, et non des moindres. Le manque d'argent, la priorisation d'autres dépenses empêchent les femmes victimes d'avoir des soins appropriés.

> *À cause des coups fréquents, mon corps a gardé des cicatrices, des blessures et des hématomes (elle les montre en même temps). Une fois, j'ai été renversée à terre. J'avais une grosse inflammation au niveau de la tête. Mais, à cause de la peur de lui et du problème d'argent, je ne suis pas allée voir le médecin. Après ce choc, j'ai dû acheter de simples médicaments anti-douleur... du diclofénac et du paracétamol, à l'épicerie[9] à 50 ariary[10] l'unité (le comprimé).*
>
> (Femme, 33 ans, Antananarivo)

---

9. Épicerie est l'appellation commune des petites boutiques de produits de première nécessite, visibles dans tous les quartiers du territoire malgache, où des médicaments couramment utilisés sont vendus au détail (par unité de comprimé, par exemple) sans contrôle quelconque.

10. L'ariary est la monnaie malgache , 1 euro – 3 500 ariary.

LES FACTEURS FAVORISANT OU DÉFAVORISANT LE RECOURS AUX SOINS MÉDICAUX

Lune de miel et recours aux professionnels de santé

Dans de rares cas, les femmes victimes ont à leur disposition les moyens ou l'occasion de consulter des professionnels de santé pour leurs douleurs ou problèmes de santé. Les assistantes socio-médicales ont évoqué des comportements atypiques des conjoints agresseurs conduisant leur femme pour soigner les blessures causées par leurs agressions.

> *Une fois, il m'a amenée au dispensaire car je n'allais pas bien du tout après la dispute. Mais, cette fois-là seulement. [...] Il était très calme.*
>
> (Femme, 39 ans, Mahajanga)

> *Il arrive qu'il accepte de me donner de l'argent pour que je puisse m'acheter des médicaments. Mais c'est vraiment rare.*
>
> (Femme, 42 ans, Antananarivo)

> *Il y a des fois où le mari agresseur accompagne sa femme pour recevoir des soins ici. Ils écoutent ensemble le discours que je leur fais... Mais, je ne garantis pas un changement rapide.*
>
> (Soignante)

La théorie de la *lune de miel* se confirme ici par l'attitude réparatrice des maris. Cette phase calme du cycle de violence conjugale peut être une occasion pour les victimes de se soigner de manière appropriée, mais surtout sans craintes. Pourtant, dans les focus groupes, la plupart des femmes ont déclaré que, en dehors des crises de violence, elles n'osent pas soulever des sujets délicats ou demander quelque chose à leur conjoint, et encore moins évoquer leurs problèmes de santé ou autres. Il n'était pas question pour elles de rompre ce calme. Elles vont plus loin même. Paradoxalement, les victimes se montrent fortes, n'ayant pas besoin de soins médicaux et capables de soutenir leur mari pour repartir de zéro, comme si rien ne s'était passé.

L'espoir d'enregistrer des recours aux soins médicaux de victimes durant la *lune de miel* n'est finalement pas grand. Les victimes soutenues ponctuellement ont connu un retour rapide des violences.

L'autonomie financière des femmes

La dépendance financière des épouses à l'égard de leur conjoint les expose davantage aux risques de violences multiformes (Gastineau & Gathier, 2012). L'autonomie financière vis-à-vis du mari est quasi assurée pour certaines femmes grâce à leur emploi ou aux soutiens financiers de leur famille (parents, frères ou sœurs). Pour d'autres, le revenu faible ne garantit pas cette autonomie économique. Les participants interrogés sont unanimes à affirmer qu'une autonomie économique faciliterait l'accès aux soins appropriés.

Les recours médicaux disponibles

Le Centre Vonjy est un service socio-médical installé dans le Centre hospitalier universitaire gynécologique et obstétrique de Befelatanana Antananarivo, en 2015 [11], grâce au partenariat technique et financier du Ministère de la santé publique malgache et de l'UNICEF. Le Centre Vonjy a été créé pour améliorer l'accès aux soins et le soutien aux enfants victimes de violences physiques et sexuelles. Le Centre Vonjy, qui *a priori* ne doit recevoir que des enfants victimes de violence physique et sexuelle, reçoit aussi des femmes victimes de violence physique ou sexuelle. Il n'existe pas de centres/services médicaux dédiés à la prise en charge de femmes victimes de violences conjugales. Dans le Centre Vonjy, les soins et les intrants sont gratuits (dans la limite des stocks). Mais les cas compliqués sont orientés dans le service hospitalier d'affiliation. La prise en charge dans le service hospitalier est payante (pour les médicaments, les intrants, les examens, les frais d'hospitalisation, et autres). D'après les registres du Centre Vonjy de Befelatanana, ce service reçoit en moyenne cinq femmes par mois victimes de violence conjugale (souvent des femmes enceintes battues et/ou abandonnées).

La consultation dans les Centres de santé de base de niveau 2 (CSB2) [12] a été citée par les soignants et assistantes sociales interrogés. Les consultations et les prestations y sont gratuites mais les médicaments et intrants sont payants. Quelques centres urbains seulement peuvent assurer un service permanent. Les cas compliqués ou urgents sont orientés dans les centres hospitaliers proches.

La structure disponible pour des soins d'urgence se trouve dans les hôpitaux publics. Les consultations y sont gratuites mais les médicaments, les intrants et les frais d'hospitalisation (s'il faut rester plus de temps) sont payants. La victime doit s'y rendre accompagnée pour assurer les va-et-vient pour les achats de médicaments et d'intrants.

Des médecins libéraux qui exercent dans les quartiers sont consultés par quelques-unes des victimes. L'accueil par les soignants et la discrétion sont appréciés, mais le coût des médicaments pose problème pour certaines femmes. Durant les entretiens et les focus groupes, une baisse ou une exonération d'honoraires, ou une possibilité de les payer à crédit ont été signalées toutefois.

---

11. Un centre Vonjy vient d'être inauguré récemment (mars 2017) dans le Centre hospitalier d'Androva Mahajanga, faisant de Mahajanaga la troisième ville dotée de ce centre après Toamasina et Antananarivo.

12. Le CSB2 est la structure de santé publique existant dans toutes les communes du territoire. Chaque centre est tenu par au moins un médecin aidé d'une sage femme ou d'un aide-soignant. Dans les grandes villes, les CSB2 sont mieux équipés et disposent de plus de ressources humaines.

Les autres structures d'accueil qui assurent plutôt un accompagnement psychologique, judiciaire ou matériel orientent les victimes vers le service d'urgence hospitalier et n'assurent pas des prestations médicales.

CONCLUSION

Le comportement de soins des femmes interrogées, victimes de violences physiques perpétrées par leur conjoint, se résume par le *renoncement-refus* et le *renoncement-barrière* (Després *et al.*, 2011) au recours aux professionnels de santé. Le *renoncement-refus* est volontaire. Il est dû à la réticence à parler aux autres (y compris aux médecins) liée à la honte, à la crainte de ternir l'image d'une femme forte, ou d'un couple normal, et à la crainte des conséquences des agissements sur les enfants. Cela explique le faible recours aux professionnels de santé des femmes victimes issues de la classe aisée. Le *renoncement-refus* résulte du poids des normes sociétales et coutumières à Madagascar. Le *renoncement-barrière* est involontaire. Les contraintes financières, la peur des représailles des conjoints-agresseurs, l'absence de structures d'accueil adaptées constituent des obstacles indépendants de la volonté des victimes.

L'amélioration de l'accès aux soins pour les femmes victimes de violences conjugales reposerait sur une sensibilisation et une éducation en matière de droits et de soins aux hommes et aux femmes, une mise en place de structures de soins adaptées, et une politique d'amélioration des revenus des femmes.

REMERCIEMENTS

Cette étude a été réalisée grâce aux financements d'ENDA-Madagascar et de l'Institut international des sciences sociales.

BIBLIOGRAPHIE DES SOURCES CITÉES

ANDRIANASOLO A.H., RASOLOFO P., BUKHUT A., 2015. *Situation de la violence conjugale envers les femmes dans la ville de Mahajanga (Madagascar)*, Institut international des sciences sociales Madagascar & ENDA-Madagascar, 62 p.

BROWN E., 2012. « Les enquêtes "Enveff" sur les violences envers les femmes dans la France hexagonale et ultramarine », *Pouvoirs dans la Caraïbe*, 17, 43-59

BURGUET D., 2016. « Bricolage des soins et disparité sociale dans la région de l'Imerina (Madagascar). Un état des lieux des possibilités d'automédication », *Actes électroniques. Colloque international et pluridisciplinaire. L'automédication en question : Un bricolage socialement et territorialement situé*, 176-180

DESPRÉS C., DOURGNON P., FANTIN R., JUSOT F., 2011. « Le renoncement aux soins : une approche socio-anthropologique », *Questions d'Économie de la Santé*, 169, 1-8

DIDIER P., 2015. *Médecine traditionnelle et médecine « intégrative » à Madagascar : entre décisions internationales et applications locales*, Thèse de doctorat, Université de Bordeaux, 597 p.

GASTINEAU B., GATHIER L., RAKOTOVAO I., 2010. « Relations de genre et de violence conjugale à Antananarivo (Madagascar) », *Série Population-Santé*, 17, 1-17

GASTINEAU B., GATHIER L., 2012. « Violences conjugales à Antananarivo (Madagascar) : un enjeu de santé publique », *The Pan African Medical Journal*, 11, 23

HAICAULT M., 2012. « Autour d'agency. Un nouveau paradigme pour les recherches de genre », *Rives méditerranéennes*, 41, 11-24.

HENRION R., 2002. « Les femmes victimes de violences conjugales : le rôle des professionnels de santé », *Les Dossiers de L'Obstétrique*, 303, 2-17

HIRIGOYEN M.-F., 2009. « De la peur à la soumission », *Empan*, 73, 1, 24

ILBOUDO S.D.O., SOMBIÉ I., SOUBEIGA A.K., DRAEBEL T., 2016. « Facteurs influençant le refus de consulter au centre de santé dans la région rurale Ouest du Burkina Faso », *Santé Publique*, 28, 391-397

INSTAT, 2010. « Enquête Démographique et de Santé Madagascar 2008-2009 », 444 p.

JASPARD M., BROWN E., POURETTE D., 2004. « Les violences envers les femmes dans le cadre du couple en Polynésie française », *Espace-Populations-Sociétés*, 2, 2, 325-341

LEBAS J., MORVANT C., CHAUVIN P., 2002. « Les conséquences des violences conjugales sur la santé des femmes et leur prise en charge en médecine de premier recours », *Bulletin de l'Académie Nationale de Médecine*, 186, 949-961

MANSEUR Z., 2004. « Entre projet de départ et soumission : la souffrance de la femme battue », *Pensée plurielle*, 8, 2, 103

MATTERN C., 2015. « Les circuits de distribution des médicaments pharmaceutiques industriels à Madagascar. Le cas du marché informel d'Ambohipo », *L'automédication et ses déterminants. Actes des Rencontres scientifiques Nord/Sud à Cotonou, Bénin 2015*, <hal-01336870>, 35-45

MEJIAS J., 2005. « Sexe et Société. La question du genre en sociologie », *Thèmes et Débats*, 128

ORGANISATION MONDIALE DE LA SANTÉ, 2005. « Étude multipays de l'OMS sur la santé des femmes et la violence domestique à l'égard des femmes », *Rapport succinct*, Genève, 46 p.

WALKER L., 1984. *The battered woman syndrome*, Hardcover, Springer.

FAÇONNEMENTS SOCIAUX DES « VULNÉRABILITÉS » DU CORPS DES FEMMES
RETOUR SUR L'HISTOIRE SOCIALE ET LES LEÇONS DE L'ÉPIDÉMIE DE SIDA

Sandrine Musso *

INTRODUCTION

Des comportements socialement façonnés en lien avec les constructions des féminités et des masculinités et la conformité à des rôles suscitent des fragilités ou des expositions différenciées à des problèmes de santé. N'est-il pas question du « rattrapage » féminin au sujet du cancer du poumon et de pathologies associées au tabac et à l'alcool ?

Le genre représente en effet une dimension essentielle de ce que les anthropologues abordent sous le thème des catégorisations sociales dans le traitement de la maladie : les formes d'expression des symptômes et des recours aux soins, les représentations des professionnels de santé, concourent à des traitements différenciés selon que l'on soit perçu comme un homme ou une femme, mais aussi selon l'orientation sexuelle réelle ou supposée, le statut de transgenre. Des représentations genrées sont par ailleurs associées aux types de pathologies et ont des conséquences sur leur dépistage : les symptômes féminins de l'Accident vasculaire cérébral (AVC) sont sous-dépistés du fait de leur méconnaissance. Des « vulnérabilités masculines » ont aussi été identifiées par les anthropologues de la santé s'agissant de l'accès au dépistage du sida et à son traitement (Bila, 2011).

Par ailleurs, un certain nombre de déterminants sociaux de santé ont des liens forts avec le genre : la question du travail, par exemple, est fortement imbriquée avec celle du genre, qu'il s'agisse du travail reproductif ou de la

* Anthropologue, enseignante-chercheure à Aix-Marseille Université, Centre Norbert Elias, Marseille, France.

division sociale du travail ; le travail constitue avec l'éducation et le logement l'un des déterminants sociaux majeurs de santé. Les travaux de sciences sociales décrivent en outre la manière dont les métiers de la santé, selon leurs positions de pouvoir et de légitimité, sont aussi associés à des attributs genrés. Le travail domestique de soins est ainsi, dans son écrasante majorité, assumé par les femmes [1], comme cela a particulièrement été documenté en matière de VIH/sida (Hejoaka, 2011). En somme le genre est un des déterminants des inégalités de santé, des expositions sélectives et différenciées aux risques, des modes de recours aux soins et d'accès aux traitements, de maintien dans la démarche de soin. C'est un élément transversal et « bon à penser » en articulation avec les questions médicales et de santé publique, de la prévention au dépistage, de l'accès aux soins et aux traitements. Dans le même temps, les inégalités liées au genre gagnent à être pensées dans leur agencement et dans leur intersection (Crenshaw, 1991) avec d'autres attributs des personnes (statut, âge, milieu, couleur de peau, origine…). Par ailleurs, la réflexion biosociale (Fausto-Sterling, 2012 ; Connel, 2012) a montré son utilité pour comprendre comment des processus sociaux et politiques contribuent à produire de la différence biologique.

Revenir sur la catégorie des « femmes » dans l'histoire sociale de la lutte contre le sida invite à articuler deux domaines : l'anthropologie du genre et l'anthropologie de la santé. Le sida offre en effet un riche observatoire sur le genre comme dimension cardinale des catégorisations sociales au sujet de la maladie. Si le genre peut être défini comme [2] :

> *[...] le processus social qui construit une dichotomie et une hiérarchie entre les hommes et les femmes – processus qui est à l'œuvre dans l'ensemble de la société et y compris dans la science [...]*

Il constitue le terreau de nombreuses pratiques de nomination, de dépistage, de prévention et de traitement de la maladie.

C'est d'ailleurs ce que le « mouvement pour la santé des femmes » avait dans les années 1970 commencé à souligner (Saillant, 1985) et il y a là un autre point commun avec la lutte contre le sida : la part revendiquée et assumée de ce qui « s'apprend par corps », dans des interactions situées. La lutte contre le sida a hérité des mouvements féministes qui l'ont précédée, notamment au regard de son affirmation que le privé est politique, la référence à la « politique à la première personne » et à la critique sociale de la médecine. Dans les deux cas, les savoirs militants/activistes ont contribué aux savoirs plus « institués », les

---

1. Cf. les travaux sur le *care*.

2. CNRS, 2013. *Appel à projets « Défi genre »*, http://www.cnrs.fr/mi/IMG/pdf/defigenre_appelaprojets2013.pdf

luttes charriant toujours des « savoirs assujettis » (Foucault, 1997). Mais la lutte contre le sida a par ailleurs apporté sa propre contribution en offrant des illustrations saisissantes de la manière dont les logiques genrées sont sous-jacentes à la visibilité et l'invisibilité des « vulnérabilités » des femmes, à leur désignation comme *cibles* de l'action publique, à la diversité et l'hétérogénéité des expériences sociales des personnes regroupées sous la catégorie « femmes ».

Sur les terrains que j'ai explorés depuis 1997 [3], les pratiques, discours et controverses ont mis en lumière la présence d'enjeux récurrents présidant à la définition des femmes comme « cibles » de l'action publique en matière d'infection à VIH qui transcendent la diversité des contextes. L'objectif de ce texte est d'en rendre compte en abordant en premier lieu la manière dont la science, par l'entremise de la construction du sida comme *disease*, et l'épidémiologie sont influencées par le genre. Il sera ensuite question de la manière dont l'action publique a visibilisé ou non les *femmes* et *ciblé* certaines d'entre elles. Une dernière partie abordera la pluralité des expériences féminines du sida : quelles sont les singularités énoncées par des femmes dans les divers espaces qui se sont ouverts en France dans le cadre de la lutte contre le sida ? Que nous apprennent-elles des limites d'un usage « routinisé » du lexique du *genre*, de sa réduction à l'unique exploration de la condition des *femmes*, et du réductionnisme auquel l'attention à la seule dimension du genre sans la prise en compte d'autres attributs sociaux d'une personne peut condamner ?

ÊTRE COMPTÉ POUR COMPTER : LES FEMMES DANS L'ÉPIDÉMIOLOGIE

> *Je m'appelle Wendi Alexis Modeste, je suis séropositive et j'habite l'État de New-York. J'ai eu cinq accès de pneumonie bactérienne récurrente, une endocardite, une septicémie, un cancer du col de l'utérus et une inflammation pelvienne si grave que j'ai failli en mourir... Et je ne suis toujours pas dans votre putain de définition. Je veux savoir une chose : Est-ce que vous allez continuer à étudier nos symptômes jusqu'à ce que nous soyons tous morts ? Je suis afro-américaine, et ma communauté se transforme sous mes yeux. Dix de mes amis sont morts l'an dernier, six autres cette année, je suis de*

3. Mes terrains ont eu pour cadre des enquêtes sur la cible des « migrants » dans les politiques du sida en France (Musso, 2008), la participation à des initiatives associatives visant à promouvoir la prise de parole des femmes vivant avec le VIH en région PACA (2005-2015), l'accompagnement des réflexions du mouvement français pour le planning familial au sujet de l'« interculturalité » et la « réduction des risques sexuels », les pratiques de « prostitution » de femmes migrantes (Musso, 2007), la régularisation au titre de la maladie (Musso, 2012), et plus récemment la pénalisation de la transmission du VIH (Conseil national du sida, 2015).

plus en plus seule. Mon pays commence à me faire peur. Je veux savoir : Combien de temps encore ?

(Extrait d'une intervention lors de la table ronde sur la définition du sida à la conférence d'Amsterdam en 1992, Act Up-Paris, 1994 : 25)

Alors que le premier cas de sida en Afrique fut dépisté chez une femme en 1982 (Desclaux *et al.*, 2011), les propos reproduits ci-dessus illustrent combien au Nord le sida fut pensé comme « une maladie essentiellement masculine » (Le Palec *et al.*, 1997) à travers les deux groupes de transmission visibles au début de l'épidémie, les « toxicomanes » et les « homosexuels ». Pour rappel, à partir d'une « série limitée de cas » (Pollack, 1991), une première « théorie des origines » de la maladie est énoncée par les épidémiologistes américains faisant référence au « club des quatre H » : homosexuels, héroïnomanes, Haïtiens et hémophiles.

Certains mettaient à la quatrième place les « hookers *» (putains), faisant monter à cinq le nombre des H fatidiques.*

(Grmek, 1989 : 30)

Si cette proposition rapportée par M. Grmek signe l'entrée en scène de la première catégorie explicitement féminine de cette série (Musso, 2005), elle reste marginale. Comme les propos de Wendy Alexis le laissent entendre, l'idée même d'une transmission hétérosexuelle du sida, et du fait que les femmes puissent être concernées, va faire l'objet d'une mise à l'écart au Nord. Les incertitudes des savoirs médicaux sur la transmission, la nature mouvante de la définition du sida comme *disease*, la non-inclusion dans la liste des pathologies opportunistes du sida de pathologies spécifiques aux femmes, vont avoir pour effet une invisibilité des femmes, que fustigent les activistes : « Les femmes ne contractent pas le sida, elles se contentent d'en mourir » [4]. Les mobilisations des activistes anti-sida aux États-Unis vont avoir pour objet la définition de la maladie elle-même, car des symptômes féminins ne sont absolument pas pris en compte dans cette dernière. Il fallut attendre 1993 pour que le cancer du col de l'utérus soit inscrit dans la liste des pathologies opportunistes du sida.

À peine visibles dans la définition du sida et dans l'impossibilité d'avoir accès en temps voulu à des traitements, les femmes avaient, en conséquence, un taux de survie beaucoup plus faible que celui des hommes.

(Elbaz, 2010)

A contrario, sur le continent africain, du fait de l'accent mis dès le départ sur l'importance du mode de transmission hétérosexuel (Msellati & Meyer, 2011),

4. Slogan des activistes d'Act Up-New York rapporté par Epstein (2014), et Elbaz (2010).

les femmes ont très tôt été impliquées dans les constructions sociales du sida (Le Palec *et al.*, 1997 ; Hassoun, 1997 ; Vidal, 2000). Venant s'insérer dans une trame qui désignait les maladies sexuellement transmissibles comme des « maladies de femmes », l'apparition du sida y a eu pour conséquence leur mise en accusation privilégiée dans la diffusion du virus (Le Palec, 1999 ; Vidal, 2000). Ce sont notamment les femmes « prostituées », « réservoirs de virus », qui furent particulièrement stigmatisées comme vecteurs privilégiés de contamination, ceci n'étant pas spécifique, loin s'en faut, au continent africain (Castro, 2015).

Très vite, va apparaître dans l'histoire épidémiologique et sociale du sida la notion que l'épidémie ne se développe pas de la même manière au « Nord » et au « Sud » : la transmission hétérosexuelle du sida est en effet prédominante au Sud et « l'histoire de l'épidémie telle qu'elle est relatée par les spécialistes, semble vite faire de l'Afrique l'alpha et l'oméga de la maladie » (Dozon & Fassin, 1989 : 22), dans un contexte où les modalités de transmission n'entrant pas dans la vulgate de la « promiscuité sexuelle africaine » sont occultées (Lachenal, 2014 ; Castro, 2014). On peut aussi rappeler le silence qui préside jusqu'à la deuxième partie des années 1990 au sujet de la transmission du VIH par l'allaitement, voie qui, comme celle des transmissions iatrogènes ou liées aux injections, fut notablement sous-évaluée dans les cas de sida décomptés (Desclaux & Taverne, 2000).

L'histoire de la constitution progressive d'une définition stabilisée du sida et des processus ayant présidé au comptage des cas illustre combien la biomédecine est une « science impure » (Epstein, 1996) et gagne à être pensée dans une perspective d'étude sociale des sciences. Comme l'a montré le travail de I. Löwy à propos du « genre du cancer » (Löwy, 2013), l'histoire des catégories médicales gagne à être pensée dans une perspective de genre. De ce fait, la référence à la classique triade *disease/illness/sickness* dont font usage les anthropologues médicaux anglo-saxons implique d'emblée que la notion de *disease* est elle-même socialement et historiquement située (Young, 1982 ; Lock & Nguyen, 2010).

Conjugué à l'écrasante majorité des hommes parmi les cas de sida recensés, le nombre de cas féminins a été longtemps notablement sous-estimé en France comme dans l'ensemble des pays du Nord. En premier lieu du fait de l'absence de prise en compte, jusqu'à la fin des années 1980, de pathologies opportunistes spécifiquement féminines. D'autre part, du fait de l'impensé de la sexualité des personnes « toxicomanes », et du « dernier tabou » que constitue la bisexualité (Mendès-Leite & Proth, 1996), qui ont conduit à ne pas anticiper la diffusion de l'épidémie dans le cadre de l'hétérosexualité. Enfin, du fait de représentations présidant aux enjeux de la transmission du sida chez les femmes. Ainsi, en 2003, un rapport sur la politique française de lutte contre le sida relève que les femmes n'avaient fait l'objet de politiques de prévention jusqu'en 1995 qu'à travers deux situations : la prostitution et la grossesse (Rollet, 2003).

C'est donc à travers deux situations spécifiques, soit la grossesse à travers les programmes de prévention de la transmission mère-enfants, soit la prostitution, que les femmes ont été avant tout pensées, dès lors qu'elle sont sorties de l'« invisibilité » épidémiologique caractéristique de la première décennie de l'épidémie au Nord, et que des stratégies d'action publique et de recherche, au Sud comme au Nord, ont été élaborées dans leur direction. De sorte que le schème de *La maman et la putain* [5] semble avoir été le fil directeur de l'attention portée.

ÉVOLUTIONS DE LA CATÉGORIE DES « FEMMES » COMME CIBLES DES POLITIQUES DU SIDA ET SUJETS DE MOBILISATION : L'EXEMPLE FRANÇAIS

Il fallut donc attendre 1997 pour que les pouvoirs publics engagent des actions spécifiques à l'intention des femmes : identifiées dès lors comme *vulnérables*, elles accèdent au statut de « cible prioritaire » de campagnes de prévention, alors qu'elles n'avaient jusqu'alors été envisagées que comme des « cibles intermédiaires » auxquelles était dévolue la responsabilité de gérer l'utilisation du préservatif, et le soutien aux personnes atteintes (Mossuz-Lavau, 2002).

En 2001, l'Institut national de prévention et d'éducation à la santé (INPES) lance la première campagne publique dédiée aux femmes. En 2002, le rapport Delfraissy, ouvrage de référence sur la prise en charge du VIH, introduit pour la première fois un chapitre concernant les femmes, dissocié de celui rendant compte de la transmission mère-enfant. La même année, pour la première fois, une campagne publique à la télévision française met en scène deux femmes noires discutant du dépistage du sida et de leur peur de l'exposition au risque (Musso, 2008, 2011).

À l'échelle des initiatives associatives, c'est d'abord sous la catégorie « mère-enfant » que la question du sida au féminin émerge : du fait de résistances qu'elle affronte dans l'association Aides, Myriam Mercy va chercher ailleurs les partenariats lui permettant de construire la première structure dédiée aux mères séropositives et à leurs enfants, Solidarité Enfants Sida, qui naît à Paris en 1990 (Pinell, 2002). Selon les documents associatifs de l'époque, le public féminin de ces mères, dont les enfants sont contaminés ou non, est décliné en trois « profils » :

---

5. Titre du film de Jean Eustache, 1973, voir : https://fr.wikipedia.org/wiki/La_Maman_et_la_Putain

Un tiers sont des femmes contaminées par toxicomanie intraveineuse, un tiers sont des femmes étrangères (principalement africaines ou de pays d'endémie) contaminées par voie hétérosexuelle, un tiers sont des femmes françaises contaminées par voie hétérosexuelle.

(Bulletin du CRIPS, 1992, cité par Musso, 2008 : 57)

En 1997, naît en France la première association dédiée explicitement à des femmes séropositives d'origine africaine subsaharienne. Ayant pour nom Ikambere qui signifie en Kinyarwanda « La maison accueillante », elle est créée par une femme d'origine rwandaise, Bernadette Rwegera, à l'issue d'une double expérience à la fois de volontaire à l'association Sol en Si, et d'un travail universitaire en anthropologie consacré aux « femmes africaines d'Île-de-France face au sida ». Ce travail évoque des problèmes socio-économiques et existentiels et l'isolement des femmes qu'elle a pu rencontrer, mais aussi les difficultés en termes de mise en place de « comportements préventifs », occasionnées par le maintien du secret sur la pathologie, du fait de la peur du rejet et de la stigmatisation dans le milieu où vivent ces femmes. Il souligne aussi le poids de la précarité sociale, des problèmes d'accès au logement, les « désorganisations familiales » induites par la migration (Rwegera, 1996).

Au sein des principales associations de lutte contre le sida, existent des « groupes » ou « commissions » de femmes qui s'intéressent entre autres à l'impact des traitements sur le corps des femmes, et à leur absence relative dans la recherche. Comme cela a été documenté aux États-Unis – où c'est autour du sida qu'ont émergé des revendications pour « inclure comme sujets » les femmes et les minorités raciales dans les essais cliniques –, des militantes, et parmi elles Catherine Kapusta, s'impliquent particulièrement dans la lutte pour la reconnaissance des spécificités de l'effet des traitements sur le corps des femmes (Kapusta-Palmer, 2015). Mais cela sans qu'une association de « femmes séropositives » ne voie le jour avant 2003. Cette année-là, se constitue à Marseille Femmes positives qui se présente comme la première association de femmes séropositives en France et réunit des femmes françaises de classes moyenne ou populaire (Le Naour & Musso, 2009). Elles revendiquent la prise en compte de la situation des femmes contaminées dans le cadre d'un couple stable, auxquelles les conjoints ont tu leur séropositivité, et plaident pour la pénalisation de la transmission « volontaire ». La médiatisation de leur cause en 2005, à l'occasion du procès d'un homme face auquel l'association se porte partie civile, suscite controverses et débats (Le Naour & Musso, 2009). Ces femmes se présentent en outre comme des « Ni… Ni » – ni « toxicomanes », ni

« prostituées », ni « africaines » [6] –, relevant la structuration du champ associatif autour de catégories construites par l'épidémiologie.

« Mises au ban » du monde associatif de la lutte contre le sida, Femmes positives ne participe pas aux collectifs réunissant associations féministes, de lutte pour les droits des femmes, et associations de lutte contre le sida dont les liens se tissent à partir de 2000 [7] ; aboutissant en 2003 à la mise en place d'un collectif interassociatif [8] qui organise les premiers États généraux « Femmes et sida » en 2004 à Paris et en 2005 à Marseille [9]. Ces rencontres se poursuivent annuellement et sont des moments de prise de parole de femmes séropositives et d'échanges autour de thèmes médicaux, sociaux, juridiques, et de questions liées à la vie affective, la sexualité, la prévention, l'enjeu de la visibilité. Les actes de ces rencontres, qui sont constitués de la transcription des débats et échanges, sont une véritable somme des discriminations diverses qui façonnent la condition des femmes séropositives [10]. De la masculinisation du corps liée aux effets secondaires des traitements aux difficultés matérielles, sociales et affectives, les témoignages qui émanent de ces journées sont également remarquables sur la diversité des situations, attributs et stratifications sociales distinguant entre elles les femmes séropositives.

En décembre 2016, le Mouvement français pour le planning familial (MFPF) lance une campagne intitulée « Nous existons ! ». Le visuel de cette campagne représente cinq femmes séropositives, parmi lesquelles deux femmes transgenres, photographiées en train de crier. Le dossier de presse associé à la campagne explicite :

> *Le cri pour lâcher prise, le cri pour revendiquer, le cri pour se faire entendre... Combien de temps encore ces femmes devront crier qu'elles existent pour être prises en compte ?*

---

6. Grosjean B., 7 février 2005. « Le sida en traître », *Libération.* Cité par Le Naour & Musso (2009).

7. En Mars 2000, la commission femmes d'Act Up-Paris organise l'Assemblée générale des femmes : le triple manque d'intérêt, de la part des pouvoirs publics, des milieux féministes et de la recherche, vis-à-vis de la condition des femmes séropositives est alors dénoncé.

8. En 2003, cinq associations étaient membres du collectif : Act Up-Paris, Aides, Le kiosque info sida toxicomanie, le Mouvement français pour le planning familial, Sida info service. En 2007, elles sont 19 ; Ikambere et Marie-Madeleine en font notamment partie.

9. Collectif interassociatif, États généraux Femmes et Sida, 2004. http://www.femmesetvih.org/spip/spip.php?rubrique21

10. www.femmesetvih.org

Conçue comme un outil de lutte « contre l'invisibilisation des femmes séropositives », la campagne se donne comme objectifs de « rendre visible, libérer la parole, mobiliser ».

Ironie de l'histoire, quand, en 2004, la même association initie avec d'autres les « États généraux Femmes et sida », le mot d'ordre de la journée mondiale du sida dédiée aux femmes et aux jeunes filles est cette année-là « Allez-vous enfin m'écouter ? » (Musso, 2005). Plus d'une décennie après, c'est la métaphore du cri qui est employée, marquant une cécité ou une surdité persistantes, quand bien même quasiment deux décennies de mobilisations en France autour de cette question « des femmes et du sida » ont précédé la campagne. En outre, depuis les premiers résultats de la déclaration obligatoire de séropositivité en 2003, le fait que, parmi les femmes, celles nées en Afrique subsaharienne constituent une part majoritaire est attesté (Musso, 2011). Mais aucune femme noire ne figure parmi les photos de la campagne, les femmes étrangères témoignant étant deux militantes transgenres.

Deux paradoxes peuvent être soulignés au regard des lignes qui précèdent.

Le premier a trait aux questions soulevées par cet appel à la « visibilisation » des femmes séropositives, alors qu'une visibilité accrue des femmes dans les chiffres du sida, et une série d'initiatives associatives, pourraient laisser supposer qu'elles ont acquis une visibilité plus grande. De quoi est-il dès lors véritablement question ? Le fait que seules des femmes militantes ou n'ayant pas d'enfants témoignent à visage découvert invite à penser l'enjeu de visibilité comme dépendant également de ce que peut engager une parole féminine, à savoir la révélation du statut sérologique de l'enfant (ou des enfants) ou son exposition à la stigmatisation. Comme de nombreuses femmes en ont témoigné dans le cadre des rencontres dédiées aux femmes séropositives, la présence des enfants peut être de multiples manières un frein à un engagement public et visibilisé. Le coût social de la visibilité et son appréhension est aussi articulé à l'exposition à des discriminations dans la sphère de l'emploi et de la vie sociale et affective, qui est un autre registre de raisons évoquées.

Le second paradoxe renvoie à ce que posent de manière classique les questions de visibilité : la question des politiques de la représentation. Comment expliquer que, en dépit de la dénonciation d'une invisibilité des femmes séropositives, la campagne mette en scène une visibilité partielle ? Malgré le souhait de celles qui l'ont élaborée, il ne fut en effet pas possible d'obtenir l'accord de femmes séropositives originaires d'Afrique subsaharienne pour que leur photo puisse être utilisée dans le cadre d'une telle campagne : la seule ayant accepté après de longues discussions a fini par se désister au moment des séances de photographies et interviews [11].

Alors que des femmes africaines subsahariennes furent à l'origine de plusieurs associations de femmes séropositives en France, alors que certaines d'entre elles avaient témoigné et été militantes déclarées dans leur pays d'origine, le faire dans la France d'aujourd'hui apparaît donc comme particulièrement difficile, voire impossible. Les échanges avec quelques femmes ayant témoigné à visage découvert avant leur migration témoignent de la perte de statut social et du déclassement lié au statut de migrantes. Dans ce contexte de perte de pouvoir, et plus globalement de dépendance en termes de logement et d'accès à la régularisation et à l'emploi, contexte objectivé par les données du programme « Parcours » [12], témoigner ne revêt pas d'attraction particulière. Les travaux de C. De Rosis à propos de mobilités internes de femmes pauvres originaires du milieu rural à Gondar en Éthiopie montrent que dans certains contextes l'annonce d'une séropositivité peut être un levier d'ascension sociale, à la fois opportunité et contrainte (De Rosis, 2014). Tel n'est pas le cas en France dans le contexte actuel relatif aux migrations en provenance d'Afrique, et dans celui de la lutte contre le sida.

L'analyse des témoignages et de leur « marché » en temps de sida avait déjà permis d'évoquer en quoi les « technologies de la confession » pouvaient être mises en lien avec le contexte et la situation qui les généraient : l'accès à un statut et à une éligibilité au traitement quand il est un bien rare (Nguyen, 2002). Ce dont l'impossibilité de témoigner rendrait ainsi compte, c'est combien la situation de fragilité administrative et sociale et la précarité impliquent un inégal accès et un inégal intérêt, parmi les femmes, à la possibilité de témoigner de la condition de séropositive.

GRANDEURS ET MISÈRES DES USAGES DU GENRE

Une des leçons majeures d'une approche anthropologique de l'« anatomie politique » des vulnérabilités féminines vis-à-vis de l'exposition au risque, du dépistage et du traitement du sida, réside dans les limites et apories de la globalisation actuelle du lexique du genre, également qualifié de *gender mainstream* (Ticktin, 2011 ; Connell, 2012) sans qu'il soit entendu comme un processus. Un usage hégémonique du genre (en faisant un synonyme de

11. Entretien avec la responsable de la campagne, janvier 2017.

12. Ce dernier atteste en effet que, pour près de la moitié des personnes migrantes africaines subsahariennes séropositives, l'exposition au virus a eu lieu dans les premières années d'arrivée dans le pays dit « d'accueil » (Desgrées du Loû, 2016).

« femmes » et non un processus) ou le « féminisme d'État » ou d'« institutions » promus de façon verticale et uniformisante impliquent de fait une vision victimisante et essentialiste des « femmes ». Ils comportent ainsi le risque de référer à un universalisme abstrait qui occulte la pluralité des conditions concrètes d'existence auxquelles les femmes sont confrontées. Le genre gagne à être pensé dans son imbrication avec d'autres rapports de pouvoir, ayant trait à l'âge, la classe, la couleur de peau, l'origine réelle ou supposée…

Une autre des leçons de l'histoire sociale du sida réside dans l'ambivalence, et les implications, des questions soulevées par la prise en compte des spécificités du corps des femmes vis-à-vis des traitements. Alors que les luttes féministes ou en faveur des minorités sexuelles et raciales se sont historiquement construites contre, d'une part le « pouvoir médical », d'autre part la référence à une « nature », c'est au nom de singularités physiologiques qu'une égalité d'accès à la recherche fut revendiquée pour favoriser l'inclusion dans les essais médicaux (Epstein, 2014). Mais ce qui apparaît à première vue comme un paradoxe souligne aussi l'extrême richesse résultant de la confrontation de l'anthropologie médicale à la question du genre : une exploration des liens entre idéel et matériel à nouveaux frais pourrait en découler. D'autre part, la prise en compte des processus genrés à l'œuvre dans l'établissement de normes en prévention et santé publique ne pourrait qu'améliorer l'attention portée aux ressources et fragilités socialement façonnées des femmes, comme des hommes.

CONCLUSION

En dépit de la dimension *mainstream* qu'occupe aujourd'hui la référence au « genre » dans les travaux sur la santé, et particulièrement la santé sexuelle et reproductive, le concept reste relativement peu défini et problématisé (Bajos, 2013), même si une véritable dynamique de recherche est en train de se développer à ce sujet (Connel, 2012). Dans le Tome 1 de leur ouvrage pionnier sur l'« Histoire des femmes en Occident » publié en 1991, G. Duby et M. Perrot rappelaient en introduction :

> *Les recensements mêmes négligent les femmes ; à Rome on les compte seulement si elles sont héritières ; il faut attendre le IIIe siècle après J.-C. pour que Ioclétien ordonne pour raison fiscale, leur dénombrement. Au XIXe siècle le travail des femmes agricultrices ou paysannes est constamment sous-estimé car on ne retient que la profession du chef de famille. Le rapport des sexes imprime sa marque aux sources de l'histoire et conditionne leur inégale densité.*
>
> (Duby & Perrot, 1991 : 13)

C'est dire si la question du « comptage » des cas, et de la visibilité qu'a produite l'attribution d'une dimension « sexuée » aux statistiques, pour le sida comme pour les autres pathologies, a été d'une importance considérable.

Néanmoins, comme ce texte a voulu l'illustrer, l'approche uniquement catégorielle des femmes, comprises comme un ensemble, est impuissante à rendre compte des dimensions relationnelles, biosociales et des phénomènes de pouvoir incorporés que l'approche genrée des questions liées à la santé vise à promouvoir.

BIBLIOGRAPHIE DES SOURCES CITÉES

ACT UP-PARIS, 1994. *Le sida : combien de divisions ?*, Paris, Dagorno.

BAJOS N., 2013. *The failure of gender analysis in HIV social science*, Conférence ASSHH, 8 juillet, Paris.

BILA B., 2011. « Différences de recours au traitement des PvVIH et valeurs liées au genre au Burkina Faso ». In : A. DESCLAUX, P. MSELLATI, K. SOW (dir.), *Les femmes à l'épreuve du VIH dans les pays du Sud. Genre et accès universel à la prise en charge,* Paris, ANRS, Collections Sciences sociales et sida, p. 31-42

CASTRO J., 2015. « Sida, Afrique et mythologie des comportements sexuels », *La Vie des idées*, 1 décembre 2015, ISSN : 2105-3030, http://www.laviedesidees.fr/Sida-Afrique-et-mythologie-des-comportements-sexuels.html

CONNELL R., 2012. « Gender, health and theory: conceptualizing the issue, in local and world perspective », *Social Science and Medicine*, 74, 1675-1683

CONSEIL NATIONAL DU SIDA, 2015. *Avis suivi de recommandations sur la pénalisation de la transmission sexuelle du VIH en France*, Paris, 23 p.

CRENSHAW K., 1991. « Demarginalizing the intersection of race and sex: a black feminist critique of antidiscrimination doctrine, feminist theory and antiracist politics ». In : K.T. BARTLETT, R. KENNEDY (dir.), *Feminist lega theory,* Boulder, Westview, p. 57-80

DE ROSIS C., 2014. « Mobilités féminines internes à Gondar et VIH. Entre construction de discours et parole de femmes aux marges de leur avenir (région Amhara, Éthiopie) », *Cahiers d'études africaines*, 213-214, 115-153

DESCLAUX A., MSELLATI P., SOW K. (dir.), 2011. *Les femmes à l'épreuve du VIH dans les pays du Sud. Genre et accès universel à la prise en charge*, Paris, ANRS, Collections Sciences sociales et sida.

DESCLAUX A., TAVERNE B., 2000. *Allaitement et VIH en Afrique de l'Ouest. De l'anthropologie à la santé publique*, Paris, Karthala.

DESGRÉES DU LOÛ A., 2016. « Quand les migrants contractent le sida en France », *La Recherche*, 511, 69-72

DOZON J.-P., FASSIN D., 1989. « Raisons épidémiologiques et raisons d'État. Les enjeux socio-politiques du sida en Afrique », *Sciences Sociales et Santé*, 7, 1, 21-36

DUBY G., PERROT M., 1991. « Introduction ». In : P. SCHMIDT (dir.), *Histoire des femmes en Occident. Tome 1*, Paris, Plon, p. 13

ELBAZ G., 2010. « Identité et matérialité dans un nouveau mouvement social : l'activisme contre le SIDA aux USA », *Revue de recherche en civilisation américaine* [En ligne], 2, http://rrca.revues.org/316

EPSTEIN S., 1996, *Impure science : Aids, activism and the politics of knowledge*, Berkeley, University of California Press.

EPSTEIN S., 2014. « Différences corporelles et identités collectives : la politique du genre et de la race dans la recherche biomédicale aux États-Unis », *Genre, sexualité & société* [En ligne], 12, DOI : 10.4000/gss.3250

FAUSTO-STERLING A., 2012. « *Corps en tous genres : la dualité des sexes à l'épreuve de la science* », Paris, La découverte.

FOUCAULT M., 1997. *Il faut défendre la société. Cours au collège de France*, Paris, Seuil.

GRMEK M., 1989. *Histoire du sida*, Paris, PUF.

HASSOUN J., 1997. *Femmes d'Abidjan face au sida*, Paris, Karthala.

HEJOAKA F., 2011. « La solitude des femmes dans le traitement et l'accompagnement des enfants vivant avec le VIH au Burkina Faso ». In : A. DESCLAUX, P. MSELLATI, K. SOW (dir.), *Les femmes à l'épreuve du VIH dans les pays du Sud. Genre et accès universel à la prise en charge,* Paris, ANRS, Collections Sciences sociales et sida, p. 193-206

KAPUSTA-PALMER C., 2015. « Savoir = Autonomie », *Pratiques*, 68, 80-84

LACHENAL G., 2014. « La quête des origines du Sida », *La Vie des idées*, 17 octobre 2014, ISSN : 2105-3030, http://www.laviedesidees.fr/La-quete-des-origines-du-Sida.html

LE NAOUR G., MUSSO S., 2009. « Malades, victimes ou coupables ? Les dilemmes des luttes contre le sida en France ». In : L. MATHIEU, S. LEFRANC (dir.), *Mobilisation de victimes*, Rennes, Presses universitaires de Rennes.

LE PALEC A., 1999. « Le sida, une maladie des femmes ». In : C. BECKER, J.-P. DOZON (dir.), *Vivre et penser le sida en Afrique*, Paris, Karthala, p. 343-362

LE PALEC A., LUXEREAU A., MARZOUK Y., 1997. « Entretien avec Françoise Héritier », *Le journal des anthropologues. Femmes et sida*, 68-69, 21-34

LOCK M., NGUYEN V.K., 2010. *An anthropology of biomedicine*, Malden, Wiley-Blackwell.

LÖWY I., 2013. « Le genre du cancer », *Clio. Femmes, Genre, Histoire*, 37, 65-83

MENDÈS-LEITE R., PROTH B., 1996. *Bisexualité, le dernier tabou*, Paris, Calmann-Lévy.

MOSSUZ-LAVAU J., 2002. *La Vie sexuelle en France*, Paris, La Martinière.

MSELLATI P., MEYER L., 2011. « Les spécificités épidémiologiques et cliniques de l'atteinte des femmes par le VIH et les questions de prise en charge au sud ». In : A. DESCLAUX, P. MSELLATI, K. SOW (dir.), *Les femmes à l'épreuve du VIH dans les pays du Sud. Genre et accès universel à la prise en charge*, Paris, ANRS, p. 1-15

MUSSO S., 2005. « Le cinquième "H" : de la question des femmes dans l'épidémie à celle des femmes issues de l'immigration en France ». In : *Femme, immigration et VIH dans le monde. Une approche anthropologique,* UNESCO, Études et Rapports, Division des politiques culturelles et du dialogue interculturel, p. 41-65

MUSSO S., 2007. « Les paradooxes de l'invisibilité. Le travail de rue d'une association marseillaise auprès de prostituées maghrébines », *ethnographiques.org* [En ligne], 12

MUSSO S., 2008. *Sida et minorités postcoloniales. Histoire sociale, usages et enjeux de la cible des migrants dans les politiques du sida en France*, Thèse de doctorat Anthropologie sociale et ethnologie, EHESS, Paris, 446 p.

MUSSO S., 2011. « Les femmes séropositives originaires d'Afrique subsaharienne en France : les ambivalences d'une visibilité émergente ». In : A. DESCLAUX, P. MSELLATI, K. SOW (dir.), *Les femmes à l'épreuve du VIH dans les pays du Sud. Genre et accès universel à la prise en charge,* Paris, ANRS, Collections Sciences sociales et sida, p. 233-246

MUSSO S., 2012. « Être régularisé au titre de la maladie en France », *Corps*, 10, 153-163

NGUYEN V.K., 2002. « Sida, ONG et la politique du témoignage en Afrique de l'Ouest », *Anthropologies et sociétés*, 26, 1, 69-87

PINELL P. (dir.), 2002. *Une épidémie politique. La lutte contre le sida en France. 1981-1996*, Paris, PUF.

POLLACK M., 1991. « Histoire d'une cause », *Autrement, L'homme contaminé*, 130, 24-28

ROLLET C., 2003. *La politique de lutte contre le sida : 1994-2000*, Paris, La documentation française.

RWEGERA B., 1996. *Les femmes africaines d'Île-de-France face au sida*, Mémoire de DEA, EHESS, Paris.

SAILLANT F., 1985. « Le mouvement pour la santé des femmes ». In : J. DUFRESNE, F. DUMONT, Y. MARTIN (dir.), *Traité d'anthropologie médicale. L'Institution de la santé et de la maladie*, Québec, Les Presses de l'Université du Québec, p. 743-762

TICKTIN M., 2011. « The Gendered Human of Humanitarianism: Medicalising and Politicising Sexual Violence », *Gender & History*, 23, 2, 250-265

VIDAL L., 2000. *Femmes en temps de sida. Expériences d'Afrique*, Paris, Karthala.

YOUNG A., 1982. « The anthropology of illness and sickness », *Annual Review of Anthropology*, 11, 257-285

CONCLUSION

Christine Bellas Cabane *, Dolorès Pourette **, Chiarella Mattern ***, Bodo Ravololomanga ****

Pour conclure cet ouvrage qui donne à voir la complexité de la problématique santé à Madagascar pour les femmes et les enfants, nous aborderons quatre thèmes : les recours aux soins, les contradictions des politiques sanitaires, la globalisation de la santé et la Couverture santé universelle, avant de proposer des perspectives générales.

RECOURS AUX SOINS

Les observations rapportées dans les chapitres les plus ethnographiques de l'ouvrage montrent la difficulté, malgré la panoplie de recours dont dispose Madagascar en termes de programmes internationaux, de pouvoir apporter des solutions pertinentes et adaptées aux problèmes de santé, compte tenu de la situation socio-économique globale. L'émergence et l'augmentation des maladies non transmissibles témoignant le plus souvent de changements de conditions de vie, liées à la fois à l'environnement et à l'évolution des comportements socioculturels, ne s'accompagnent pas à Madagascar, comme c'est le cas dans de nombreux pays (Omran, 1971 ; Ly, 2011), d'une diminution des maladies transmissibles, mais se surajoutent aux pathologies déjà existantes. On ne peut parler ici de véritable transition épidémiologique mais d'un *empilement épidémiologique* auquel le système de santé fragile ne peut faire face.

---

* Pédiatre et anthropologue. Conseillère régionale santé, Ambassade de France à Madagascar (2013-2017).

** Anthropologue, chargée de recherche, CEPED, IRD, Université Paris Descartes, INSERM, Paris, France.

*** Anthropologue, Institut Pasteur de Madagascar, Antananarivo, Madagascar, et CEPED, IRD, Université Paris Descartes, INSERM, Paris, France.

**** Anthropologue, chercheure associée à l'Institut de civilisations - Musée d'art et d'archéologie, Université d'Antananarivo, Madagascar.

À Madagascar, les recours aux soins restent multiples. Les pratiques traditionnelles, dont la pharmacopée est perçue comme l'un des fleurons, perdurent à côté des recours à la biomédecine ou à un de ses ersatz, ou encore aux thérapies de nouvelles églises qui émergent sur l'ensemble du territoire. Comme le montre P. Didier, les remèdes traditionnels avec l'utilisation de plantes non transformées concurrencent les Remèdes traditionnels améliorés (RTA), *néo-traditionnels* ou *hybrides*, ceux issus de la recherche biomédicale et ceux qui n'ont de médicaments que le nom et l'emballage. Les populations confrontées à cette pluralité ou plutôt à cette *pseudo-pluralité* [1] font leur choix en fonction souvent de leurs possibilités financières, selon la maladie et le membre de la famille à traiter. Ainsi, C. Mattern a montré que, dans le cas précis de la prise en charge d'une parasitose intestinale pour les enfants de moins de cinq ans, les pratiques de recours aux traitements dépendent de modes de distribution pharmaceutiques. Contrairement à ce que nous aurions pu imaginer, malgré la pauvreté de la population et les pratiques largement diffusées d'automédication par acquisition de médicaments *via* le secteur informel, le choix du recours au secteur formel pour l'acquisition des vermifuges traduit l'appropriation par les familles des messages de santé, qui a permis de créer une nouvelle norme de recours aux soins pour les enfants dans certains groupes sociaux. Ceci ne signifie pas que la grande pauvreté et la barrière financière n'ont pas d'importance, mais que ce recours privilégié au secteur de distribution formel est un choix de conviction pour les petits enfants considérés comme particulièrement fragiles. Il ne se décline pas pour le reste de la famille qui devra trouver d'autres ressources et recours pour se traiter en cas de maladie, dont l'automédication ou la médecine traditionnelle.

À Madagascar comme ailleurs, le recours à des pratiques de santé traditionnelles ou populaires n'est pas déterminé par un attachement à la « culture » du pays, à ses traditions et à sa pharmacopée. Bien que ces facteurs méritent d'être pris en compte, ils ne sont pas les seuls à peser sur les familles confrontées à la maladie et à la diversité des techniques, des produits de soins et des praticiens. Le manque de confiance dans les médicaments pour certaines maladies comme les maladies neurologiques ou les maladies mentales compte également pour beaucoup, comme l'illustre le chapitre d'A. Robinson. Pour les accouchements, le chapitre de D. Pourette montre que, même si les *reninjaza* sont valorisées comme des tradipraticiennes détentrices de savoirs ancestraux ou liés à leur expérience, le recours à leurs services n'est pas toujours motivé par un véritable choix car il est également assujetti aux difficultés d'accès géo-

1. Il s'agit d'une pseudo-pluralité car l'offre réelle en termes de médicaments dont l'efficacité a été prouvée se partage entre médicaments biomédicaux et Remèdes traditionnels améliorés (RTA) qui ont bénéficié d'une Autorisation de mise sur le marché (AMM).

graphique et financier pour se rendre aux centres de santé. Par ailleurs, les personnels soignants des structures isolées, souvent en nombre insuffisant voire absents, ne sont pas toujours disponibles pour prendre en charge les parturientes qui doivent attendre plusieurs heures avant que l'on s'occupe d'elles. À cela s'ajoute l'attitude des soignants. Comme cela est décrit dans l'avant-propos de C. Bellas Cabane, et comme le développe le chapitre de C. Mestre, la violence structurelle à l'hôpital se révèle particulièrement dans les relations soignants-soignés. Dans ce contexte, les femmes redoutant certaines structures de santé où les soins font défaut préfèrent se rendre chez les *reninjaza* plus proches de leur lieu d'habitation et de leurs conditions et mode de vie. Dans ces décisions, interviennent également les familles et plus particulièrement les grands-mères, pour tout ce qui concerne la grossesse et les soins des enfants. Comme le soulignent E. Rakotomanana et ses collaboratrices, les grands-mères, pour la majorité, vont favoriser l'accouchement à domicile où elles pourront par leur présence être garantes du respect des coutumes, des prescriptions et interdits traditionnels, et apporter les soins qui leur semblent les mieux adaptés au nouveau-né et à la mère. Pour certains jeunes couples, d'un niveau socio-économique plus élevé que la moyenne, l'accouchement à domicile avec une sage-femme ou dans une clinique spécialisée marquera, outre une adhésion à une autre conception des soins de santé, un désir d'autonomisation vis-à-vis de la famille et des diktats des grands-mères. Mais dans la plupart des cas, bien au-delà des premiers jours et mois après la naissance, l'influence et l'autorité de la famille et des grands-mères perdurent, concurrençant celles des services publics de santé. Ainsi, les chapitres de V. Ramaroson et C. Mattern montrent bien que les recommandations en termes d'alimentation ou de vaccination issues des messages de santé ou du personnel soignant, au cours des premiers mois de l'enfant, se heurtent parfois aux prescriptions familiales, mettant les jeunes mères dans l'embarras. Néanmoins, comme nous l'avons vu, les mères et les familles peuvent changer de paradigme et, comme pour les consultations des petits enfants dans les centres de santé, les vaccinations de routine sont à présent globalement acceptées. Ce qui l'est plus difficilement, ce sont les campagnes de vaccination *de rattrapage* qui inquiètent les mères d'une part par incompréhension de leur pertinence, et d'autre part par peur des effets secondaires que pourraient entraîner ces injections récurrentes. Certaines familles les refusent et vont jusqu'à cacher les enfants pour qu'ils n'aient pas à les subir.

CONTRADICTIONS

Les choix des autorités sanitaires en matière de politiques de santé publique témoignent également d'une certaine confusion et hésitation, entre un modèle soutenu par un attachement revendiqué à la pharmacopée traditionnelle, considérée comme un véritable patrimoine national, et le modèle biomédical, symbole de modernité. Bien que les plus hauts responsables ministériels, ayant effectué leurs études de médecine dans les pays étrangers dont la France, soient adeptes de la biomédecine (ce qui n'est pas toujours le cas de leurs équipes), ils ne peuvent, ni ne veulent, faire fi de l'ensemble du corpus de médecine traditionnelle si important sur le plan social et politique à Madagascar. Ainsi, ils essaient d'allier les deux modèles afin de mixer les différentes ressources, semblant ignorer le grand écart conceptuel que cet exercice demande, comme en témoignent les différentes réglementations promulguées. Dans un premier temps, durant les années 1990, comme le rappelle P. Didier, le gouvernement malgache a engagé des réformes visant à réglementer les pratiques de soins *non conventionnelles* (par opposition aux pratiques *traditionnelles*), avec pour objectif de faire de la médecine traditionnelle une pratique *acceptable pour la biomédecine*, c'est-à-dire qu'elle devait respecter cinq critères définis par l'OMS (innocuité, efficacité, qualité, accès et usage rationnel). Plus récemment en 2007, un décret ministériel a légalisé l'exercice de la médecine traditionnelle, permettant aux tradipraticiens d'exercer leurs pratiques librement et ouvertement, dans la mesure où ils sont affiliés à une association membre de l'Association nationale des tradipraticiens de Madagascar (ANTM). Selon C. Pierlovisi, l'objectif affiché de ce décret est de valoriser cette forme de soins pour qu'elle soit utilisée de manière sûre et efficace, et de favoriser sa cohabitation avec la médecine moderne dans les centres de soins publics. Cependant, comme le souligne cette auteure, cette législation a tendance à mettre dans une seule et même catégorie de *médecine traditionnelle malgache*, à côté des pratiques de soins malgaches reconnues comme traditionnelles, toutes sortes de médecines alternatives. Le seul point commun de ces pratiques serait la différenciation, voire l'opposition, avec la médecine basée sur des données scientifiques. De plus les *médecines traditionnelles* actuellement légalisées, et donc exercées en toute légitimité, sont réduites à la dispensation de traitements par les plantes ou issus de plantes sans que la dimension symbolique ou sacrée souvent associée à ce type d'acte thérapeutique (visant à restaurer la santé, c'est-à-dire un état d'équilibre perturbé par différents éléments, esprits, sorts, transgressions, tensions sociales) ne soit prise en compte. La question que cela pose est celle de la valeur de cette labellisation qui exclut un certain nombre de tradipraticiens qui n'ont pu en bénéficier, n'ayant pas les compétences requises pour le montage des dossiers. De plus, cette pharmacopée n'est que peu utilisée par les médecins formés en biomédecine, qui se tournent plutôt vers les médicaments qu'ils ont appris à utiliser. Par ailleurs, sous l'impulsion de marchés internationaux, cette reconnaissance aboutit également à la transformation d'une pratique traditionnelle non commerciale et complexe en médecine alternative lucrative utilisant le tropisme pour les plantes et la nature fortement développé actuellement dans les pays occidentaux. Ces questions, qui font largement écho aux analyses de J.-P. Dozon à propos des enjeux de pouvoir liés aux politiques de valorisation des médecines traditionnelles en Afrique (Dozon, 1987), génèrent d'importantes polémiques. S'il est effectivement légitime de respecter un certain pluralisme, on peut tout de même s'inquiéter que des financements et des efforts de recherche soient mobilisés pour cette pharmacopée, pour laquelle l'obtention de l'AMM est bien moins contraignante que pour les médicaments biomédicaux, au détriment d'autres recherches plus essentielles en termes de santé publique (Egrot, 2015).

L'attitude des autorités sanitaires envers les *reninjaza* montre également bien des contradictions, comme en témoigne le chapitre de D. Pourette. Bien qu'elles soient reconnues comme des tradipraticiennes par le Service de la pharmacopée et de la médecine traditionnelle (SPMT), elles ne bénéficient pas d'une reconnaissance officielle par les autorités sanitaires, hospitalières et universitaires, garantes du développement de la biomédecine. Décriées officiellement le plus souvent, les *reninjaza* sont souvent accusées de la persistance des « mauvais chiffres » en matière de mortalité maternelle et néonatale et sont perçues par certaines sages-femmes et certains médecins comme des concurrentes incompétentes et illégales. Après des tentatives de pseudo-formations ne concernant qu'une infime partie d'entre elles, elles ont été écartées du suivi de la grossesse et de l'accouchement, au moins dans les discours officiels. Cependant dans la réalité, surtout en milieu rural, là où les personnels de santé sont peu nombreux, elles s'avèrent indispensables pour le soutien qu'elles assurent auprès des femmes, des familles et des nouveau-nés lors de leur venue au monde. Dans certaines structures de santé, elles s'avèrent également des actrices indispensables. Leurs fonctions mal définies varient selon les besoins et les personnels, conseils aux futures mères, accompagnement aux centres de santé, assistance des médecins ou sages-femmes lors de l'accouchement, voire pratique de l'accouchement en leur absence, dans une délégation de tâches qui ne dit pas son nom. Elles ne sont pas reconnues officiellement et surtout ne bénéficient pas de formations adéquates. Leur pratique se fonde en effet sur un savoir basé sur l'expérience et non un *savoir savant*. Toutefois, comme le souligne D. Pourette, bien que peu mentionnées dans la *Feuille de route 2015-2019 pour l'accélération de la réduction de la mortalité maternelle et néonatale à Madagascar*, il est prévu de « renforcer leurs compétences », l'objectif étant qu'en 2019, 80 % des *reninjaza* « réfèrent et accompagnent les parturientes à l'hôpital et contribuent aux soins à domicile des nouveau-nés ». Peut-on considérer cela comme une reconnaissance officielle ?

Cette attitude entre déni, dénigrement et utilisation des *reninjaza*, qui concerne également les agents communautaires auxquels il est demandé de plus en plus de services sans formations reconnues, ni salaires formels, illustre le malaise des autorités sanitaires vis-à-vis des pratiques traditionnelles de santé et des délégations de tâches à des personnes qui n'en ont ni la légitimité officielle ni les compétences reconnues, mais qui sont indispensables au fonctionnement du système de santé et aux programmes qui le soutiennent.

SANTÉ GLOBALE ET SYSTÈME DE SANTÉ LOCAL

L'un des défis actuels du Ministère de la santé publique malgache est de montrer que le système de santé est en cours d'amélioration selon les critères internationaux de la biomédecine. Il développe donc, avec le soutien des partenaires internationaux, des programmes visant à cette amélioration, tout en sachant que les conditions requises pour qu'ils fonctionnent ne sont pas réunies. L'insuffisance en personnels qualifiés, leur manque de motivation, leur isolement, le recours à des auxiliaires informels non qualifiés, l'insuffisance du matériel disponible, le manque de maintenance, les détournements fréquents, la corruption et le faible budget du Ministère de la santé publique entravent le développement d'un système de santé dont l'ossature est pourtant pertinente. Faute d'avoir son propre budget qui pourrait (peut-être) lui permettre de mettre en place des solutions plus adaptées au pays, l'État se tourne vers les programmes proposés par les bailleurs, qui répondent le plus souvent à la définition de « modèles voyageurs » tels que les décrit J.-P. Olivier de Sardan ; à savoir l'importation d'un dispositif qui, ayant fait ses preuves dans un autre lieu, dans des conditions déterminées, est considéré comme un modèle capable de donner les mêmes effets dans tous les sites où il sera implanté. Les exemples cités par l'auteur à propos du Niger existent presque tous à Madagascar, notamment en matière de santé maternelle et infantile : prise en charge intégrée des maladies de l'enfant (PECIMEC), du paiement basé sur la performance (PBF), etc.

Ceci ne signifie pas, pour l'auteur comme pour nous, que ces programmes ne sont pas susceptibles d'apporter une amélioration aux problématiques de santé du pays. Mais leurs effets ne seront que rarement ceux attendus, les critères pour les mesurer ne seront pas forcément pertinents pour le pays et leur mise en place, se heurtant à la fois à des conditions étrangères et/ou défavorables et à un manque de sens dans un contexte donné, fera l'objet de transformations, détournements et ajustements. Cette recomposition avec la réalité que J.-P. Olivier de Sardan nomme *la revanche des contextes* est en fait une adaptation nécessaire des soignants qui, ne pouvant (ou ne voulant) appliquer les protocoles qui leur semblent trop lourds, non pertinents, ou inadaptés à leurs conditions d'exercice, s'arrangent pour simuler les résultats attendus sans que l'ensemble des actions prévues soient exécutées. Ils privilégient plutôt la réalisation de programmes qui leur permettent d'obtenir des financements sous formes de paiements basés sur la performance (PBF) pour lesquels ils doivent fournir essentiellement des données d'ordre quantitatif, comme le nombre de consultations ou de vaccinations. Dans beaucoup de cas, les soignants ne peuvent faire autrement que de redéfinir ainsi des « normes pratiques » (Olivier de Sardan, 2015) compatibles avec leur exercice quotidien, ces structures étant souvent surchargées par la multiplication des projets, programmes et missions humanitaires.

À Madagascar, malgré les nombreuses déclarations de l'ensemble des partenaires sur la nécessité d'une plus grande cohérence et complémentarité des actions, chaque partenaire demande aux mêmes structures (dans lesquelles il n'y a souvent qu'une ou deux personnes compétentes pour le faire) de recueillir des données pour chaque programme, ce qui prend un temps très important sur le travail clinique. On s'étonne ensuite que les chiffres ne soient pas fiables. Le Ministère de la santé publique fait actuellement des efforts de simplification et tente l'expérience de l'outil informatique pour un recueil de données *intégrées*. Mais tant que les personnels ne seront pas persuadés de l'utilité de données fiables pour endiguer les maladies, le meilleur des outils enregistrera et transmettra des données inexactes, comme le souligne J.-P. Olivier de Sardan au sujet du partogramme notamment. Un travail de formation dans chaque structure aussi bien sur le plan épidémiologique qu'informatique devrait accompagner cet équipement. Il est indispensable également de mesurer la charge de travail pour le remplissage de questionnaires de plus en plus complexes et de remédier à la faiblesse des réseaux numériques et à la maintenance du matériel informatique en brousse... Beaucoup de prérequis pour que ces nouveaux projets soient réellement efficients.

MISE EN PLACE D'UNE COUVERTURE SANTÉ UNIVERSELLE « À LA MALGACHE »

Depuis 2015, un grand projet est en cours d'élaboration, la Couverture santé universelle (CSU). Initialement porté par la Banque mondiale, l'OMS, la France et l'Allemagne (groupe P4H), « modèle voyageur » par excellence, le projet a déjà connu plusieurs phases : une phase d'élaboration au cours de laquelle ont été étudiées les différentes problématiques à résoudre et les étapes à franchir ; une phase de consultation pour laquelle un ensemble d'experts a été mobilisé pour dresser un état des lieux plus précis et définir les prérequis nécessaires à la mise en œuvre du projet ; enfin la phase de pré-mise en place (phase en cours au moment de la publication de cet ouvrage). Cette histoire est intéressante par le fait que ces différentes phases relèvent de conceptions différentes [2].

La première, phase d'élaboration orchestrée par le groupe P4H avec l'aide d'un expert, a servi à la fois de formation et d'atelier d'écriture pour les acteurs de la société civile, et les représentants des différents ministères et institutions et des partenaires. Ce fut une phase marquée par un certain enthousiasme. La perception de l'impossibilité d'accès aux soins de la majorité de la population, faute de revenus suffisants, est intellectuellement et émotionnellement si difficile à supporter que la participation à un projet visant à changer fondamentalement la situation a remporté l'adhésion de nombreux acteurs et

2. Témoignage de C. Bellas Cabane qui a fait partie du groupe en tant que conseillère santé.

suscité une envie de travailler ensemble très forte. Dans le groupe chargé de réfléchir à la prise en charge des indigents, au-delà de la couverture médicale, a été imaginé tout un processus de solidarité allant de la rencontre à la réinsertion sociale, dans une conception globale de la santé. Lors de la présentation officielle du document final, les plus sceptiques étaient portés par cet élan. A suivi la phase de consultation et d'expertise. Bien que pertinent et très documenté, le rapport qui a été présenté a fortement déplu au Ministère de la santé publique, qui ne l'a pas accepté car l'expertise avait souligné certaines faiblesses et irrégularités dans les articles concernant la santé dans la Constitution malgache [3]. Le niveau de pauvreté, les difficultés d'affiliation de 90 % de la population (une écrasante majorité de travailleurs du secteur informel), les considérations négatives sur l'offre de soins, tous ces éléments ont été rejetés par le Ministère de la santé publique qui a déclaré vouloir construire une CSU « à la malgache » sans tenir compte des expertises extérieures. Le temps des politiques n'étant pas le temps des programmes, la commande s'est faite pressante. Le projet de couverture santé universelle est devenu une des priorités du Ministère de la santé publique malgache. Une Caisse nationale de solidarité en santé (CNSS) a vu le jour fin 2017. En 2018, ce sont trois districts qui initient effectivement la CSU par la mise en place d'une assurance maladie par affiliation volontaire, capable d'offrir un panier de soins minimum à l'ensemble des adhérents. Persuadé que l'exemple aura valeur de plaidoyer, le Ministère espère qu'ensuite il sera beaucoup plus facile d'étendre le dispositif à l'ensemble du pays. Cette action est largement soutenue par la coopération française.

Deux problèmes principaux paraissent encore difficiles à résoudre : la prise en charge des indigents et l'amélioration de l'offre de soins. Dans cet ouvrage, se trouvent quelques pistes de réponses. En préalable rappelons que V. Ridde et ses collaborateurs définissent *l'indigent* comme étant :

> *[...] une personne extrêmement désavantagée socialement et économiquement, dans l'incapacité de subvenir à ses besoins et dépourvue de ressources internes ou externes.*
>
> (Ridde *et al.*, 2010 : 12).

Bien que cette définition appelle d'autres précisions dans un questionnement difficile à résoudre dans un pays comme Madagascar, l'orientation actuelle pour l'affiliation des indigents rejoint celle prônée dans le chapitre de N. Atchessi et ses co-auteurs ; à savoir que les indigents doivent devenir une priorité d'action,

3. Boillot F., Pace V., Sossou A.-J., Okitombahe E.-L., 2016. *Rapport de la mission d'appui technique sur les modalités de mise en œuvre du dispositif d'assurance santé à Madagascar*, Ministère de la santé publique, Antananarivo.

notamment en termes de subventions publiques pour leur accès aux différents mécanismes assurantiels, et une priorité de recherche, cette catégorie de population ayant fait l'objet de très rares recherches à Madagascar (Randrianantenaina, 2013). Il est intéressant de noter que la nécessité d'une recherche en sciences sociales sur cette question, qui était apparue incontournable dès la première phase du projet de CSU, a été ensuite mise de côté.

Pour que le projet de CSU fonctionne, il est indispensable que l'offre de soins soit améliorée aussi bien en termes d'accessibilité géographique que de qualité des soins et de l'accueil réservé aux patients. Au-delà du recrutement de personnels qualifiés et de la réorganisation du système de santé, une réflexion et des recherches approfondies devraient être poursuivies sur différents éléments analysés dans cet ouvrage, comme la violence des relations soignants-soignés [4]. À la lecture du chapitre de D. Burguet sur la construction de la santé publique à Madagascar, montrant que l'enseignement de la médecine a été longtemps réservé aux nobles protestants désignés par la Reine elle-même, nous avons été frappées par le fait que l'élite médicale actuelle est encore essentiellement composée de médecins issus de cette catégorie sociale. Cet état de fait pose la question de la construction et de la persistance d'un pouvoir médical fondé sur une hiérarchie d'origine aristocratique encore fortement respectée aujourd'hui à Madagascar. Sous la colonisation française, l'enseignement a été ouvert à des étudiants d'autres origines. Cela aurait peut-être pu permettre de transformer les relations soignants-soignés vers davantage d'égalité et d'empathie, si les médecins autochtones n'avaient pas subi l'humiliation d'être assignés par le pouvoir colonial aux fonctions peu valorisantes d'assistants indigènes. De violences en violences, le plus souvent tues dans la construction du pouvoir médical dans un pays où les anciens rapports de hiérarchie engendrent encore beaucoup de craintes, il est difficile d'attendre de l'hôpital qu'il soit sans violence et égalitaire.

PERSPECTIVES

Les constats effectués à Madagascar et dans d'autres pays par les auteurs de ce livre constituent des réalités communes à nombre de pays du Sud, en ce qui concerne notamment : les contradictions et tensions rencontrées au sein des systèmes de santé, les pratiques de corruption et les « petits arrangements » (Ouattara *et al.*, 2016 : 46) des personnels de santé, les contraintes sociales, économiques, structurelles éprouvées par les populations et affectant leurs

4. Voir la thèse en cours de Kanto Ramanamahefa (*La relation soignant-soigné en santé maternelle et infantile à Madagascar : un enjeu de santé publique au prisme des dynamiques socio-culturelles*, Université Paris-Descartes, soutenance prévue en 2019).

trajectoires de soins et leur santé, l'inégalité, la violence et le « silence assourdissant » (Gruénais, 2003) qui caractérisent les relations soignants-soignés. Ces constats attestent de l'échec de nombre de programmes verticaux portés par les politiques mondiales de santé. Ces programmes drainent vers les pays du Sud des sommes colossales mais, en ciblant certaines pathologies spécifiques (le sida, le paludisme, la tuberculose) (Chabrol, 2014), d'une part ils ne permettent pas de renforcer les systèmes de santé locaux (Kerouedan, 2013), et d'autre part ils délaissent nombre de pathologies qui atteignent massivement ces populations mais de manière peu visible (Lemoine *et al.*, 2013). L'hépatite B, les maladies chroniques non infectieuses – dont le diabète, les maladies cardiovasculaires et respiratoires, les cancers – font par exemple partie de ces maladies « oubliées » (*ibid.*).

Si les mères et les enfants ont été construits comme des cibles prioritaires des politiques mondiales de santé, au travers de nombreux programmes spécifiquement dédiés à la grossesse et à la naissance afin de réduire la mortalité maternelle et infantile, les difficultés de prise en charge des grossesses et des accouchements perdurent, notamment en cas de complications. Persistent également la violence des traitements que les femmes subissent lorsqu'elles sont hospitalisées, et l'absence de soins pour la majorité de celles qui sont atteintes de cancers du col de l'utérus (première cause de mortalité par cancer en Afrique de l'Ouest alors que cette pathologie ne concerne que les femmes [5]), comme le montre le chapitre de M. Razafimahatratra et D. Pourette. Cependant, certains programmes de recherche interventionnelle dédiés à la santé des femmes et des enfants ont fort heureusement eu des retombées positives et durables et ont conduit à des améliorations concrètes en termes de réduction de la mortalité maternelle et périnatale ou en termes d'amélioration de l'accès à la césarienne par exemple (Dumont *et al.*, 2013 ; Ouattara *et al.*, 2016). Les résultats de ces programmes mettent en évidence les conditions de leur réussite. D'une part, l'implication des acteurs locaux, à tous les niveaux de la pyramide sanitaire et politique locale et régionale, constitue un élément essentiel de la réussite des programmes d'amélioration des soins de santé maternelle (Ouattara *et al.*, 2016). D'autre part, les interventions destinées à renforcer les systèmes de santé et l'offre de soins doivent s'accompagner de mesures concrètes, permettant d'assurer l'accessibilité financière et géographique des personnes aux dispositifs sanitaires (Dumont, 2015) et d'améliorer la qualité des pratiques des soignants et les relations soignants-soignés. Par exemple, la mise en place de séances d'audits incite les personnels de santé à adopter une démarche réflexive sur leurs

5. International Agency for Research on Cancer, 2012. GLOBALCAN 2012. Estimated cancer incidence, mortality and prevalence worldwide in 2012. http://globocan.iarc.fr /Default.aspx

pratiques professionnelles et sur les éventuelles erreurs ayant pu conduire à des décès, dans le but d'agir en vue d'une modification de ces pratiques (Dumont *et al.*, 2013 ; Richard *et al.*, 2016). Dans le même objectif, les audits peuvent concerner des situations qui ont connu une fin heureuse, comme les « échappées belles » (Saizonou *et al.*, 2006), ces femmes qui ont échappé à la mort de justesse. L'apport de l'anthropologie dans la mise en œuvre des programmes de recherche interventionnelle en santé n'est plus à démontrer. De par sa connaissance fine des populations et des réalités locales et de par sa posture méthodologique, lui permettant de faire dire ou du moins de faire émerger, chez les femmes ou chez les professionnels, ce qui ne se dit habituellement pas, l'anthropologue a un rôle clé à jouer depuis la génèse et l'élaboration du programme, jusque dans son déroulement, ses restitutions et l'évaluation de ses retombées (Vidal, 2010). À la fois acteur et observateur, l'anthropologue a une position délicate à tenir et à négocier, tout au long de l'évolution du programme et des contextes dans lesquels il se déroule, qui sont autant de situations de terrain à appréhender (Vidal, 2010).

Qu'il s'agisse d'une recherche anthropologique à part entière ou d'un programme pluridisciplinaire alliant anthropologie et sciences médicales, la rigueur méthodologique est de mise et ne doit pas céder à l'urgence des situations sanitaires et encore moins à celle des bailleurs, bien qu'elle doive s'adapter à la temporalité des projets (Vidal, 2010). Comme le rappelle Y. Jaffré dans cet ouvrage, l'observation et l'écoute des gestes et paroles, des interactions entre professionnels de santé et entre soignants et soignés, dans le quotidien des espaces de soins ou dans l'exceptionnalité de la maladie, restent garantes du recueil de matériaux ethnographiques de qualité qui permettront de démêler les logiques sociales et comportementales des acteurs en fonction des contraintes et des contextes organisationnels, techniques, structurels, économiques et sociaux.

Les chapitres réunis dans cet ouvrage témoignent à la fois du dynamisme des jeunes chercheurs malgaches et étrangers s'intéressant à la santé des femmes, des mères et des enfants à Madagascar, et de l'étendue des questions de recherche qui restent inexplorées. À la suite du premier colloque d'anthropologie de la santé organisé à Antananarivo en mars 2016 et dans la lignée des travaux présentés dans cet ouvrage, plusieurs recherches ont été conduites ou sont encore en cours sur des sujets sensibles, comme les complications de l'avortement (Pourette *et al.*, 2018), la vaccination contre l'hépatite B (Shimakawa *et al.*, 2017), les connaissances relatives à la peste et les usages des médicaments contre la peste [6]. Mais nombre de problématiques de santé demeurent à ce jour inexplorées, voire invisibles, faute de financement. Les

6. Ces deux projets sur la peste sont portés par l'équipe Santé & Sciences sociales de l'Institut Pasteur de Madagascar et bénéficient d'un financement de l'USAID.

maladies mentales, les hépatites, les cancers féminins et masculins en font partie. Mieux prendre en compte l'impact du genre dans la conduite des programmes de santé et dans leurs retombées – à l'instar de l'approche développée par S. Musso à propos de l'épidémie de sida –, constitue également une piste à renforcer. Ainsi, C. Mattern et ses co-auteurs ont montré que les campagnes de prévention du paludisme orientées vers les femmes et les enfants ont pu conduire, dans certaines zones d'étude, à la perception selon laquelle les hommes ne pouvaient pas être atteints de cette pathologie (Mattern *et al.*, 2016).

Enfin, il nous semble nécessaire de développer des recherches pluridisciplinaires dans une approche régionale interrogeant l'espace politique de la santé dans l'océan Indien et la manière dont les frontières sociales, spatiales, maritimes et institutionnelles construisent cet espace et dessinent les mobilités et circulations de personnes, de savoirs et de produits, dans des espaces insulaires caractérisés par de fortes inégalités en termes d'offres de soins biomédicaux (Sakoyan, 2012 ; Benoît, 2015). Mieux comprendre les circuits, les modalités de circulation des personnes, des modèles, des objets de santé dans la zone et les enjeux qui les sous-tendent permettra, nous l'espérons, d'enrichir la boîte à outils des réponses à apporter pour une meilleure utilisation des ressources existantes. Au-delà de ces objectifs, l'ambition est de contribuer, par des analyses approfondies, multidisciplinaires, dans une conception globale de la santé, à nourrir le terreau d'une recherche plus essentielle, trop souvent abandonnée au profit des recherches rapidement consommables auxquelles les financements de la santé contraignent les chercheurs.

BIBLIOGRAPHIE DES SOURCES CITÉES

BENOÎT C., 2015. *Au cœur des ténèbres de la « friendly island ». Migrations, culture et sida à Saint-Martin*, Laval, Presses de l'Université de Laval.

CHABROL F., 2014. « Ebola et la faillite de la santé publique en Afrique », *Revue internationale et stratégique*, 4, 96, 18-27

DOZON J.-P., 1987. « Ce que valoriser la médecine traditionnelle veut dire », *Politique Africaine*, 28, 9-20

DUMONT A., 2015. « La gratuité de la césarienne permet d'accélérer la réduction de la mortalité maternelle et néonatale en Afrique ». In : V. RIDDE, F. OUATTARA (dir.), *Des idées reçues en santé mondiale*, Montréal, Presses de l'Université de Montréal, Presses de l'EHESP, p. 107-110

DUMONT A., FOURNIER P., ABRAHAMOWICZ M., TRAORÉ M., HADDAD S., FRASER W.D., for the QUARITE Research Group, 2013. « Quality of care, risk management, and technology in obstetrics to reduce hospital-based maternal mortality in Senegal and Mali (QUARITE): a cluster-randomised trial », *The Lancet*, 382, 146-157

EGROT M., 2015. « Produits frontières, légitimité, confiance et automédication : interférences autour de quelques médicaments néotraditionnels circulant en Afrique de l'Ouest ». In : C. BAXERRES, V. GUIENNE, R. HOUNGNIHIN, C. MARQUIS (dir.), *L'automédication et ses déterminants : Actes des Rencontres scientifiques Nord/Sud à Cotonou,* Cotonou, Bénin, p. 166-184

GRUÉNAIS M.-E., 2003. « Personnels de santé et populations face à l'expérience ordinaire des fièvres en Afrique subsaharienne », *Médecine Tropicale*, 63, 271-275

KEROUEDAN D., 2013. « Globaliser n'est pas sans risques pour les populations les plus pauvres du monde. Émergence de la "*Global Health*" en Afrique subsaharienne », *Revue Tiers Monde*, 215, 3, 111-127

LEMOINE M., GIRARD P.-M., THURSZ M., RAGUIN G., 2013. « Dans l'ombre du VIH/sida : les maladies oubliées de l'Afrique subsaharienne. Quels enjeux sanitaires ? Quelle responsabilité des bailleurs de fonds ? », *Face à face*, 1-12

LY A., 2011. « Progression des cancers en Afrique : caractéristiques, altéralité, nouvelles approches de santé publique ». In : D. KEROUEDAN (dir.), *Santé Internationale. Les enjeux de santé au sud*, Paris, Presses de Sciences PO, p. 121-140

MATTERN C., POURETTE D., RABOANARY E., KESTEMAN T., PIOLA P., RANDRIANARIVELOJOSIA M., ROGIER C., 2016. « "Tazomoka Is Not a Problem". Local Perspectives on Malaria, Fever Case Management and Bed Net Use in Madagascar », *PLoS ONE*, 11, 3, e0151068

OLIVIER DE SARDAN J.-P., 2015. « Africanist Traditionalist Culturalism: Analysis of a Scientific Ideology and a Plea for an Empirically Grounded Concept of Culture Encompassing Practical Norms ». In : T. HERDT, J.-P. OLIVIER DE SARDAN (dir.), *Real Governance and Practical Norms in Sub-Saharan Africa. The Game of the rules*, London, Routledge.

OMRAN A.R., 1971. « The epidemiologic transition: a theory of the epidemiology of population change », *Milbank Memorial Fund Quarterly*, 49, 509-38

OUATTARA F., GRUÉNAIS M.-E., RICHARD F., OUEDRAOGO C. (dir.), 2016. *Accompagner les femmes à la maternité au Burkina Faso. Anthropologie et santé publique dans un projet d'amélioration des soins obstétricaux*, Paris, L'Harmattan.

POURETTE D., MATTERN C., RATOVOSON R., RAHARIMALALA P., 2018. « Complications with use of misoprostol for abortion in Madagascar: between ease of access and lack of information », *Contraception*, 97, 2, 116-121

RANDRIANANTENAINA V., 2013. *Contribution à l'analyse des modes de vie et des pratiques de survie dans un contexte de culture de la pauvreté. Le cas de La Réunion kely (Ampefiloha)*, Mémoire de master 2 Population et Développement, Université catholique de Madagascar.

RICHARD F., OUEDRAOGO C., ZONGO V., OUATTARA F., ZONGO S., GRUÉNAIS M.-E., DE BROUWERE V., 2016. « Audit médical en expérience : la difficulté de mettre en question sa pratique clinique ». In : F. OUATTARA, M.-E. GRUÉNAIS, F. RICHARD, C. OUEDRAOGO (dir.), 2016. *Accompagner les femmes à la maternité au Burkina Faso. Anthropologie et santé publique dans un projet d'amélioration des soins obstétricaux*, Paris, L'Harmattan, p. 191-204

RIDDE V., YAOGO M., KAFANDO Y., SANFO O., COULIBALY N., NITIEMA P.A., BICABA A., 2010. « A community-based targeting approach to exempt the worst-off from user fees in Burkina Faso », *Journal of Epidemiology and Community Health*, 64, 10-15

SAIZONOU J., DE BROUWERE V., VANGEENDERHUYSEN C., DRAMAIX-WILMET M., BUEKENS P., DUJARDIN B., 2006. « Audit de la qualité de prise en charge des "échappées belles" (near miss) dans les maternités de référence du Sud Bénin », *Cahiers d'études et de recherches francophones/Santé*, 16, 1, 33-42

SAKOYAN J., 2012. « Les mobilités thérapeutiques », *Anthropologie & Santé*, 5, 1-23

SHIMAKAWA Y., POURETTE D., BAINILAGO L., ENEL C., SOMBIÉ R., RAMANAMPAMONJY R., LEMOINE M., GILES-VERNICK T., 2017. « Improving communication about viral hepatitis in Africa », *The Lancet Infectious Diseases*, 17, 7, 688-689

VIDAL L., 2010. *Faire de l'anthropologie. Santé, science et développement*, Paris, La Découverte.

POSTFACE
UNE ANTHROPOLOGIE UTILE À LA SANTÉ ? REGARD D'UN MÉDECIN ÉPIDÉMIOLOGISTE RESPONSABLE EN SANTÉ PUBLIQUE

Christophe Rogier *

La santé des femmes, des mères et des enfants à Madagascar représente des enjeux majeurs et appelle à des décisions particulières. Décider en santé publique est un exercice difficile, en particulier du fait de l'obligation d'agir, de l'incertitude, et de la prééminence de l'individu (Tabuteau, 2008). Dans le brouillard des situations urgentes ou complexes, les responsables sont tenus par l'impérieuse obligation de décider pour sauvegarder ou améliorer la santé des populations. Pourtant, la décision repose le plus souvent sur des informations partielles et des données incomplètes, laissant de larges places aux interrogations. Dans telle situation, agir ou s'abstenir ? Quelles mesures concrètes prendre ? Pour quelles populations ? À quel coût ? Impliquant qui ? Et, surtout, avec quelle espérance d'efficacité sur la santé des populations ? [1]

Le « poids » des pathologies est la première et principale dimension que considère le responsable de santé publique pour choisir ses priorités et décider des actions à engager. Ce « poids » peut être estimé en termes de mortalité, de morbidité, d'invalidité temporaire, de gravité et de fréquence des séquelles, de coût direct et indirect, ou d'impact sociétal. Pourtant, les représentations des maladies, et des mesures de prévention, de diagnostic ou de traitement par les populations, mais aussi par le personnel en charge de leur santé, sont des déterminants essentiels de la santé et de l'efficacité des actions visant à la

* Médecin-chercheur en épidémiologie et santé publique, professeur, Institut Pasteur de Madagascar, Antananarivo, Madagascar, et Service de santé des armées, Paris, France.

1. Cette contribution est le fruit d'une réflexion menée dans le cadre des fonctions de directeur de l'Institut Pasteur de Madagascar de 2011 à 2015, puis de responsable en charge de la définition de la stratégie santé du Service de santé des armées françaises.

préserver ou l'améliorer. Les facteurs culturels, psychologiques, sociaux, économiques et politiques ont aussi un poids important parmi les déterminants de la santé.

Effectuer le bon choix nécessite de disposer d'une information de la meilleure qualité possible (Cecchi, 2008). En particulier, elle doit être fiable, utile, crédible et claire. Une grande partie des informations recherchées est de nature épidémiologique et médicale, l'efficacité des actions en santé envisagées étant un des éléments essentiels. L'expertise médico-scientifique tient donc une place très importante. La méthodologie des études épidémiologiques, des essais cliniques, de la validation des méthodes diagnostiques est très développée et fait à présent l'objet de normes et de recommandations qui en assurent la représentativité, la validité, la fiabilité (*i.e.* répétabilité) et la robustesse. Cette rigueur méthodologique a permis de prouver l'efficacité de vaccins, d'anti-biotiques, d'antirétroviraux, de tests diagnostiques, de moustiquaires imprégnées d'insecticides, et de nouveaux antipaludiques dans des essais cliniques réalisés sur des échantillons sélectionnés de populations et dans des conditions optimales. Ces outils efficaces étant disponibles, des moyens humains et financiers importants ont pu être mobilisés pour les mettre en œuvre. Ainsi, le Fonds mondial et des programmes bilatéraux comme la President Malaria Initiative américaine ont contribué à lutter contre le paludisme, le sida ou la tuberculose, en dotant ou faisant doter les programmes nationaux de pays faiblement développés de plans, d'organisations et de moyens appropriés. Il existe cependant peu de preuves que les financements extérieurs de ce type ont eu un impact sur la santé des populations (De Jongh *et al.*, 2014). La mise en œuvre des plans et actions de santé à l'échelle des pays implique en effet une simplification et une standardisation pour en assurer la généralisation. Pour être applicables, traduites en actes, les recommandations en santé doivent être valides, compréhensibles et acceptables. Elles doivent aussi être adaptées au plus grand nombre. Cette adaptation implique donc une quantification pour identifier ce qui convient « au plus grand nombre », et un choix, donc des renoncements. Les différences entre les conditions des essais cliniques et celles rencontrées par la mise à l'échelle des mesures de lutte expliquent que l'efficacité en condition réelle (*effectiveness*) des programmes nationaux soit inférieure à l'efficacité « théorique » (*efficacy*) évaluée au cours des essais. Les résistances des pathogènes aux anti-infectieux, celles des insectes vecteurs aux insecticides, mais aussi les comportements des individus, expliquent ces différences.

Ces comportements dépendent de facteurs socioculturels et magico-religieux (par exemple relatifs aux représentations des maladies et des soins), politiques (par exemple les inégalités socio-économiques) ou sont relatifs à la délivrance des services en matière de santé. Le comportement du personnel du système de santé peut en effet être sensiblement différent de celui qui est attendu (c'est-à-dire jugé « conforme »), mais n'en est pas moins régulé par des

« normes pratiques » (Olivier de Sardan, 2010). Ces facteurs sont généralement considérés dans les approches quantitatives (par exemple en épidémiologie) de façon sommaire, comme des variables à contrôler, sous forme d'indices qui ne permettent pas d'en rendre complètement compte. Les méthodes quantitatives permettent donc difficilement d'explorer les causes des différences entre *efficacy* et *effectiveness*. Les approches qualitatives sont plus appropriées pour objectiver ces causes. Cependant, faute de quantification ou de représentativité, elles permettent difficilement d'adapter « au plus grand nombre » les pratiques de santé à généraliser.

Pour la décision en santé publique, l'épidémiologie et l'anthropologie apparaissent comme orthogonales dans leurs approches et complémentaires dans leurs apports. En épidémiologie, les hypothèses sont fixées *a priori*, font l'objet de collectes de données qui leur sont spécifiques et sont testées statistiquement (pour vérifier leur validité), sur des échantillons de population de tailles suffisantes (pour assurer la puissance des analyses) et représentatifs – idéalement tirés au sort (pour assurer l'extrapolabilité et donc la reproductibilité des résultats). L'épidémiologie a cependant des difficultés à rendre compte des facteurs socioculturels associés à la santé, sans les dénaturer ou les désincarner (Massé, 2010). En anthropologie, les hypothèses sont le plus souvent générées à partir des observations et des données collectées, la collecte pouvant elle-même être réorientée par la construction des hypothèses. L'anthropologie permet d'identifier des facteurs déterminant la santé qui n'avaient pas été initialement imaginés. En revanche, le processus ne permet pas formellement d'assurer la représentativité, l'extrapolabilité et donc la reproductibilité des résultats. Il est aussi exposé aux biais de confusion lorsqu'un facteur identifié (facteur de confusion) est en réalité associé indépendamment au facteur causal et au comportement étudié, sans en être la cause. La preuve de la validité des hypothèses est difficilement apportée, faute de test statistique (pour vérifier la plausibilité d'une association fortuite) ou de démarche expérimentale. Pourtant, la méthode des « vignettes » (Taylor, 2006) permettrait, en anthropologie comme en sociologie, d'adopter une démarche expérimentale apportant ce type de preuve. Il s'agit de scénarios de situations familières (les « vignettes ») présentés de façon réaliste aux personnes enquêtées et invitées à se prononcer à leur sujet. Les vignettes sont construites à partir des hypothèses à tester sur les facteurs pouvant déterminer les comportements. Elles comprennent une série de phrases dans un ordre fixe qui font intervenir ces facteurs. Les modalités ou la présence des facteurs dans les phrases varient aléatoirement parmi les vignettes utilisées dans un échantillon représentatif de personnes. Comme dans une approche expérimentale, les facteurs (variables indépendantes) présentés aux enquêtés sont non seulement contrôlés par le chercheur, mais aussi randomisés. Cela assure la validité, la fiabilité-répétabilité et la robustesse des conclusions quant aux hypothèses testées. Ce type de méthode pourrait être plus largement utilisé en anthropologie de la santé pour « valider statistiquement » les hypothèses inférées par les approches qualitatives.

La question de la représentativité n'est généralement pas abordée en anthropologie de la même manière qu'en épidémiologie. Le tirage au sort des individus enquêtés est la seule manière de s'assurer que les résultats seront représentatifs de la population de laquelle l'échantillon est issu et, dans un schéma expérimental, que les facteurs de confusion sont équitablement répartis entre les groupes comparés. En anthropologie, les méthodes de choix des terrains d'étude, des personnes interrogées et de vérification par la « saturation de l'information » que l'ensemble des informations utiles ont été collectées ne permettent pas, en toute rigueur, d'avoir la même assurance quant à l'extrapolabilité (c'est-à-dire en dehors du terrain d'étude), la validité, la fiabilité-répétabilité (par exemple par une autre équipe dans un autre site ou par un autre anthropologue avec le même jeu de données), et la robustesse des résultats. L'appropriation, l'utilisation et la maîtrise des techniques et méthodes de collecte et d'analyse des données, qualitatives ou quantitatives, par les anthropologues de la santé sont à la base d'un dialogue interdisciplinaire avec les épidémiologistes, les soignants, les psychologues, les économistes ou les géographes de la santé qui ont largement contribué à leur développement et à leur application. Sans cette base commune, les anthropologues de la santé risquent de ne pas être considérés comme des interlocuteurs crédibles dans le champ de la santé publique. C'est pour cette raison que Massé, en 2010, identifiait que « prendre au sérieux les plaidoyers pour une plus grande rigueur méthodologique » était un défi pour l'anthropologie de la santé (Massé, 2010). Il relevait aussi que les anthropologues demeuraient probablement les scientifiques sociaux les moins bien équipés sur le plan méthodologique, et que ce problème ne pourrait être réglé que si l'enseignement de ces méthodes d'analyse trouvait une place bien plus importante dans les curriculums universitaires de formation en anthropologie dans la plupart des universités.

Comment aller au-delà de « l'étude de cas », spécifique d'un terrain, lorsque les financements et les ressources humaines mobilisés en anthropologie de la santé sont insuffisants ? Comment concilier le temps long de l'approche du terrain par les anthropologues, pour « apprivoiser » la population et son environnement, avec l'économie actuelle de la recherche scientifique ? Ce sont des défis tant pour les politiques de recherche que sur le plan méthodologique [2].

---

2. Un programme de recherche international comme Globalmed qui reçoit le soutien de l'European research council (ERC ; Project ID : 337372 ; http://cordis.europa.eu/project/rcn/185387_en.html) pour étudier le marché global du médicament de l'Asie à l'Afrique (au Cambodge, au Ghana et au Bénin) montre qu'il est possible de relever ces défis et de combiner l'anthropologie avec d'autres disciplines comme l'épidémiologie ou la sociologie.

Le rapport à « l'utilité en santé publique » de l'anthropologie de la santé est parfois négligé, comme celui d'autres disciplines scientifiques biomédicales. Les recherches en anthropologie de la santé peuvent ne pas chercher à éclairer des décisions en santé, et se focaliser par exemple sur la description ethnographique et la compréhension de représentations ou de pratiques relatives à la santé comme cela est encore fréquemment le cas dans un contexte académique. Cela est légitime tant que le financement de ces recherches n'est pas destiné à améliorer la santé des populations. Dans le cas contraire, ces travaux détournant les financements de leur finalité et faisant ainsi perdre des chances de meilleure santé aux populations, poseraient un problème d'éthique de la recherche. De même, une recherche en anthropologie de la santé soutenue par un financement « santé » dont la méthodologie ne serait pas appropriée pour tenter d'améliorer la santé, poserait aussi un problème d'éthique. Il pourrait en être ainsi par exemple des travaux anthropologiques tentant de « revaloriser » la médecine traditionnelle alors même que cette dernière reste très largement pratiquée (à quoi bon la revaloriser ?) et que l'apport réel de ces pratiques à la santé des populations est rarement documenté.

L'utilité de l'anthropologie de la santé à la santé publique est cependant manifeste. Elle permet de mieux comprendre ou de faire émerger des hypothèses concernant les déterminants de la santé, inattendues des investigateurs ou des responsables de la santé publique. Elle est aussi à même de s'intéresser à toutes les composantes du système de santé. Elle est donc d'un apport irremplaçable pour ajuster les recommandations internationales en santé publique aux réalités des terrains, ou pour élaborer de nouvelles approches préventives ou thérapeutiques. Il est d'ailleurs regrettable qu'elle ne soit pas systématiquement sollicitée et financée par les bailleurs de fonds ou recommandée par les instances internationales de référence. Pour cela, les méthodes anthropologiques utilisées devraient être mieux adaptées au tempo de la décision et de l'action en santé publique, et au type d'informations sur lesquelles ces dernières (*i.e.* décision et action) devraient reposer.

Pour la santé publique, la place de l'anthropologie médicale devrait idéalement être au milieu d'autres disciplines comme l'épidémiologie, l'économie ou la sociologie de la santé. Elle doit pour cela continuer à s'approprier les méthodes de ces disciplines complémentaires (Massé, 2010). Les approches mixtes, alliant méthodes quantitatives et qualitatives, sont particulièrement indiquées pour apporter les informations utiles à la décision en santé publique et devraient être davantage utilisées en anthropologie de la santé. Depuis de nombreuses années, elles font l'objet de développements méthodologiques (Massé, 2010) et logiciels (Guilbert, 2014 ; Duchastel, 2014). C'est quand ils s'ouvrent aux disciplines connexes intéressées par les rapports entre santé, société et culture, que les anthropologues de la santé, les épidémiologistes, les sociologues, les géographes et les économistes sont synergiquement utiles à la santé publique. La complexité des questions et des défis en santé rend ces collaborations indispensables, en particulier lorsqu'il s'agit de la santé des femmes, des mères et des enfants dans un pays comme Madagascar.

BIBLIOGRAPHIE DES SOURCES CITÉES

CECCHI C., 2008. « La place de l'information dans la décision en santé publique », *Santé Publique*, 20, 4, 387-394, DOI : 10.3917/spub.084.0387

DE JONGH T.E., HARNMEIJER H.J., ATUN R., KORENROMP E.L., ZHAO J., PUVIMANASINGHE J., BALTUSSEN N., 2014. « Health impact of external funding for HIV, tuberculosis and malaria: systematic review », *Health Policy and Planning*, 29, 650-662, DOI : 10.1093/heapol/czt051

DUCHASTEL J.L., 2014. « Au-delà de l'opposition quantitatif/qualitatif. Convergence des opérations de la recherche en analyse du discours », *Corela* [En ligne], HS-15, DOI : 10.4000/corela.3524

GUILBERT T., 2014. « Introduction : articuler les approches qualitatives et quantatives dans l'analyse de discours », *Corela* [En ligne], HS-15, DOI : 10.4000/corela.3545

MASSÉ R., 2010. « Les nouveaux défis pour l'anthropologie de la santé », *Anthropologie & Santé* [En ligne], 1, DOI : 10.4000/anthropologiesante.116

OLIVIER DE SARDAN J.-P., 2010. « Anthropologie médicale et socio-anthropologie des actions publiques », *Anthropologie & Santé* [En ligne], 1, DOI : 10.4000/anthropologiesante.86

TABUTEAU D., 2008. « La décision en santé », *Santé Publique*, 20, 4, 297-312, DOI : 10.3917/spub.084.0297

TAYLOR B., 2006. « Factorial Surveys: Using vignettes to study professional judgement », *The British Journal of Social Work*, 36, 7, 1187-1207, DOI : 10.1093/bjsw/bch345

POSTFACE
COMMENT FAIRE UNE ANTHROPOLOGIE DE LA SANTÉ ? PLURALITÉ DES MONDES ET VOIES DE L'ENGAGEMENT

Sophie Blanchy *

La réflexion collective dont rend compte cet ouvrage embrasse la question de l'apport de l'anthropologie dans le domaine de la santé, en partant du cas de la santé mère-enfant à Madagascar. Les contributions illustrent la diversité des échelles auxquelles se situent dispositifs et pratiques de santé, depuis les politiques internationales qui financent des programmes d'action de grande envergure jusqu'aux maisonnées et aux familles au sein desquelles la maladie est vécue comme un malheur affectant l'individu et ses proches.

Cette diversité d'échelles constitue une difficulté méthodologique et implique que l'observation ethnographique s'applique à tous les niveaux ou du moins ne sous-estime pas un groupe d'acteurs aux dépens des autres. De fait, les travaux anthropologiques sur les agences onusiennes d'aide humanitaire ou de développement se sont multipliés depuis les années 2000 (Atlani-Duault, 2005, 2011). L'augmentation des mouvements de circulation des hommes, des produits et des techniques, fait requalifier l'aide internationale en santé publique comme dispositif de « santé globale » aux dimensions sécuritaire et néolibérale explicites (Atlani-Duault & Vidal, 2013). Cette « globalité » est marquée par un accroissement des inégalités, non seulement entre pays du Nord et du Sud mais au sein des pays du Sud, et par une déterritorialisation des réseaux et des coalitions d'acteurs. Les schémas mis en place, en particulier les programmes verticaux (financements de lutte intensive contre une seule pathologie) et la couverture sanitaire universelle, ne prennent pas en compte les effets sur les sociétés et les systèmes de santé locaux.

* Ethnologue, directrice de recherches émérite au CNRS, Université de Paris Nanterre, Laboratoire d'ethnologie et de sociologie comparative.

À l'opposé de cette échelle globale, à l'échelle locale du village, du quartier, de la famille ou de l'individu, on dispose pour Madagascar de nombreux travaux ethnographiques menés sur des itinéraires au sein de systèmes thérapeutiques dits traditionnels, sur les phytothérapeutes ou « guérisseurs par les plantes malgaches » (*mpitsabo amnin'ny roak'andro malagasy*) et sur les divers « devins-guérisseurs » (*mpimasy, mpitaiza, ombiasa, mpisikidy*), sans oublier les rituels protecteurs transmis par la pratique au sein des maisonnées, particulièrement autour de la naissance et des soins à la mère et à l'enfant. Mais ces travaux anthropologiques sur les pratiques thérapeutiques construisent leurs objets – les systèmes de pensée et le sens des conduites – indépendamment des données sanitaires (Jaffré, ce volume).

Du point de vue des programmes surplombants, le facteur culturel – ou plutôt « le piège de l'idéologie culturaliste » (Olivier de Sardan, 2010) – suffit souvent à expliquer la faible participation aux programmes de santé. Mais comme le souligne R. Massé (2008 et ce volume), le relativisme culturel, pour ne pas être contre-productif, doit être critique et engagé afin de ne pas voir uniquement du culturel là où s'exercent en réalité des rapports de pouvoir (entre groupes sociaux comme à l'intérieur des communautés). Confronté au fossé entre programmes de développement et mises en oeuvre locales, J.-P. Olivier de Sardan a adopté une méthodologie qui prend également en compte la réalité de ces deux mondes et s'est attaché à observer leurs interactions (Olivier de Sardan, 2001). Plutôt que de critiquer et déconstruire le développement entendu comme un discours, ou d'adopter une attitude populiste validant de manière injustifiée les savoirs indigènes, il a choisi une approche pragmatique par l'enchevêtrement des logiques sociales, qui permet d'analyser les interactions entre des acteurs appartenant à des univers sociaux très variés. C'est leur rencontre qui doit faire l'objet des enquêtes empiriques.

Bien souvent à Madagascar, au-delà de l'intérêt culturel pour la richesse et la variabilité de ces pratiques, la pauvreté économique et le manque de ressources médicales s'imposent massivement comme des faits à l'observation l'ethnographique. Le terrain mené par J. Harper (2002) autour du Parc national de Ranomafana en est un exemple, qui illustre aussi comment les politiques internationales appliquent leurs programmes standardisés non seulement à la santé mais aussi, dans ce cas, à la gestion de la biodiversité, et imposent les idées plus ou moins justifiées de leurs experts à des villageois qui en deviennent les victimes. Harper dénonce l'exclusion des petits agriculteurs des aires protégées et le remplacement des soins médicaux, promis en échange de leur participation forcée, par de simples tournées de sages-femmes diffusant l'idée d'un nécessaire contrôle des naissances, tandis que la mortalité, notamment périnatale, restait élevée dans le village durant son séjour de 14 mois.

On constate que l'on a très peu d'études à Madagascar qui observent de manière suivie les malades dans leurs parcours de soins, d'abord au niveau de la décision familiale, puis sur le chemin qui mène du village au dispensaire ou à l'hôpital, enfin dans ces institutions elles-mêmes, seule cette étape ayant fait l'objet de travaux récents (Mestre, 2014). Or, pour comprendre les raisons du comportement des gens face à la maladie, d'une part il importe d'identifier toute la chaîne des connaissances transmises entre parents, auxquels on se fie pour leur expérience dans les conditions de vie qui sont les leurs et dont on suit l'avis sur le recours à un soin, ou les informations échangées entre voisins à propos de circuits et de thérapeutes, et d'autre part il faut savoir concrètement quelle est l'offre de structures médicales accessibles du point de vue spatial et économique. C'est ainsi que les rationalités, comprises comme « bonnes raisons de faire » (Boudon, 2012) dans un environnement donné et dans un monde de la vie intersubjectif (Schütz, 1970), peuvent être reconstituées et comprises.

Les rapports entre médecines traditionnelles et biomédecine sont ceux de leur efficacité comparée ainsi que de leur légitimité (Fassin, 1990). Les thérapies malgaches traditionnelles sont non seulement légitimes dans de nombreux milieux, mais aussi parfois efficaces si l'on tient compte de la complémentarité entre les notions de *cure* et de *care* (Paperman & Laugier, 2011) dans le parcours de soin d'une personne souffrante, de l'efficience de la pharmacopée malgache sur certaines affections bénignes, et de l'effet généré par la confiance dans le traitement suivi. Si on y ajoute la difficulté pour la plupart des habitants à accéder à des soins médicaux de qualité et dans de bonnes conditions d'accueil, la biomédecine n'a plus l'avantage de l'efficacité. Dans le domaine de la santé de la mère et de l'enfant, la place à conserver aux matrones *reninjaza* est mise en question, dans un contexte médical encore insuffisant dans bien des régions où elles conservent leur rôle. Il ne faut pas oublier comment ces pratiques ont évolué en France sur la longue durée des transformations sociales et des progrès scientifiques. Un certain savoir médical a commencé à s'imposer à la fin du XVIIIe siècle sur les pratiques empiriques des matrones, « expertes » empiriques issues de l'entourage féminin de la parturiente (Gélis, 1976). Éliminées comme porteuses de savoirs populaires invalidés, elles se sont réintroduites comme accoucheuses par la fonction de sage-femme, qui acquiert aujourd'hui une technicité inédite. À Madagascar, l'intégration des matrones, soucieuses de reconnaissance comme les autres tradipraticiens et prêtes à des concessions avec les personnels médicaux, n'est possible que là où se trouvent des centres de santé et là où les sages-femmes acceptent cette coopération. Les femmes – mères mais aussi grands-mères – continuent par ailleurs de se transmettre leurs savoirs médicinaux profanes sur les plantes dans le cadre de l'automédication familiale (maladies de peau, plaies, maladies digestives et parasitoses), tandis que pour certains traitements à dimension symbolique les hommes interviennent eux-mêmes en communiquant rituellement avec leurs ancêtres.

Ce hiatus entre soins traditionnels et biomédecine est un obstacle supplémentaire dans l'accès aux traitements médicaux. Leur intégration est pourtant impossible, et le programme lancé par l'OMS pour « intégrer » les médecines traditionnelles au système de santé les a en réalité réduites, à Madagascar, à des phytothérapies, en rejetant leur dimension rituelle et symbolique. Les enjeux économiques dont relève la connaissance des plantes médicinales s'en sont trouvés exacerbés (Corrèges, 2014). On peut pourtant imaginer que les rituels qui donnent un sens social à la maladie puissent être réalisés en complément de soins médicaux préalables accessibles et efficaces, comme l'équipe du psychiatre G. Collomb en avait fait l'expérience innovante à Dakar pour les troubles psychiatriques, avec les ethnologues A. Zempleni et J. Rabain (Collignon, 1978). Ce que les Malgaches trouvent dans les soins traditionnels, dont ils doivent parfois se contenter, c'est le *care* défini comme souci des autres au moment où ils sont dans la souffrance, et l'inscription de cette souffrance dans une temporalité partagée et des rapports sociaux identifiés. Cet accompagnement et ce sens sont subjectivement importants, même s'ils ne suffisent pas à guérir. Ils font partie du monde vécu par les gens, de leur réalité sociale générée depuis l'enfance dans les interactions. Mondes vécus très divers selon les conditions de vie rurales ou urbaines, le niveau de vie et le degré d'éducation. De récentes thèses décrivent ces mondes à travers le témoignage de Malgaches ayant eu recours aux diverses offres thérapeutiques, certaines donnant à voir leur passage dans les structures médicales (Mouzard, 2011 ; Corrèges, 2014 ; Burguet, 2014 ; Legrip, 2014 ; Didier, 2015).

Les travaux précurseurs de J.-P. Olivier de Sardan et Y. Jaffré sur « l'inhospitalité » de l'hôpital en Afrique (Jaffré & Olivier de Sardan, 2003 ; Jaffré, 2012) ont ramené l'attention des chercheurs en anthropologie de la santé sur les espaces institutionnels et sociaux où sont mises en œuvre les actions sanitaires. C'est dans les services médicaux qu'il faut décrire finement les modalités d'interactions entre acteurs. Dans une approche non seulement de l'interface (Olivier de Sardan, 2001) mais aussi de la réforme (Jaffré, ce volume), l'ethnographie des pratiques médicales doit être menée dans le respect et avec la collaboration des acteurs, qui acceptent, grâce à de réguliers *feedbacks*, un retour réflexif sur leur action et leurs interactions. Nous connaissons tous à Madagascar, ou ailleurs en Afrique, des médecins et des équipes médicales engagés et courageux qui ont déjà ce souci constant de mieux faire avec des moyens toujours limités en matériel, en personnel ou en formation. L'ambition et la difficulté du programme des approches de l'interface et de la réforme résident dans les exigences de leur application : l'anthropologie devient non seulement science de la mise en œuvre, mais elle devient aussi « action-recherche » et engage plus que jamais ceux qui l'exercent. On doit reconnaitre à J.-P. Olivier de Sardan et à ses équipes d'avoir travaillé cette voie méthodologique rigoureuse toujours fondée sur les recherches empiriques et sans cesse affinée (Bierschenk *et al.*, 2007). Les expériences déjà réalisées en Afrique de l'Ouest (Olivier de Sardan & Ridde, 2012 ; Samb *et al.*, 2013 ; Kadio *et al.*, 2017) peuvent et doivent susciter des initiatives semblables d'action-recherche en anthropologie de la santé à Madagascar.

BIBLIOGRAPHIE DES SOURCES CITÉES

ATLANI-DUAULT L., 2005. *Au bonheur des autres, Anthropologie de l'aide humanitaire*, Nanterre, Société d'ethnologie.

ATLANI-DUAULT L. (dir.), 2011. « Ethnographies de l'aide (Ethnographies of Aid) », special issue, *Ethnologie française*, 41, 148 p.

ATLANI-DUAULT L., VIDAL L. (dir.), 2013. « La santé globale; laboratoire de l'aide internationale ? », *Revue Tiers Monde*, 3, 215, 164 p.

BIERSCHENK T., BLUNDO G., JAFFRÉ Y., TIDJANI ALOU M. (dir.), 2007. *Une anthropologie entre rigueur et engagement. Essais autour de l'œuvre de Jean-Pierre Olivier de Sardan*, Paris, APAD, Karthala.

BOUDON R., 2012. *La rationalité*, Paris, Puf, coll. Quadrige.

BURGUET D., 2014. *Figures des maîtres rituels. Les devins-guérisseurs dans l'histoire et aujourd'hui : savoir, action et pouvoir à Madagascar*, Thèse de doctorat en anthropologie sociale et ethnologie, Paris, EHESS.

COLLIGNON R., 1978. « Vingt ans de travaux à la clinique psychiatrique de Fann-Dakar », *Psychopathologie africaine*, XIV, 2-3, 133-324

CORRÈGES D., 2014. *Intégrer la médecine traditionnelle à Madagascar : institutions, acteurs et plantes au prisme de la mondialisation*, Paris, EHESS.

DIDIER P., 2015. *Médecine traditionnelle et « médecine intégrative » à Madagascar : entre décisions internationales et applications locales*, Thèse de doctorat en anthropologie et ethnologie, Université de Bordeaux.

FASSIN D., 1990. « Maladie et médecine ». In : D. FASSIN, Y. JAFFRÉ, *Sociétés, développement et santé*, Paris, Les Éditions Ellipses, p. 38-49

GÉLIS J., 1976. « L'accouchement au XVIIIe siècle : Pratiques traditionnelles et contrôle médical », *Ethnologie française*, 6, 3-4, 325-340

HARPER J., 2002. *Endangered species: health, illness and death among Madagascars's people of the forest*, Durham, Carolina Academic Press.

JAFFRÉ Y., 2012. « Toward an anthropology of a public health priority: maternal mortality in four obstetric services in West Africa », *Social Anthropology*, 20, 1, 3-18

JAFFRÉ Y., OLIVIER DE SARDAN J.-P., 2003. *Une médecine inhospitalière. Les difficiles relations entre soignants et soignés dans cinq capitales d'Afrique de l'Ouest*, Paris, Apad-Karthala.

KADIO K., OUÉDRAOGO A., KAFANDO Y., RIDDE V., 2017. « Émergence et formulation d'un programme de solidarité pour affilier les plus pauvres à une assurance maladie au Burkina Faso », *Sciences Sociales et Santé*, 35, 2, 43-68

LEGRIP O., 2014. *(Dé)loger le mal : spatialité et pratiques religieuses de guérison en région betsileo (Madagascar)*, Thèse de doctorat en sociologie et anthropologie, Lyon, Université Lyon II.

MASSÉ R., 2008. « Relativisme culturel et relativisme éthique. Pour une approche critique dans l'engagement face aux populations locales ». In : C. BELLAS CABANE (dir.), *Soins de santé et pratiques culturelles*, Paris, Karthala, p. 101-123

MESTRE C., 2014. *Maladies et violences ordinaires dans un hôpital malgache*, Paris, L'Harmattan.

MOUZARD T., 2011. *Territoire, trajectoire, réseau : créativité rituelle populaire, identification et État postcolonial*, Thèse de doctorat en sociologie et anthropologie, Paris, EHESS.

OLIVIER DE SARDAN J.-P., 2001. « Les trois approches en anthropologie du développement », *Revue Tiers Monde*, 42, 168, 729-754

OLIVIER DE SARDAN J.-P., 2010. « Le culturalisme traditionnaliste africaniste : analyse d'une idéologie scientifique », *Cahiers d'études africaines*, 198-199-200, 419-453

OLIVIER DE SARDAN J.-P., RIDDE V., 2012. « L'exemption de paiement des soins au Burkina Faso, Mali et Niger. Les contradictions des politiques publiques », *Afrique contemporaine*, 243, 11-32

PAPERMAN P., LAUGIER S. (dir.), 2011. *Le souci des autres. Éthique et politique du care*, nouvelle édition augmentée, Paris, EHESS, coll. Raisons pratiques.

SAMB O.M., RIDDE V., QUEUILLE L., 2013. « Quelle pérennité pour les interventions pilotes de gratuité des soins au Burkina Faso ? », *Revue Tiers Monde*, 215, 73-91

SCHÜTZ A., 1970. *On phenomenology and social relations*, Chicago, The University of Chicago Press.

GLOSSAIRE

Association nationale des tradipraticiens de Madagascar (ANTM)	Association indépendante créée en 1996, chargée du recensement des tradipraticiens exerçant sur l'ensemble du territoire malgache. Les tradipraticiens qui adhèrent à une association membre de l'ANTM sont inscrits dans le registre national de l'ANTM qui leur attribue un numéro et une carte professionnelle, moyennant une cotisation annuelle.
Autorisation de mise sur le marché (AMM)	L'autorisation de mise sur le marché est l'accord donné à un titulaire des droits d'exploitation d'un médicament fabriqué industriellement pour qu'il puisse le commercialiser.
Bas quartiers	Terme utilisé par les Malgaches pour désigner les quartiers populaires, en opposition aux quartiers plus favorisés situés dans la Haute Ville.
Centre de santé de base (CSB)	Formation sanitaire qui se trouve au premier échelon de l'organisation des soins à Madagascar. Le deuxième échelon est constitué des Centres hospitaliers de référence de district (CHRD). Tout en haut de la pyramide sanitaire se trouvent les Centres hospitaliers de référence régionale (CHRR) et les Centres hospitaliers universitaires (CHU).
Docteurs libres	Cette expression largement utilisée à Madagascar désigne les médecins exerçant dans le domaine libéral. Ces docteurs libres peuvent exercer dans le secteur formel (au sens où ils sont inscrits à l'Ordre des médecins et ils détiennent les autorisations requises pour l'ouverture de leur cabinet) ou informel (au sens où ils exercent dans un cabinet qui n'a pas l'habilitation formelle d'ouverture).
Fady	Tabou.
Fanafody	Terme malgache désignant le médicament ou le remède.
Fokonolona	Terme malgache qui désigne la communauté villageoise.
Fokontany	Le *fokontany* désigne la plus petite unité administrative à Madagascar. Une commune est constituée de plusieurs *fokontany*. Chaque *fokontany* a un « président ».
Grande Île	Terme désignant Madagascar, également appelé « Île Rouge ».
Hasina	Force invisible et surnaturelle dont sont pourvus tous les êtres, mais particulièrement les ancêtres, les rois, les lieux naturels où résident les esprits.
Hautes Terres	Région centrale de Madagascar, également appelée « Hauts Plateaux », où se situe la province d'Antananarivo.
Hevo	Entité nosologique populaire affectant les nouveau-nés et se manifestant par une fontanelle qui tarde à se fermer et semble s'élargir au fur et à mesure de la croissance de l'enfant.
Institut malgache des recherches appliquées (IMRA)	Institut semi-privé créé à la fin des années 1950 et reconnu d'utilité publique depuis 2012, l'IMRA est le premier institut à avoir conduit des recherches sur les plantes médicinales à Madagascar.

Médicament	Le médicament est entendu ici comme une « substance thérapeutique pharmacologiquement active, conçue et/ou validée par la recherche médicale, produite de manière industrielle » (Badji & Desclaux, 2015 : 20) [1].
Mifana	Période de confinement (littéralement « garder au chaud ») qui suit la naissance et qui est observée par les mères et leur nouveau-né dans tout Madagascar. Cette période s'étend de quelques semaines à plusieurs mois.
Mpimasy	Terme désignant le devin-guérisseur dans la région du Menabe.
Ombiasy	Devin-guérisseur.
Phytoremèdes	Ce terme renvoie aux remèdes à base de plantes. Cette catégorie peut réunir les plantes médicinales brutes, les remèdes traditionnels à base de plantes médicinales transformées, les remèdes traditionnels améliorés (RTA).
Remèdes traditionnels améliorés (RTA)	Ce terme désigne les remèdes traditionnels ayant subi des modifications afin d'en accroître l'acceptation ou la conservation.
Reninjaza	*Reninjaza* (littéralement « mère de l'enfant ») est le terme malgache désignant la « matrone » ou, dans sa dénomination institutionnelle, l'« accoucheuse traditionnelle ». Il s'agit d'une tradipraticienne (ou plus rarement d'un tradipraticien), sans formation médicale, prenant en charge les soins aux femmes enceintes, l'accouchement, et les premiers soins à la mère et au nouveau-né.
SALAMA	La SALAMA est la Centrale d'achat de médicaments essentiels et matériel médical de Madagascar. Sa mission consiste principalement à assurer la disponibilité permanente en médicaments essentiels génériques de qualité et à prix abordable à tous les échelons de la pyramide sanitaire.
Service de la pharmacopée et de la médecine traditionnelle (SPMT)	Service dépendant de la Direction de la pharmacie, du laboratoire et de la médecine traditionnelle (DPLMT) au sein du Ministère de la santé publique (Madagascar). Ce service est en charge de l'intégration de la médecine traditionnelle dans le système de santé. Il collabore étroitement avec l'Association nationale des tradipraticiens de Madagascar (ANTM).
Tambavy	Le terme *tambavy* désigne le remède, généralement sous forme de tisane.
Tradipraticien	Terme générique désignant différents types de thérapeutes (*ombiasy*, *reninjaza*...) utilisant divers savoirs et techniques (massages, phytothérapie, divination) et valorisant un savoir-faire local ou ancestral, tout en ayant éventuellement recours à des savoirs et techniques issus de la biomédecine ou d'autres traditions de soins.

1. Badji M., Desclaux A., 2015. *Nouveaux enjeux éthiques autour du médicament en Afrique. Analyses en anthropologie, droit et santé publique*, Dakar, L'Harmattan-Sénégal, 344 p.

Tromba	Terme désignant la possession, dans ses deux acceptions, en tant que transe pratiquée par l'*ombiasy*, le devin-guérisseur, au cours d'une divination, ou en tant que possession par un esprit maléfique.
Vazaha	Terme désignant les étrangers blancs à Madagascar.

Liste des auteurs

Andry ANDRIANASOLO : sociologue, Institut international des sciences sociales, Antananarivo, Madagascar.

Nicole ATCHESSI : épidémiologiste, analyste à l'Hôpital Montfort, Ottawa, Canada.

Christine BELLAS CABANE : pédiatre, anthropologue et conseillère régionale santé, Ambassade de France à Madagascar, Antananarivo, Madagascar (2013-2017).

Sophie BLANCHY : ethnologue, directrice de recherche émérite au CNRS, Université de Paris Nanterre, Laboratoire d'ethnologie et de sociologie comparative, Paris, France.

Delphine BURGUET : anthropologue, affiliée à l'IMAf, EHESS, Paris, France.

Manuela DE ALLEGRI : économiste de la santé, professeure, Institut de santé publique, Université de Heidelberg, Allemagne.

Pierrine DIDIER : anthropologue, post-doctorante INRA/Groupe ESA, Angers, France.

Yannick JAFFRÉ : anthropologue, directeur de recherche CNRS, UMI 3189 & Groupe inter académique pour le développement Marseille, France.

Kadidiatou KADIO : candidate au PhD en science humaine appliquée, Université de Montréal, Canada, ingénieure de recherche, CNRST, Burkina Faso.

Raymond MASSÉ : anthropologue, professeur associé, Département d'anthropologie, Université Laval, Québec, Canada.

Chiarella MATTERN : anthropologue, Institut Pasteur de Madagascar, Antananarivo, Madagascar, et CEPED, IRD, Université Paris Descartes, INSERM, Paris, France.

Claire MESTRE : psychiatre et anthropologue, CHU de Bordeaux, France.

Sandrine MUSSO : anthropologue, enseignante-chercheure, Aix-Marseille Université, Centre Norbert Elias, Marseille, France.

Jean-Pierre OLIVIER DE SARDAN : socio-anthropologue, directeur de recherche émérite, LASDEL, Niamey, Niger, et CNRS-EHESS, Marseille, France.

Samiratou OUEDRAOGO : stagiaire postdoctorale (Fonds de recherche du Québec - Santé), École de santé publique de l'Université de Montréal, Montréal, Canada.

Carole PIERLOVISI : pharmacien et anthropologue, chargée d'affaires internationales au Muséum national d'histoire naturelle, Paris, France.

Émilie PIGEON-GAGNÉ : doctorante en psychologie, Université du Québec, Montréal, Canada.

Dolorès POURETTE : anthropologue, chargée de recherche à l'IRD, CEPED, Université Paris Descartes, INSERM, Paris, France.

Elliot RAKOTOMANANA : socio-anthropologue spécialiste en santé en nutrition, Institut Pasteur de Madagascar, Antananarivo, Madagascar.

Valentina RAMAROSON : étudiante en Master 2, Université catholique de Madagascar, Antananarivo, Madagascar.

Bodo RAVOLOLOMANGA : ethnologue, chercheure associée à l'Institut de civilisations - Musée d'art et d'archéologie, Université d'Antananarivo, Madagascar.

Mamy Jean Jacques RAZAFIMAHATRATRA : médecin, Département de santé publique, Faculté de médecine de l'Université d'Antananarivo, Madagascar.

Valéry RIDDE : santé publique, professeur, École de santé publique et Institut de recherche en santé publique, Université de Montréal, Canada, et directeur de recherche à l'IRD, CEPED, Université Paris Descartes, Inserm, Paris, France.

Annick Lalaina ROBINSON : pédiatre et enseignante-chercheure, CHU Mère Enfant Tsaralalàna, Faculté de médecine, Antananarivo, Madagascar.

Christophe ROGIER : médecin-chercheur en épidémiologie et santé publique, professeur, Institut Pasteur de Madagascar, Antananarivo, Madagascar, et Service de santé des armées, Paris, France.

TABLE DES MATIÈRES

Santé et Médecine
aux éditions L'Harmattan

Dernières parutions

RAISON PERDUE...?
L'Illusion psychiatrique
Avec la collaboration de Jean-Jacques Ritz
Le système psychiatrique se détériore au point, qu'après les psychologues et les philosophes, ce sont les praticiens qui s'inquiètent. Établir un bilan et amorcer une reconsidération de l'ensemble du problème s'impose aux auteurs afin d'annoncer un débat nécessaire, qui n'a guère progressé ces dernières années.
(17.50 euros, 162 p.)
ISBN : 978-2-343-13276-1, ISBN EBOOK : 978-2-14-005229-3

CHIRURGIE DE L'OBÉSITÉ ET DIÉTÉTIQUE
Une spécialiste répond à vos questions
Bonnemaison Julia
Ce guide nutritionnel simple et concret permet de tout savoir sur la diététique avant et après une opération de chirurgie de l'obésité. Ce livre propose des recettes simples, des témoignages de patients et l'expérience indispensable d'une spécialiste.
(Coll. Ethique et pratique médicale, 12.00 euros, 88 p.)
ISBN : 978-2-343-13390-4, ISBN EBOOK : 978-2-14-005155-5

LA MÉDECINE FORMATÉE
Médecins et malades face aux nouvelles technologies
Lacroix Jacques-Michel - Préface d'Alain de Benoist
Les nouvelles technologies vont profondément modifier la manière de soigner et d'envisager la santé. Le transhumanisme, l'uberisation de la médecine, la GPA, autant de mutations importantes qui viennent modifier les pratiques médicales. L'auteur s'interroge sur les réponses des médecins face à ces changements pour préserver leurs intérêts et ceux de leurs patients, sur la possibilité de conserver une relation médecin-malade harmonieuse sans être contraint de suivre les normes de ceux qui veulent profiter du marché de la santé.
(Coll. Ethique et pratique médicale, 16.50 euros, 150 p.)
ISBN : 978-2-343-13220-4, ISBN EBOOK : 978-2-14-004993-4

NUMERUS CLAUSUS
De la maltraitance des carabins au naufrage de la médecine générale
Sèle Bernard – Préface du professeur Didier Sicard
Cet ouvrage dénonce l'existence du «numerus clausus» qui clôture la première année de médecine et de la maltraitance de milliers d'étudiants qui en découle. Gigantesque bizutage institutionnel, l'auteur le perçoit comme une machine à produire de l'échec et le rend responsable de l'apparition de déserts médicaux. Il propose un changement radical du cursus de formation des professionnels de santé en abrogeant cette méthode de sélection et apporte de nombreuses pistes de réflexion.
(Coll. Ethique et pratique médicale, 11.50 euros, 80 p.)
ISBN : 978-2-343-13066-8, ISBN EBOOK : 978-2-14-004944-6

GROSSESSE ET ALCOOL
Représentations et appropriations d'une priorité de santé
Sous la direction de Florence Douguet et Thierry Fillaut
L'intérêt porté depuis le début des années 2000 à la question de la consommation d'alcool des femmes enceintes, ou souhaitant le devenir, mérite qu'on s'y arrête. Ces textes interrogent le processus par lequel un problème de santé scientifiquement démontré (rôle tératogène de l'alcool pour le fœtus) devient une priorité de santé pour les politiques et les soignants de premiers recours.
(Coll. Logiques sociales, 27.00 euros, 274 p.)
ISBN : 978-2-343-13287-7, ISBN EBOOK : 978-2-14-005017-6

JÉRÔME FRACASTOR (1478-1553)
De la nature des choses à la nature des germes
Teyssou Roger
Pour le médecin et humaniste Jérôme Fracastor, la maladie infectieuse naissait et se propageait d'organisme en organisme par l'intermédiaire de minuscules semences vivantes, vecteurs spécifiques des maladies épidémiques. Son message novateur ne fut pas entendu. Il fallut plus de trois siècles pour que les médecins le comprennent...
(Coll. Acteurs de la Science, 15.00 euros, 136 p.)
ISBN : 978-2-343-13451-2, ISBN EBOOK : 978-2-14-005150-0

LA THÉRAPEUTIQUE DE FRACASTOR
Lexique des médicaments
Teyssou Roger
Voici l'armoire à pharmacie de Jérôme Fracastor. Sous forme d'un index, toutes les substances médicamenteuses utilisées par le médecin et leur usage thérapeutique sont répertoriés dans cet ouvrage. Ce lexique est le complément de l'ouvrage *Jérôme Fracastor (1478-1553) – De la nature des choses* à la nature des germes.
(Coll. Acteurs de la Science, 20.50 euros, 206 p.)
ISBN : 978-2-343-13452-9, ISBN EBOOK : 978-2-14-005151-7

CARTOGRAPHIES CORPORELLES, CONFLITS DE TEMPORALITÉ ET CONTINUUM DE VIOLENCES
Femmes meurtries et médicaments nocifs
Fines Louise
En raison des cycles spécifiques qui marquent leurs existences, les femmes sont plus susceptibles de subir des complications graves sur leur santé. Moyens de contraception, médicaments pris durant la grossesse, et autres prothèses mammaires sont autant de dangers auxquels s'exposent les femmes et leurs enfants. À travers les préjudices causés par les crimes en col blanc, cet ouvrage retrace les tactiques des organisations qui tentent de maintenir à tout prix leurs produits nocifs sur le marché.
(Coll. Questions contemporaines, 23.50 euros, 230 p.)
ISBN : 978-2-343-13380-5, ISBN EBOOK : 978-2-14-005134-0

LES MUSICIENS, LA MALADIE ET LA MÉDECINE
De Guillaume de Machaut à Béla Bartok
Pinet Patrice
Cet ouvrage explore les vies médicales de onze compositeurs célèbres et, à travers elles, les maladies qui ont traversé les siècles. L'auteur rend compte également des thérapeutiques utilisées au fil des siècles et observe l'impact de la vie sexuelle des musiciens et les effets psychiques de leurs passions amoureuses sur leur morbidité. Outre le souci éternel que procure l'amour, l'évolution du mode de vie des musiciens révèle une tendance aux conduites addictives, source de risques accrus pour la santé.
(Coll. Médecine à travers les siècles, 39.00 euros, 416 p.)
ISBN : 978-2-343-13073-6, ISBN EBOOK : 978-2-14-005016-9

MÉDECINE PERSONNALISÉE ET BIOÉTHIQUE
Enjeux éthiques dans l'échange et le partage des données génétiques
Stoekle Henri Corto – Préface de Christian Hervé, Pierre Tambourin et Francis Quétier
La médecine personnalisée devrait être renommée «médecine des données». Elle tente, à partir d'une quantité importante de données, d'induire ou de déduire des informations valorisables au niveau du soin, de la recherche et de l'industrie. L'ensemble de ces données génétiques et informationnelles transitent par un réseau de communication dématérialisé centralisant le stockage, une partie du traitement et de l'analyse. L'accessibilité de cette plateforme et son usage soulèvent alors de nombreuses inquiétudes éthiques auxquelles cet ouvrage tente d'apporter des solutions.
(Coll. L'Ethique en mouvement, 19.50 euros, 186 p.)
ISBN : 978-2-343-12904-4, ISBN EBOOK : 978-2-14-004910-1

MANUEL D'HÉMATOLOGIE
Physiologie
Thiam Doudou
Ce tome porte sur la physiologie hématologique classique axée sur les modules de cytologie, d'immunohématologie et d'hémostase, enrichie et actualisée comme l'attestent les chapitres portant sur la transfusion sanguine avec ses différentes modalités et alternatives et sur les traitements en hémostase et leurs contrôles biologiques. La bonne compréhension de la physiologie permet une meilleure maîtrise de la pathologie hématologique qui fera l'objet d'un deuxième tome.
(27.50 euros, 246 p.)
ISBN : 978-2-343-11625-9, ISBN EBOOK : 978-2-14-004901-9

CORPS ET ÂMES
Les hommes et la médecine au XVIIIème siècle
Boyer-Labrouche Annie
Quelle était la place de la santé sous l'Ancien Régime où le poids du christianisme était si lourd et les clivages sociaux puissants ? Afin d'expliquer la vie quotidienne dans les hôpitaux, Annie Boyer-Labrouche a puisé ses sources dans des archives uniques, réalisant ainsi une étude remarquable de démographie historique, où l'homme est en plein cœur. Cet ouvrage ouvre une réflexion indéniable faisant écho aux problématiques de santé actuelles.
(Coll. Médecine à travers les siècles, 26.00 euros, 246 p.)
ISBN : 978-2-343-12170-3, ISBN EBOOK : 978-2-14-004750-3

LE DROIT À LA SANTÉ ET LA PRISON
Quelle protection, quels enjeux ?
Sous la direction de Jean-Paul Céré
Le respect du droit à la santé des personnes détenues est aujourd'hui une préoccupation majeure et un sujet sensible tant pour l'administration pénitentiaire que pour les personnels de santé. Le contexte de surpopulation carcérale prégnant, tant en France qu'au Brésil, ne facilite pas la tâche. La concentration de personnes précarisées sur le plan sanitaire et les effets de la détention sur la santé compliquent la recherche d'une adéquation des soins à l'état de santé des personnes détenues.
(Coll. Comité international des pénalistes francophones, 17.50 euros, 160 p.)
ISBN : 978-2-343-12464-3, ISBN EBOOK : 978-2-14-004440-3

L'ANALYSE DE PRATIQUES PROFESSIONNELLES EN INSTITUT DE FORMATION EN SOINS INFIRMIERS
Expression de la singularité des cadres de santé formateurs
Rivier Delphine – Préface de Jean-Louis Boutte et Claudine Dos Santos
La mise en place des séquences d'analyse de situations et/ou d'activités professionnelles par les cadres de santé formateurs semble complexe, de par des approches différentes, ce qui entraîne des difficultés d'harmonisation dans les pratiques des formateurs au sein des Instituts de Formation en Soins Infirmiers. Cet ouvrage vise à mieux comprendre ce qui se joue actuellement lors de ces séquences pour les étudiants infirmiers et les cadres de santé formateurs.
(Coll. Logiques sociales, 19.50 euros, 188 p.)
ISBN : 978-2-343-12553-4, ISBN EBOOK : 978-2-14-004570-7

APPRENDRE DE SES GESTES
De la santé motrice au bien-être
Sous la direction de Bernard Andrieu et Luc Collard
Apprendre de sa santé motrice nécessite, en première partie, d'analyser les gestes à partir des techniques du corps et des effets sur la perception du corps vécu. Apprendre du bien-être de son corps vivant, en deuxième partie, explore l'estime de soi et l'approfondissement par des gestes sensoriels. Apprendre par des gestes ludo-coopératifs ouvre, en troisième partie, à une socialisation heureuse et partagée dans une santé durable.
(Coll. Mouvements des Savoirs, 34.00 euros, 328 p.)
ISBN : 978-2-343-12666-1, ISBN EBOOK : 978-2-14-004636-0

ALLO DOCTEUR, ICI LA MAMAN DE JULIEN
L'expérience d'un médecin des nourrissons et des enfants
Gardea Alexandre
Ce livre est né d'un désir et d'une question : le désir était d'être utile, la question était : comment faire ? Le pédiatre est confronté au défi d'un assemblage parfois complexe entre les désirs des parents et l'expression de l'enfant. La période ici choisie va de 0 à 3 ans, l'entrée en maternelle, qui marque la fin de l'exclusivité parentale. C'est donc l'expérience de ce métier, construite par la confrontation à des questions, des soucis, des peurs, qui a construit la trame de cet ouvrage.
(15.00 euros, 136 p.)
ISBN : 978-2-343-12516-9, ISBN EBOOK : 978-2-14-004189-1

MÉDECINE DU CORPS, MÉDECINE DE L'ÂME
Boudon-Millot Véronique, Bourgeois Bernard, de Ladoucette Olivier, Reber Bernard, Sarfati Georges-Elia
De Galien de Pergame, héritier d'Hippocrate, à Victor Frankl, père de la « logothérapie », en passant par Freud ou Ostad Elahi, une question court à travers les âges : celle d'une santé, et donc d'une médecine et d'une thérapie, qui prendraient en vue l'homme tout entier, « corps et âme ». Ainsi, quels sont les facteurs psychologiques et spirituels du bien être et de la longévité ? Qu'est-ce qu'une « maladie de l'âme » ? Telles sont quelques-unes des questions sur lesquelles se penchent ensemble les intervenants de cette journée.
(Coll. Journées de la solidarité humaine, 18.00 euros, 168 p.)
ISBN : 978-2-343-12693-7, ISBN EBOOK : 978-2-14-004335-2

ESTHÉTIQUE & PSYCHIATRIE
Godefroy Michel
Cet ouvrage établit l'hypothèse selon laquelle l'esthétique et son conflit primaire, considérés comme un choc fondateur de l'appareil psychique, pouvaient jouer un rôle dans la psychopathologie des troubles mentaux. Après une première partie établissant les bases de l'hypothèse, celle-ci voit son illustration dans la seconde partie qui étudie les principaux syndromes de la clinique psychiatrique. Une nouvelle approche de l'esthétique et de la psychiatrie est alors ouverte.
(Coll. Eidos série Retina, 21.50 euros, 208 p.)
ISBN : 978-2-343-12739-2, ISBN EBOOK : 978-2-14-004308-6

LA PSYCHANALYSE ET LES RÉANIMÉS
Les vêtir de paroles
Gazengel Joseph
La réanimation naissante a rencontré l'auteur, médecin, dès le début de sa pratique de l'hôpital, puis ils ne se sont guère quittés. Même la retraite ne les a pas tenus longtemps séparés, puisqu'elle l'a bientôt rattrapé dans l'expérience personnelle de la maladie. Cet ouvrage offre une lecture ciselée au scalpel du monde de la maladie et de l'hôpital, tant du point de vue du malade que de celui du médecin.
(Coll. Clinique psychanalytique et Institution, 16.00 euros, 146 p.)
ISBN : 978-2-343-12496-4, ISBN EBOOK : 978-2-14-004161-7

Structures éditoriales du groupe L'Harmattan

L'Harmattan Italie
Via degli Artisti, 15
10124 Torino
harmattan.italia@gmail.com

L'Harmattan Hongrie
Kossuth l. u. 14-16.
1053 Budapest
harmattan@harmattan.hu

L'Harmattan Sénégal
10 VDN en face Mermoz
BP 45034 Dakar-Fann
senharmattan@gmail.com

L'Harmattan Cameroun
TSINGA/FECAFOOT
BP 11486 Yaoundé
inkoukam@gmail.com

L'Harmattan Burkina Faso
Achille Somé – tengnule@hotmail.fr

L'Harmattan Guinée
Almamya, rue KA 028 OKB Agency
BP 3470 Conakry
harmattanguinee@yahoo.fr

L'Harmattan RDC
185, avenue Nyangwe
Commune de Lingwala – Kinshasa
matangilamusadila@yahoo.fr

L'Harmattan Congo
67, boulevard Denis-Sassou-N'Guesso
BP 2874 Brazzaville
harmattan.congo@yahoo.fr

L'Harmattan Mali
Sirakoro-Meguetana V31
Bamako
syllaka@yahoo.fr

L'Harmattan Togo
Djidjole – Lomé
Maison Amela
face EPP BATOME
ddamela@aol.com

L'Harmattan Côte d'Ivoire
Résidence Karl – Cité des Arts
Abidjan-Cocody
03 BP 1588 Abidjan
espace_harmattan.ci@hotmail.fr

L'Harmattan Algérie
22, rue Moulay-Mohamed
31000 Oran
info2@harmattan-algerie.com

L'Harmattan Maroc
5, rue Ferrane-Kouicha, Talaâ-Elkbira
Chrableyine, Fès-Médine
30000 Fès
harmattan.maroc@gmail.com

Nos librairies en France

Librairie internationale
16, rue des Écoles – 75005 Paris
librairie.internationale@harmattan.fr
01 40 46 79 11
www.librairieharmattan.com

Lib. sciences humaines & histoire
21, rue des Écoles – 75005 Paris
librairie.sh@harmattan.fr
01 46 34 13 71
www.librairieharmattansh.com

Librairie l'Espace Harmattan
21 bis, rue des Écoles – 75005 Paris
librairie.espace@harmattan.fr
01 43 29 49 42

Lib. Méditerranée & Moyen-Orient
7, rue des Carmes – 75005 Paris
librairie.mediterranee@harmattan.fr
01 43 29 71 15

Librairie Le Lucernaire
53, rue Notre-Dame-des-Champs – 75006 Paris
librairie@lucernaire.fr
01 42 22 67 13

www.ingramcontent.com/pod-product-compliance
Lightning Source LLC
LaVergne TN
LVHW011248061026
849535LV00005B/1190

* 9 7 8 2 3 4 3 1 4 6 8 1 2 *